近代中医药大师名著精选

经方实验录

曹颖甫◎著

农汉才　王致谱　点校

海峡出版发行集团｜福建科学技术出版社
THE STRAITS PUBLISHING & DISTRIBUTING GROUP｜FUJIAN SCIENCE & TECHNOLOGY PUBLISHING HOUSE

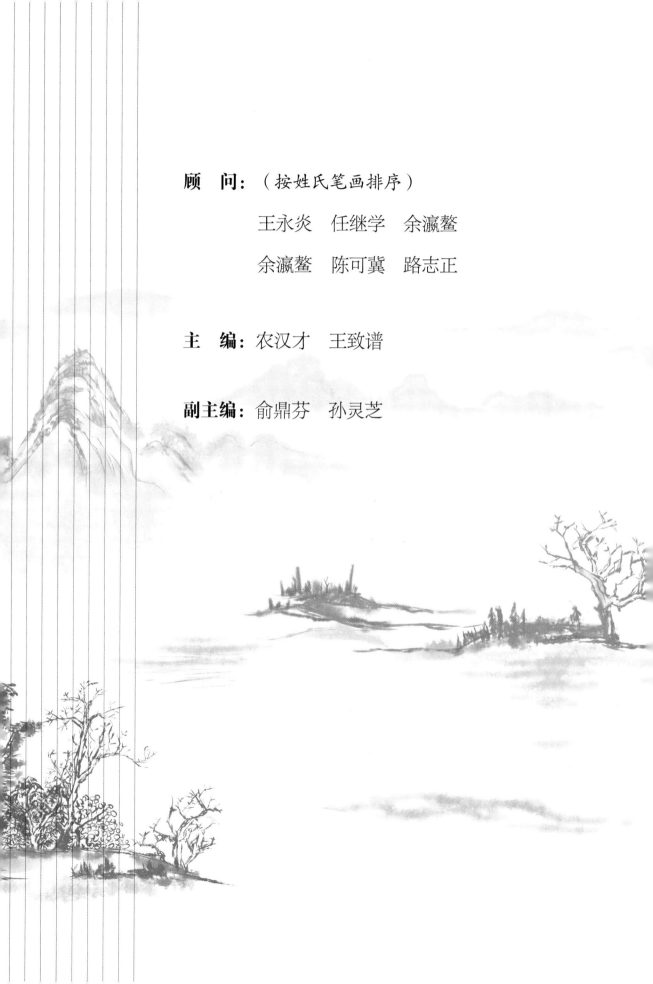

前　言

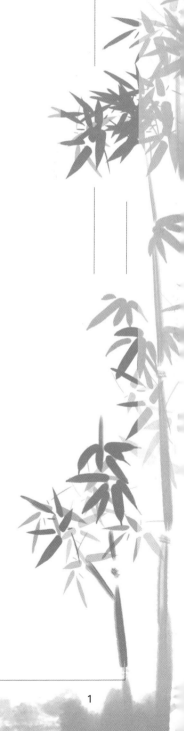

在中医学发展的历史进程中，近代是一个颇具特色的时期。此期中西文化开始广泛汇聚，多元思想相互撞击，或融汇贯通，或在相互比较中更彰显中医的独特之处。在新的文化环境下，中医界在坚持与疾病作的斗争的过程中，汲取新的文化养分，大胆探索，使传统学术得以继承和发扬，涌现出一批著名的医家和颇具特色的医著。谢观称"民国以还，又有异军突起，高揭新中医之旗帜者，揆其初衷，欲以科学方法整理医籍……"（《中国医学源流论》）。这批医家大多历经了晚清和民国两个不同时代，他们不但有着扎实的经学与传统中医的功底，还对近代的西方科学有着开放的态度；他们不但重视对古典医著的考证校勘和诠释，更注重临床实证；他们不但将中医的每一处学术研究至精致，更迈出了向近代学科构建的探索之路。例如，近代的中医学术都切合于临床实用，如张锡纯的《医学衷中参西录》、曹颖甫的《经方实验录》、何廉臣的《增订通俗伤寒论》、承淡安的《中国针灸治疗学》等。他们不但系统整理了中医学术，还将新时代鲜活的临床经验与思想火花融入了这些著作中，成为中医药宝库的重要组成部分，他们不但影响了整整一个世纪的几代中医学人，至今仍对中医临床、教学、科研具有较高的参考价值和指导意义。

本丛书遴选了 20 世纪上半叶 7 位中医药大师的 8 部代表名著，有何廉臣《增订通俗伤寒论》《全国名医验案类编》、张

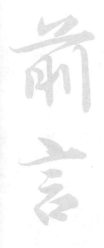

山雷《脉学正义》、曹炳章《辨舌指南》、曹颖甫《经方实验录》、承淡安《中国针灸治疗学》、赵燏黄《中国新本草图志》、张锡纯的《医学衷中参西录处方学》，这些著作具有较高的学术价值，在当时流传较广，社会影响较大。

本丛书的整理和点校乃严格按照通行的古籍整理原则进行，亦即尊重历史，忠实原著，不随意更改。鉴于民国期间全国各地的印书局（行）较多，故对入选的每部医书，尽量选用最早或最佳版本作为蓝本，并与其他不同版本的同类医书对校，同时又与相关的医书文献进行旁校，力求校勘准确无误，以保证质量。每部医著的篇首，均附一篇点校者的研究论述，主要介绍作者的学术思想、生平事迹，以及每部医著的写作背景、学术价值、学术特点等，使读者从中了解该名医的专长及其代表作在近代医学发展中的作用。本丛书的著作，原多为繁体字竖排本，现统一改为简化字横排本。一些书原版中的外国人名、地名、西药名称等的译法，与现在通行的有所区别，为保持原貌，不作更动，标题层次多与原版本近似，原版的个别印刷错误，本次点校时径予更改，但均出注说明。

由于时间仓促，本丛书整理点校的缺点错误在所难免，敬请读者批评指正。

编　者

点校说明

一、本书以民国廿六年（1937 年）姜佐景医庐铅印本为底本重加校勘。在整理过程中，对原书中部分与曹氏经方验案无甚关连的冗繁杂说作了必要的删节（如卷首删却了诸题词、《本书读者评语之一斑》与《医圣张仲景赞》，将"曹颖甫先生方笺"与曹氏亲笔手书"经方实验录序"置书前插页；附录部分删却了第一至第十三篇内容，仅余《本书第一集的检阅和第二集的展望》），其余顺序仍依原书排列。

二、本书以点校为主，凡书中明显刊刻错误，或径改，或于文后加注；对个别难懂字词亦酌加注释；并按在文中出现的先后次序排列在卷末细横线之下。

三、原书系繁体字本，今一律易为规范的简化字；通假字或异体字，或径改，或予保留，并在点校栏中加以说明。

四、原书系竖排本，现易为横排本，依照惯例，书中的"右"或"左"字，一律改为"上"或"下"字。

五、为保持原著面貌，药名、处方名及用量，原则上照原书不改，新旧剂量换算，请参照书后附录。

六、为尊重作者处方原样，书中出现犀角、牛黄等国家级保护动物药，仍予保留，读者临证时可处以相应的替代品。

七、原书内容分医案、处方、曹注、姜按等几个部分，为方便读者阅读与辨识，编者采取不同字体、字号加以区别。

八、书中的一些观点与提法，有的带有明显的时代局限性，但为保持原著的完整性，本次均不作删改，希读者研读时有分析地加以取舍。

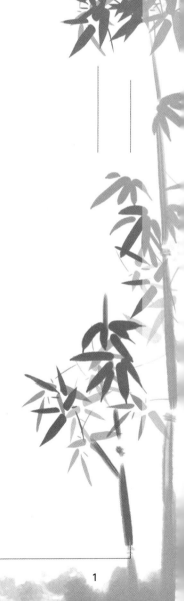

曹颖甫生平与学术思想

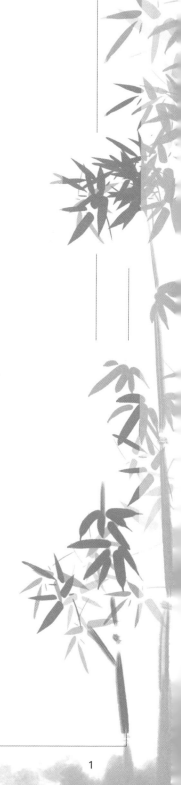

曹颖甫（1866—1937），名家达，号鹏南，晚年别号拙巢老人，江苏省江阴县人。自幼习举子业，擅文学，工诗词，精于画梅。髫年始读《伤寒论》，13岁时便以大承气汤初试获效，后其父及其本人在病情危笃时都愈于经方，于是对仲景方识解益深，信仰益坚。然因其父期望他掇取科名，因此对仲景学说未暇专心研究。清光绪二十一年（1895年），其因卓越的德才被举孝廉，尔后入南菁书院深造，师从山长黄以周（元同）。黄氏为晚清经学大师，曾在治经之余把考据训诂之法移治医经，对《伤寒论》研究造诣颇深。曹氏于治伤寒学方面颇得黄氏师传，时常以仲景之方为人治病而得心应手。

清末废除科举制度后，曹颖甫慨然兴救世之志，潜心于医学研究，38岁时，全面浏览《伤寒论》和《金匮要略》。辛亥革命后，曹氏专心行医，于1917年抵沪开业。在当时的社会环境下，由儒转医并非曹氏一人，其南菁书院的许多同学，如丁福保、杨如侯、陆晋生、蒋维乔等也都转向医业，他们后来在临床与医学教育上都卓有建树。由于他们的学术思想脱胎于经学，对医学经典的理解、注释、训诂都非比寻常，尤以曹颖甫为典范。

1917年，丁甘仁创办的上海中医专门学校正式开学，延聘曹氏任教务长，教授《伤寒》、《金匮》，并主持上海同仁辅堂医务。20世纪30年代末，曹氏根据多年经验著述了《伤寒发微》、《金匮发微》、《曹颖甫医案》。其弟子姜佐景将其一生临床应用经方治病的经验进行整理，曹氏逐案予以审阅、点评，纂成《经方实验录》，该书不尚空谈，惟凭实验，是曹氏一生应用经方治病的忠实记录，至今仍为应用经方的学术代表作，为后世经方派学者所推崇。门人章次公等均继其医术。

曹氏多才多艺，未有医名前，就已因诗词闻名于大江南北。其诗词清丽高雅、风格独特，遗著有《汉乐府评注》、《诸子精华录》、《气听斋诗集》、《梅花诗集》、《词集》等。其弟子秦伯未即深得其诗词文法之传。曹氏还精于画梅，并常以此自娱，自认其最大的成就在"画梅"。他与名画家吴昌硕交谊甚深，二人常在闲暇之余切磋技艺。同学蒋维乔评其梅曰："老干挺立，折枝洒落，含遒劲于秀逸，毕生风骨，盖寓于是焉。"（《金匮发微·蒋序》）其孙曹枫亦受其熏陶而好画梅。

日寇侵华，上海"八一三事变"后，曹颖甫返回家乡，不久，江阴失陷，日寇欲借曹颖甫的声望逼其出任维持会会长，但曹氏激于民族义愤断然拒绝。1937年12月7日，敌兵蜂拥闯入其宅，曹颖甫扶杖而出，肆口大骂不止，敌军举枪扫射，且剐其腹，为此壮烈牺牲。其同学蒋维乔为其作传时，以其骂贼而死比之于阎应元（典史云），叹其风骨傲然、英雄气概令人荡气回肠，可歌可泣。

笃尊经方，机法圆融

曹颖甫为近代经方派大家，其一生耽嗜于经方研究，对经方的临床应用、理法的阐述均卓有建树。曹氏对仲景经方感兴趣虽始于幼年，但他一生矢志传治经方实深有其原。

曹颖甫12岁时开始读张隐庵注《伤寒论》，觉其文字奥衍，悠然神往。当时邻居有一老妇人长期卧病，换了多位大夫医治皆未取效。一日曹颖甫正研习《阳明篇》，揣度再三后，前往试诊，发现其脉实，大便多日未行，腹胀而拒按，正合大承气汤证，便斗胆投之，结果效如桴鼓，不禁赞叹道："仲圣之方，若是其神哉。"其时年仅13岁。又过了两年，曹颖甫的父亲病下利，势几殆矣，延请赵云泉先生投四逆、理中辈起之。曹颖甫25岁时，赴南京应秋试，途中患寒热病，日渐加重，幸遇其丈人陈葆厚先生，诊脉后处以白虎加桂枝汤，药后得畅汗，遍体舒适，三日后竟能进场应试，毫无倦容。从此曹颖甫对仲景方识解益深，日夜研读，笃信"有是证便可用是方"。其后40余年，曹氏一往直前，绝无旁顾，均用仲景方治病，可以说是近代一个纯粹的经方派大家。

曹氏虽笃珍仲景之方，但也提倡活读，其在《经方实验录》中曾云："愿读经方者，皆当临证化裁也。"其在临床实践中，更能深入其髓，机法圆融。如在《经方实验录》大陷胸汤证其二案后，曹氏说："世人读仲景书，但知太阳误下成结胸，乃有大陷胸汤证，而不知未经误下，实亦有结胸一证，而宜大陷胸汤者。夫伤寒六七日，热实，脉沉紧，心下痛，按之石鞭；及伤寒十余日，热结在里，无大热，此为水结在胸胁，二条皆示人以未经误下之结胸，读者自不察耳。"又如，在治疗产后阳明病一案，曹氏本着《金匮》有产后大承气汤条，径投该方，病家初不敢服，其他医者亦持异论。几经周折，终仍以该方获愈。故曹氏感慨曰："产后宜温之说，举世相传，牢不可破。而生化汤一方，几视为金科玉律，何怪遇大实大热之证而束手无策也，大凡治一病，心有一病之主药，要当随时酌定，不可有先入之见。甚有同一病证，而壮实虚羸之体不当同治者，此尤不可不慎也。"

擅用峻剂，出奇制胜

在曹氏所处的时代，许多医生为了免于重剂失手而承担责任，往往都处以轻剂，为此埋没了许多良方。曹氏在临证时却从未考虑自己的得失，完全以仲景方法和病家性命为重，不屑于以软熟轻便取媚于世，有是证便大胆用是药；有时需用重剂但不能完全有把握的，也谨遵其法逐渐加量试探以取实效，或自己亲身试验。在《经方实验录》皂荚丸证其三中记载：曹颖甫曾病痰饮，喘咳，吐浊，痛连胸胁，自处皂荚丸方，服后下利日二三度，痰涎与粪俱下，有时竟全是痰涎，病愈后，体亦大亏，于是亲自体验到皂荚攻消之猛峻，认为甘遂破水饮，葶苈泻痈胀，皂荚消胶痰，可称鼎足而三，叹惜"近人不察，恒视若鸩毒，弃良药而不用……"

曹氏之用峻剂，常能斩关夺隘，出奇制胜，有"覆杯而愈"，"一剂知二剂已"的声誉。在《经方实验录》记载的医案中，有许多都是用峻剂取效的。如该书第八案载："张任夫病肋膜炎，时经半载，胸胁胀痛，干呕，短气，心悸，头眩，嗳气，夜间不能平卧。当夜深人静时，每觉两肋间水声漉漉。曹氏细诊后，确定为十枣汤证无疑，遂处之。张君服药后，泻下秽水甚多，两日共四次。且喉中有辛辣感觉，其味甚于辣椒，并有喉哑现象，但不久就复原，诸症逐渐减轻，两日后，胁下水气减去大半。张君自知肋膜炎是难愈的病，能得到这样的速效，不禁也暗叹古方的神效。"曹氏终以其对仲景的诚信和大胆严谨的探索练就了高超的技艺，成为救治苍生的一代名医，并以其临床实效和声望转变了一部分同道轻描淡写的作风。

精勤教育，桃李满园

20世纪初，学校教育逐渐登上了中医教育的舞台，教育在整个中医事业所处的重要地位也越来越明显地体现出来。清末科举制度废除后，大批儒生由经学转为医学，由八股转为实用科学，这为中医办学、医经传授提供了大量人才，曹氏便是其中的佼佼者。

20 世纪 40 年代以前，上海地区的中医学校教育一直居于全国之首，其中影响最大的是上海中医专门学校。该校于 1915 年由丁甘仁等筹建，1917 年曹颖甫因德高望重、文名医誉而被聘为教务长，并亲自开设讲座，教授仲景经典，当时闻名而来的学生济济一堂。曹氏在教学时不辞辛苦，对于求知若渴的学生还不惜与之彻夜长谈，谆谆教引。因其有深厚的经学功底和丰富的经方临床经验，对古奥的经典原旨讲解得非常透彻，常为学生所折服；在临证指导上，曹氏一以经方为法，但也鼓励学生向时方学习，后凡是从他学习的，也多能以经方大剂起沉疴，愈废疾，一时广为贫病者所传颂。

曹氏学生颇多，其中有许多成为著名医家兼医学教育家，如章次公、秦伯未、许半龙、王慎轩、张伯臾等。他们后来又继续在上海及全国创办其他中医院校，如秦伯未、许半龙等于 1927 年 12 月创办上海中国医学院，章次公等于 1929 年创办上海国医学院等。20 世纪 30 年代，也正是国民党掀起废除中医的狂潮逆流时代，曹氏和他的学生们的努力在很大程度上维护、保存了中医并推进了中医的发展。

治学严谨，开明通达

曹颖甫虽有诗人的才情与画家的浪漫，但在医学实践与治学上却一丝不苟，严谨认真，始终保持科学的态度和实事求是的精神。

曹氏习医时，为了掌握第一手资料，常亲自尝药。一次，他亲尝生附子，导致全身麻痹、洞泻秽浊之水，不能自禁，久乃昏昏睡去，待醒来时，20 多天的泄泻竟全愈了。故他认为："药不由亲试，纵凭思索理解，必有一间未达处。"

对于失误的案例，曹颖甫从不文过饰非，始终报以"知之为知之，不知为不知"的精神。如在《经方实验录》抵当汤证其一治周女干血痨案中，曹氏初以大黄䗪虫丸，嘱每服 10 克，日 3 次，估测一月可愈；而不复诊，估计已愈。三个月后，周女病情恶化，曹氏"闻而骇然，深悔前药之误"，于是决心"不能不一尽心力"，终以抵当汤及补剂收功。

曹颖甫虽是纯粹的经方派，但对于时方也不一概加以抹杀。曹氏认为经方是一切方剂的基本，后世方剂大部分是从经方发展起来的，所以曹氏极力主张研究经方而不反对时方，有时偶尔也用些补中益气汤、六味地黄丸、逍遥丸等，还经常鼓励学生向时方学习经验，丰富知识。这一点，从其与时方派丁甘仁先生的关系上也可以看出。曹颖甫在上海中医专门学校任教务长时，常与丁甘仁切磋医技，交流经验，两人在医学上结成了最相知的友谊。

曹氏所处的时代，正是西医传入，中医处于变革的时代。曹氏虽笃尊经方，但却能高瞻远瞩，开明通达，不分地域之别，诚挚探究西医可为己用之处。例如，曹氏阐释祛痰药："除痰之药以有碱性者为长，故咯痰不出者，用桔梗甘草汤，无不克日取效，以桔梗含有碱性故也。痰黏胸膈而不出，则用有碱性之桔梗以出之，'在高者引而越之'也。胶痰在中脘，则用有碱性之皂荚以下之，所谓'在下者引而竭之'也。"在内脏解剖方面，曹氏认为当以西说为准。但由于当时的局限性，在对中西内脏名称相释时，不免牵强附会。例如，谓胸中淋巴系统即中医脾阳和上中二焦，下焦即输尿管等。

医德高尚，风骨凛然

曹颖甫医德高尚，其一生惟以治病救人为己任，专心一致，绝无旁顾。治病时从不考虑诊金多少，还时常赠药给穷苦的病人，并贴补其生活。《经方实验录》第十七案载：屠人吴某之妻，病起四五日，脉大，身热，大汗，不谵语，不头痛，惟口中大渴。时方初夏，思食西瓜，家人不敢予，乃延师诊。知是白虎加人参汤证，书方如下：生石膏一两，肥知母八钱，生甘草三钱，洋参一钱，粳米一小杯。服后渴稍减，知药不误，明日再服其原方。至第三日，仍如是，惟较初诊略安。本拟用犀角地黄汤，因其家贫，仍用原方，石膏增至二两，加赤芍、丹皮、生地各一两，大蓟、小蓟各五钱，并令买西瓜与食。二剂略安，五剂全愈。该病人的丈夫是个吸食鸦片的吝啬鬼，夫妇间感情淡漠，在二诊时，竟对曹氏说："倘服药不愈，先生不必再来!"曹颖甫慨然道："你以金钱为重，我以人命为重，以后我来与不来，你可不问!"于是坚持诊治，前后共六次，换方两次，竟得全愈。

曹颖甫的家乡常州旧属有八县，江阴居其一，当地人民夙以气节著称，明末阎应元戴发效忠，率民众数万抗清兵十数万，八十余日后城破皆死，无一投降，故江阴号称忠义之邦。曹颖甫的同学蒋维乔为其作传时认为其戴发效忠虽与阎应元趋向不同，但其忠义殉节实是后先一揆，赞其高风亮节堪当世人之楷模。

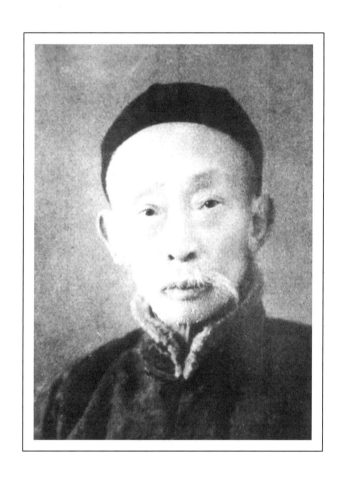

曹颖甫先生像

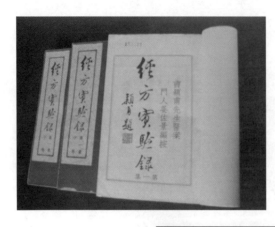

《经方实验录》书影

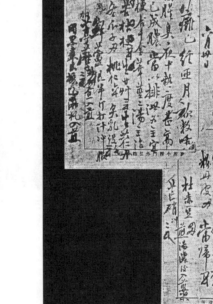

曹颖甫先生亲笔方笺一

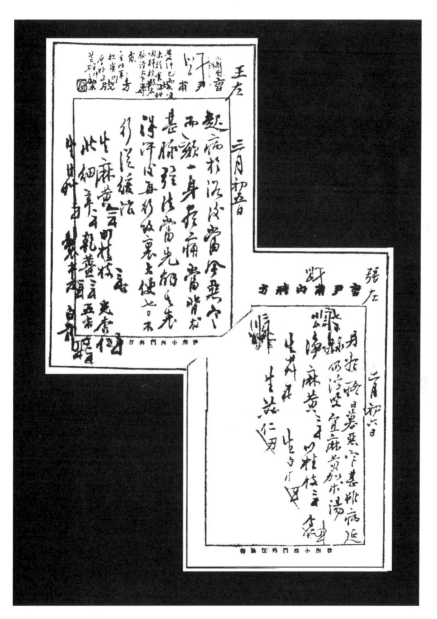

曹颖甫先生亲笔方笺二

先君子病洞泄空中醫五用參連千餘

經方實驗錄序

予自弱年即喜讀張隱庵儀景論註
先君子見而慰之以為讀書之暇偶得略
通醫理亦足以濟世之一術也年十八會
先君子病洞泄空中醫五用參連千餘
劑病益不支汗漐若雨晝夜冷汗石
魂悗而頷兀抖擻而喘陸生一夕數驚
去死甫盡然矣最後趙雲泉先生
來投以大劑附子理中加吳萸丁香之屬

甫進一劑，汗斂瘖溫洪止神定果進
之病乃告瘥，雪泉之言曰今年太歲在
辰為溫主司天，文當長夏之令，黑日陰雨
天人交因證多，空之溫時醫不讀傷
寒太陰某篇，何旦與論活人方治歿予
自閱此語發以知仲景方治果足脫
人於陰也，願示予後輩，子業輟而弗理
先緒中赴試金陵，途中卧病借於
去歲知醫方，且以藏書併蘭進之

汗出而熱不除抵金陵二病益甚
表伯陳蔗厚先生來同寓診予脈
曰病當速愈但票經業汗降流
已疵因向藥肆中購荷葉露三大
瓶及張家藥鋪十餘投田渭即飲之
飢即啖之予恐至言半日而當抵
暮撮藥及煎粥之器及來炭來予
睡方醒竊斗藥香蔗伯令侍兒進一甌
自覺滿身沈漬中夜床帳俱溫

罗伯五予易怒，被闹至方则曰桂枝

自本汤也予正是全体舒畅呼泄

疼之疲安眠达旦那没病夫之敢愍

矣予正是益信经方发以家君子

形论予拟取科名来眠游疩研究

自甲辰冴寓於话罪科举家

君子以雅善年毒养弱以沉览

伤方金匮金文予年己三十有八

矣嗣是以来慨然奥校此之志

先生之端宾起於家庭用大剂附子
即中则自先此邪去甚人病泅渜脂
用皂荚丸则自此氏病佢少不眠时哑
溷痕枳用十枣汤则自此氏之病痰饮
痕用廿州粉窖汤则自家押痛忱
顾娓開大黄牡州汤则自若華此
潘氏病肠之癪痕荤不随时取敦至
夜如鄉等殘则仲景之書尝金元四
家所碓窺見第一武所谓仁人之

言乎利溥也予年五十始来上
海壬申用經方取效者十常八九
然性疎懶聴呤諷於活人方詁誠
之情避略不措意故存稿絶少節
侭手録存後歩隨進步於言甲戌
年姜生佐景棠擬掇方案佐
以解説名之曰經方實驗録並
載之中裏先成集於將刋布

阅此可序指示笑谓姜生曰此
書一出必世程予偽字金匮业徽
有先夫爱本平素趣重绪方
颜末拙裱书之丙子立秋后二日江
阴曹家达序指上海庽斋

经方实验录

第一集

总目录 [1]

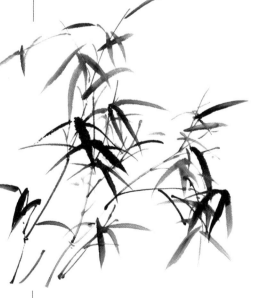

〔1〕第一集：《经方实验录》原拟出一、二两集，这从书末附录《本书第一集的检阅和第二集的展望》一文中即可见其一斑。但最终该书出完第一集后，一直未见第二集面世。估计与时局变动（抗战爆发）及曹颖甫逝世有关。由于该书初刻本标有"第一集"，为保留原貌，不作更改。

---

〔1〕　盲肠炎：为"阑尾炎"的俗称。

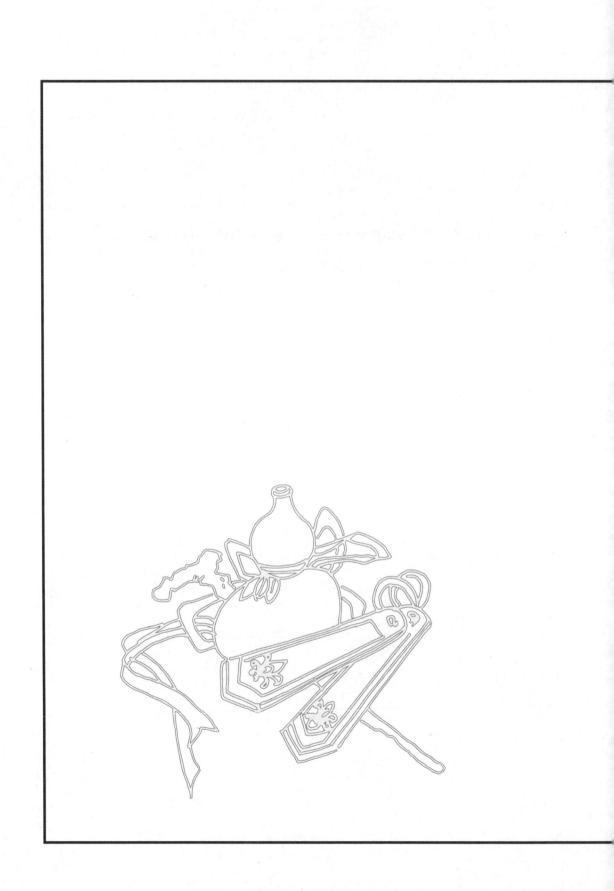

第一集卷首

江阴曹颖甫先生医案

门人瑞安姜佐景编按

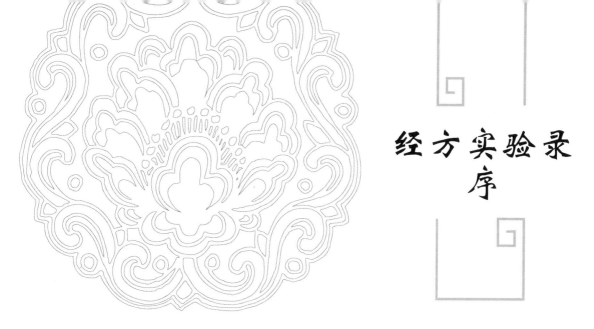

经方实验录序

予自髫年即喜读张隐庵《伤寒论注》，先君子见而慰之，以为读书之暇倘得略通医理，是以济世之一术也。年十六，会先君子病洞泄寒中，医者用芩连十余剂，病益不支，汗凝若膏，肤冷若石，魂恍恍而欲飞，体摇摇而若坠，一夕数惊，去死者盖无几矣。最后赵云泉先生来，投以大剂附子理中加吴萸、丁香之属。甫进一剂，汗敛体温，泄止神定。累进之，病乃告全。云泉之言曰："今年太岁在辰，为湿土司天，又当长夏之令，累日阴雨，天人交困，证多寒湿。时医不读《伤寒·太阴篇》，何足与论活人方治哉？"予自闻此语，然后知仲景方治果足脱人于险也。厥后，予治举子业，辍而弗理。光绪中，赴试金陵，途中卧病。偕行者略知医方，日以藿香、佩兰进之，汗出而热不除。抵金陵，病益殆。适先表伯陈葆厚先生来同寓，诊予脉，曰："病当速愈，但累经发汗，津液已耗。"因向药肆中购荷叶露三大瓶及哀家梨十余枚，曰："渴即饮之，饥即啖之。"予从其言，半日而尽。抵暮，携药及煎粥之器及米炭来。予睡方醒，闻药香，葆伯令侍者进一瓯，自觉满身沾渍，中夜衣被俱湿。葆伯为予易衣被，问其方，则曰："桂枝白虎汤也。"予至是全体舒畅，呼粥尽二碗，安眠达旦，非复病夫之故态矣。予至是益信经方。然以家君子期望予掇取科名，未暇尽瘁研究。自甲辰礼闱后，诏罢科举，家君子亦于是年弃养。然后浏览《伤寒》《金匮》全文，予年已三十有八矣。嗣是以来，慨然兴救世之志，然其端实起于家庭。用大剂附子理中，则自先母邢太安人病洞泄始；用皂荚丸，则自母氏病但坐不眠，时吐浊痰始；用十枣汤，则自母氏病痰饮始；用甘草粉蜜汤，则自家婢病蛔厥始；用大黄牡丹汤，则自若华母潘氏病肠痈始。莫不随时取效，其应如响。然则仲景之书，岂金元四家所能窥见万一哉！所谓仁人之言，其利溥也。予年过五十始来上海，其间用经方取效者十常八九。顾性疏懒，耽吟咏，于活人方治，境过情迁，略不措意，故存稿绝少，即偶面录存，复为从游者携去。甲戌年，姜生佐景来，掇拾方案，佐以解说，名之曰《经方实验录》。数载之中，衰然成集，行将刊布问世，丐序于予。予笑谓姜生曰：此书一出，其于予《伤寒金匮发微》有光矣！爰本平素趋重经方颠末，拉杂书之。

丙子立秋后二日　江阴曹家达序于上海寓斋

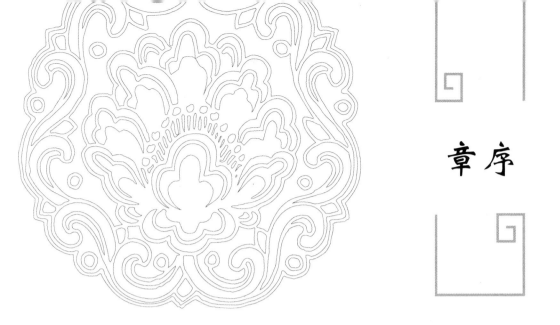

章序

　　成之从曹师游也，于今十七年矣。师以经方治病，几于数见不鲜。成之心好之，故每遇重证，往往以师为法，即当时有曹派医生之目，予亦弗之辩也。盖观师方治，往往如己所欲出，故于师之验案，亦若不甚珍惜，窃谓取法其意足矣，安用此琐琐者为若必汇而录之，仲景原书固自在也。姜君佐景自近三年中，始游师门下，乃辑师验案及己所效用之经方，解说而详述之，名曰《经方实验录》，其意适与成之相反，此何说欤？成之所以不录验案而但师其意者，为一身之学术计也；今姜君广搜验案，使天下人知经方之有实用者，为全国之学术计也。然则独善其身何如兼善天下之为广博哉。然，后叹予向日之所见为拘墟[1]，不免对姜君而益滋惭恧也[2]。

丙子重九日　　同学章成之序

---

　　[1] 拘墟：同"拘虚"。比喻见识狭隘。

　　[2] 惭恧：惭愧。恧，读 nǜ，惭愧。

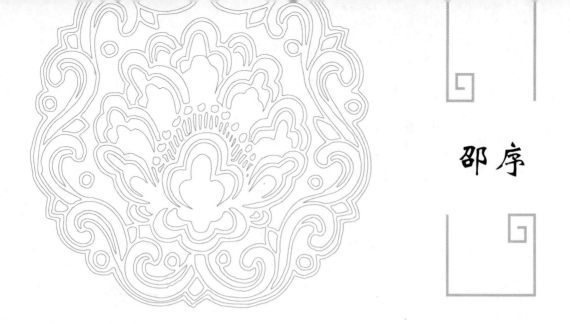

邵序

复古不已终必达于本，凡事尽然。今夫长沙之术，体实而用玄，事有征验。乃时，师倒植转尊叶吴，新学无识，猥邵欧美，盗憎主人，杂然同辞，夏璜楚玉，视同粪土，此所谓以二缶钟惑也，可不大哀乎。予自辛未，先人患痰饮，辗转误治，以至不起。恨市医害道，始闭户殚精钻究《伤寒》大论，发愤寝馈，搜购注疏，殆遍旁及诸家医案，密栗比勘，稍稍出所学为人诊病，时获奇效。尝治壮夫痰厥，半夏重用至二两；治小儿吐蛔，赭石重用至二两四钱；又治小儿头面如焚而下利不止，用《金匮》麦门冬汤；治妇人血瘀脉伏如狂，用《伤寒论》桃核承气汤；治妇人崩漏，师《内经》藘茹乌鲗丸意，用张氏固冲汤出入损益；阳明燥结兼结胸，则任大承气合大陷胸汤；痰饮则用苓桂术甘汤、苓甘五味姜辛半夏汤、小青龙加石膏汤；疟则用白虎汤加半夏；妇人病后脉弱，则用真武汤加薯蓣，其茯苓、半夏皆重至二两，石膏、薯蓣皆重至四两，附子重至五钱，服后瞑眩者达半日许。每任重剂，见者咋舌，然皆覆杯取效。余乃亟叹经方功用之神奇，岂金元诸家与夫吴下派所能梦见万一者。今年春，以文字因缘得交姜子佐景，而经方大家曹公颖甫者，姜子问业师也，二人者曾为拙著《伤寒论新诠》捐序[1]。兹《经方实验录》将行世，则师案而弟子编者，载之空言固不如见诸行事之为深切著明矣。间如神志恍惚以阙上蒸热，用大承气；小儿脉微细，但欲寐，舍四逆而取麻附甘草，几于入虢望色，神妙欲到秋毫之颠矣。又如肠痈病，数千年所不经见，西方医所无奈何；大陷胸证，恽铁樵疑莫能明；葶苈泻肺汤，张锡纯希见箸录[2]，此书皆历历详之，非夫黄中通理，独造幽奥者，能乎斟其淑静，味其奇侅，可以遣东西下士之鄙，执而寻仲师坠绪于微茫，虽达于本，不难矣。其视东洞、丹波、汤本何如哉，彼徒掇拾欧美皮毛，与夫冀得为叶吴之后世者，将皆夺魄焉。所愧者，"郢人能垩漫其鼻端若蝇翼，吾斫之未能运斤成风[3]"，佛头着粪，余数有讥矣。

　　　　　　　　　　柔兆困敦辜月[4]　　　浙婺邵餐芝序

---

[1] 捐序：原书作"损序"，显系刊误，径改之。

[2] 箸录："箸"通"著"。

[3] 郢人能垩漫其鼻端若蝇翼，吾斫之未能运斤成风：语出《庄子·徐无鬼》，原文为："郢人恶漫其鼻端如蝇翼，使匠石斫之；匠石运斤成风，听而斫之，尽垩而鼻不伤，郢人立不失容。"后人以"斫鼻"比喻技巧卓越。"垩漫"，通"垩墁"，用白土涂抹。原书漏一"漫"字，径补之。

[4] 柔兆困敦辜月：即丙子年十一月。柔兆，天干中"丙"的别称；困敦，地支中"子"的别称，二者均用以纪年。辜月，农历十一月之别称。

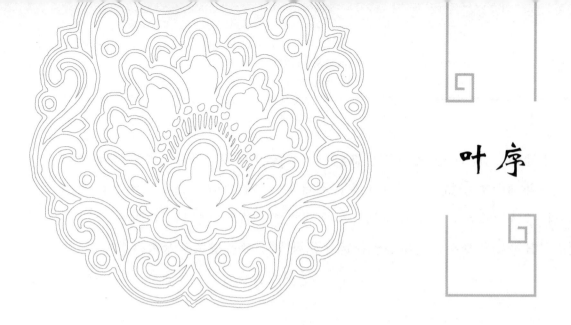

叶序

　　中医存废问题，在目下确尚未能解决。中医改进方针，现在可谓主张纷歧。主废弃者，谓中医说理太荒谬，不合真际，此言确属实情。主保存者，谓中医治疗有不可思议之实效，能补科学方法之不及，此亦不可磨灭之事实。前者谓中医治疗的功效在药而不在医，故中医当废而中药不可废。后者谓中医之学理是哲学，无在不合于科学，中西学说只须加以汇通，即是中医科学化。于是编刊物，印专著，纷纷出版，几如雨后春笋。然而一检其内容，非撷拾陈言，即妄呈臆说，或猎取一二科学名辞，硬凑五行、气化、经络、运气等腐说，如中学为体、西学为用，以及中西沟通等，连篇累牍、汗牛充栋之作，殊少见能差强人意者。鄙人以为：中医之治疗功效虽在于药物，然绝不是各个药物单独所发挥之效力；而方剂之配合，大有研究之价值。以临床之经验言，知整个之经方每能起沉疴大疾，若杂凑药物以成方剂，则治效即大减。后人妄谓古方不宜于今病，而臆造时方，此中国医学所以至元明而退化也。盖古人由体验得来之整个经方，其组织自成为一种混合的药效，故某方有某方的主治证候。如麻黄汤主治太阳病——脉浮，头项强痛而恶寒——之无汗脉浮紧，桂枝汤主治同类证候之有汗脉浮缓等是也。治中医者除深究药物之外，尤须注意经方方剂及主治证候之研究。证候者，人体因病理的变化而所显的征象也。古医之无病理学固不可讳，而证候之认识为方药治疗之相对的凭藉。若废弃中医而专研药物，则试问抛弃数千年经验之凭藉——根据证候而投方药（经方）——而另起炉灶，迂迂远远的化验药物，那不但舍近就远，而且不易得到效果，此所以主废弃者未免流于偏激也。至于主保存者，于中西绝不可通之中，硬求汇通，牵强附会，以图整理改进，窃以为亦徒劳而少功，此所以主保存改进者之方针亟宜瞄准也。医学重实验，欲求治验之效速而确，舍经方莫属。方剂治疗之对象是证候，欲究证候之所由来，则细胞病理之机变不可不知。推而至于生理、组织、解剖、病理、药理……均为必修之科。鄙人承海内同志不弃，金以识途老马相视，纷纷来函，询以中医改进之方针及所应读之医药书籍。或以新出医书之良劣为询，或要求介绍最精良之近代作品，书函叠积，苦不胜答。因藉报端刊启事，介绍同志所应读者，以科学的生理、解剖、病理、药理等外，中医书籍惟药物、方剂、《伤寒》、《金匮》、《千金》、《外台》等经验的古方，证候治疗的学术而已。

神交姜君佐景所编之《经方实验录》，适已杀青，驰书索序。喜其以忠实之笔，述经方大家曹颖甫先生之治验，周密翔实，得未曾有。姜君更阐发其病理药理，治案有姓名与住址，复影印曹先生之原方，以真确之事实，报告最有实用之经方治验于医界。使人对于经方减去畏葸过虑之观念，其功实不在仲景下也。此书出而果子药敷衍塞责之时风或可稍杀，其对于改进中医前途，宁不大哉！爰书所感以应之。

时民国二十五年[1] 　　叶橘泉书于苏州存济医庐

---

　[1] 时民国二十五年：原书本句之后，尚有"蒋委员长蒙难出险之翌日"句，当指 1936 年 12 月 12 日"西安事变"，今径删去。

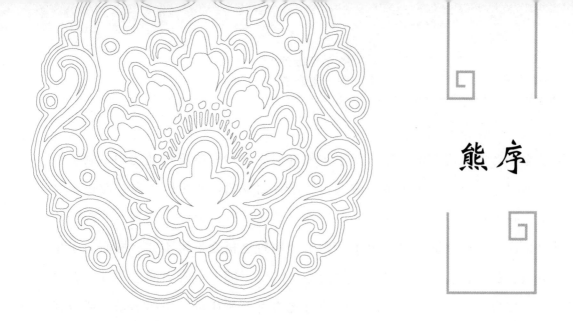

熊序

近世俗医，于仲景之学入之不深，对经方辄多畏避，创为辛凉轻剂，以欺世盗名，乃使仲景之道，郁而不彰。今佐景先生以其纵横矫健之笔，将其师曹颖甫先生平日历奏奇效诸经方，为之阐幽抉奥，疏通证明，裒成一帙，颜曰《经方实验录》，以大声疾呼于医界。吾知是书一出，不惟可以医病，亦且可以医医，诚足以振聋发聩，羽翼仲景矣。凡治医者，倘能将是书精究而熟玩之，更进而与曹氏《伤寒发微》及《金匮发微》二书相互印证，则于治病立方，必有左右逢源之乐，其津逮后学，沾溉医林，夫岂浅鲜哉。予受读既，竟特勉缀数语，弁诸简端，非敢云序，亦聊以赞扬于万一云尔。

岁在丙子仲夏　南昌熊世琳绎言拜撰于种杏医庐

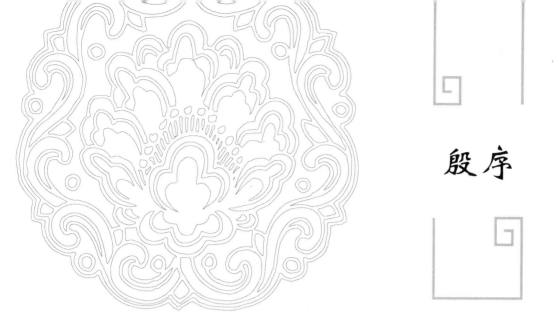

昔人有言曰："良医之功，等于良相。"此褒医之语也。而又有言曰："学书费纸，学医费人。"此贬医之词也。褒之贬之，孰言足信？余今敢立于现代医界之基石而宣告于众曰：褒之殊未必当，而贬之则近乎是也！世之人有疑吾言倾于偏激者乎？然余固滥竽医界中之一人也！且请一罄余言何如？

余自肆习医学以至开业问世，迄今凡十数寒暑。医风腐化，习俗卑趋，瓦釜雷鸣，黄钟尘覆。不学无术者，固无足论矣。即有一二高明之士，亦常为环境所囿，未敢轻用大方启人疑畏。而社会间好事者，复多一知半解之流，甚至医界中人亦复助长其风，遂致一方既出，众议纷纭。不曰若者寒若者热，即曰斯者轻斯者重，而对于方之意义，药之组合，既无整个之认识，复乏深层之研究，而辄猖猖狂吠，沾沾骄喜，以致形成社会间一种"避重就轻"、"习非成是"之风气，医道遂于以大难，学术乃不复可问！明末大贤顾亭林氏所著之《日知录》中，曾有论医一则曰："古之时，庸医杀人；今之时，庸医不杀人亦不活人，使其人在不死不活之间，其病日深，而卒至于死。……今之用药者，大抵泛杂而均停。既见之不明，而又治之不勇，病所以不能愈也。而世但以不杀人为贤，……《易》曰：裕父之蛊，往见吝。奈何独取夫裕蛊者？以为其人虽死，而不出于我之为。呜呼！此张禹之所以亡汉，李林甫之所以亡唐也！"于此足征医多庸材，或意存躲避责任者，固自古已然，第于今益烈耳！所谓"学医费人"之语，宁不可信？而其欺世之深，为祸之久，可胜慨哉！可胜慨哉！余既不幸置身斯境，临证疏方，轻则恨无以驱病毒，重则惜无以祛人疑，其精神之痛苦，几欲弃医而更他业。尝闻余师有一诗句曰:"深悔当年误学医!"余初过耳若忘,何期今日身历其境,始知此语固大堪玩味者乎?

吾兄旧曾告余一联云:"儿女性情,英雄肝胆;神仙手眼,菩萨心肠。"余一闻而善之,且甚觉若用此语以绳医为最切。医界先哲孙思邈先生亦有言以勖医者曰:"胆欲大而心欲小,智欲圆而行欲方。"余何人斯,讵敢妄以道义自诩?惟念医家动作,辄与病家之幸福在在攸关,稍一不慎,非徒个人之精神、物质、生命,均将感受牺牲,甚至大家庭全民族亦或蒙受相当之损害。吾人倘稍具良知,又安敢轻忽?余自秉兹旨趣、献身社会以来,虽日处恶劣环境之中,固未敢一日忘其责任,以自欺欺人也!对于临床施治,辄不禁战战兢兢,时以"小心辨证,大胆处方"八字悬为座右铭。盖以小心辨证,庶可期其毋失;大胆处方,始可责其必效耳!以历年之经验言之,殊觉经方之效能,常具神妙之功绩。方既精纯,药亦锐利。倘果投之得宜,无不有绝大之收获。以个人之方案言之:例如前五年间,曾以大青龙汤一药而愈病经两旬医更三四之所谓"冬温"症;前年秋,又以桂枝加大黄汤治愈病八九月日二三行之"肠澼"症;去夏间又曾以附子汤合桂枝人参汤(桂用桂心)治愈时逾一载日辄两次之"滑泄"症;又以桃核承气汤合排脓散治愈当脐剧痛每便下血之"肠风"症;其余如叠以大柴胡合调胃承气汤治愈身热脘痞胁满腹痛之"胃实"症;小建中汤合四逆散治愈中焦嘈杂四末清冷之"脾虚"症,其类甚多,不遑缕举。凡此所述,仅就一时记忆所及而语,非敢妄以治绩自炫,盖难在用方中肯,尤难在投药负责,姑略举数例如是耳!友好中常有以勿用重药以致惊世骇俗,而或影响业务相劝者,余曰:"盛意良感!惟君非医者,似不知个中真理之所在。盖疾病之发生,乃生理之反常;药物之矫治,系利用其偏性。质言之:则病与药之关联,正相反相成者耳!以故方药之运用,无所谓轻重;医者之胆量,亦无所谓大小。用之当,则附桂正所以生人;用之非,则参苓适用以祸世。药之功罪,固用者之功罪,何预于轻重大小之本身哉?倘明致谨慎之名,阴成委责之实,则恐恶斯甚矣,过莫大焉!君果知其中之因素乎?余今之所为,亦但行其心之所安而已！非然者，纵可徇俗求荣，盗名欺世，君又奚取？"诸友闻言，辄憬然若悟，无以难而退。

惟自顾学识浅薄，技术平庸，纵稍具袜线之长，讵敢效器小之量？既懔于"医司人命"之责，复昧于"学无止境"之艰[1]，爰自忘其愚陋，对于医学之进修，时未敢忽。最近叠于各医刊中获见颖甫大师所历试、佐景先生所编述之经方实验录多则，虽仅一鳞半爪，已征良将宏韬。拜读之余，不禁作"旷世一有""人间那得几回闻"之想，而自惭所学有若小巫也。

余景仰颖甫大师之德望，固非自今日始，而于读此书后则尤甚。盖所记述之方案，无一非卓识负责、精诣独到之结晶品。以此而知大师拯救疾苦、造福病黎之灵且确、伟且著也。昔贤有言曰："独善何如兼善？"今大师不私平日宝贵之心得，而慨然由佐景先生搜集编按，著之简素，贡之社会，是则愿移独善其身之行，而扩为兼善天下之举也。大师之德，固足麟炳千秋，昭垂万世，而佐景先生赞襄发皇之力，更安得以常功衡计耶？余至愿此书一出，寰宇风行，一药"正虚邪实"之医林，与夫"舆论杀人"之社会也。敢秉心香一瓣，昕夕祷之。

今全书出版有期矣。辄不避"辞费"之嫌，而摅其所怀[2]，抒其所感如是，其亦能免夫"着粪佛头"之讥乎？

民国二十六年元旦　殷子正序于安庆

---

[1] 复昧于"学无止境"之艰："昧"，原书作味，显系刊误，径改之。

[2] 摅其所怀："摅"，读作 shū，发表，表示之意。

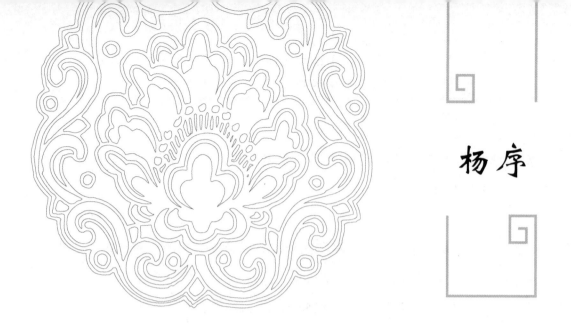

杨序

　　自"轻可去实"之说兴，经方遂不为人所重视。医者但求无过，避重就轻，即偶有用之者，病家亦顾而却步，竞相效尤，风靡一时，而仲景之方几成寡和之曲矣。噫，时方流行，去实验益远，欲求中医之振兴，进而与西医抗衡，安可得乎？民国十一年，志一负笈上海中医专校，时曹师颖甫讲授医经，兴味盎然。次年秋，志一以饮食不慎，身染霍乱，吐泻肢冷，势濒于危。同学章君次公，邀师来诊，投以大剂四逆汤，二剂而安，经方之神效固早已尝试之矣。问世以来，服膺师训，悉心体验，深知功效宏而应用广者，固舍经方莫属。除四逆汤之于霍乱（虎列拉）外，如麻杏石甘汤之治喉痧（猩红热）；小青龙汤之治肺风（急性肺炎）；栀子厚朴汤之治湿温（肠窒扶斯）；大黄牡丹汤之治肠痈（盲肠炎）；十枣汤之治悬饮（肋膜炎）等，苟对证施用，靡不立竿见影，化险为夷，此其彰明较著者也。师著行《伤寒发微》、《金匮发微》二书，后同学姜君佐景编师医案，成《经方实验录》一书，复加按以伸其义，痛砭时弊，独标真谛，俾世之以玄学相视者，亦知吾国医学确有实验可据，绝非空言所能左右。挽医林颓风，新世人耳目。然则本书之作，其价值宁可以道里计哉。

　　　　丙子十二月一日　　拙师门下同门吉安杨志一谨序

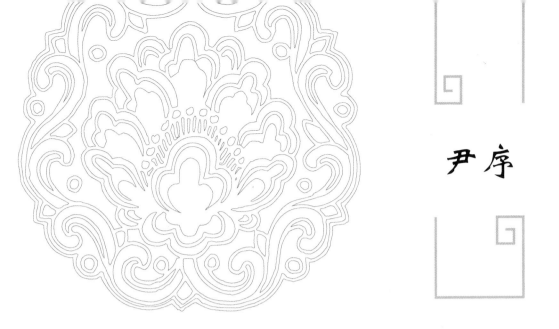

尹序

　　曩者肄业医校，与秦子伯未、张子雄飞、许子半龙，以诗请业于颖师门下。师邃于医而娴于诗。诗源汉魏，而医宗长沙。无如当时诸子皆舍医论诗，故得力于诗者多，而致力于医者少也。盖学者有大患二：急于行道者，弃经方而不敢用；好臆断者，非不知经方可贵，辄随缥数章，若有所悟，寻以卷目浩繁难撮纲要，辍而弗读。此医道之所以常不明也。医籍最古者，莫如《伤寒》、《金匮》，而诸家笺注者，又不能澈其底蕴而改其讹误，令读者多明昧参半之处。吾师乃不畏艰深，独殚思竭虑，潜志阐扬，治迹多以经方奏功，盖仲圣有嗣音矣。迹其心力所萃，已梓行者有《伤寒发微》、《金匮发微》，其余师说验案，二十年来颇多散失。逸夫衣食奔走，久违师训，辄用愧恧。乃姜君佐景，受师亲炙不过在三数年间，慨然以搜集散佚诸什为责，积案若干，都为一集，附以按语，成《经方实验录》，寿之梨枣。闻者壮之，语云：学于古训乃有获，发仲圣之秘者，吾师也，公吾师不传之秘者，姜君也。问世有期，用缀小言，而予年未四十，颓状都陈，倘吾师仍以不屑教诲也而教诲之乎？

　　　　二十五年　云南起义纪念日　上虞尹逸夫识于题凤庐

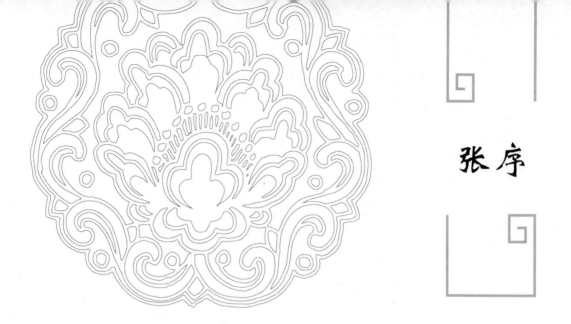

张序

　　姜君佐景，余千里外志同道合之文字交也。上年初，翻阅各刊，拜读其《经方实验录》，三复之下，觉有羽翼《伤寒》、《金匮》之价值。因欲窥其全豹，俾开茅塞，故不揣冒昧，上书姜君。旋蒙惠赐医案多篇，征余评语。余感姜君垂青之盛意，故亦不辞谫陋，贡献刍言。复蒙录登各刊，由此益加接近，遂成契友。最近姜君应各地学者之请，将成书付梓，向余索序。余思姜君此举不独加惠于医林，抑可发扬国粹，推行国药，诚有益于民生之事也。现在吾国医药日见衰颓，西洋医药大有取而代之之势，外溢之金钱，不计其数。考吾国医药，非不良也。其发明之早，成绩之优，药物出产之丰富，方剂组织之精密，允称世界之冠军。特因汉唐以降，五行之玄说盛行，学者竞尚空谈，凭幻想而用药，谓之"时方"，古人确具科学性质之经验良方，反弃而不用，造成近代中衰之现象，良可慨也。此时若不急起复古，提倡经方，使收伟大之治绩，以挽回民众之信仰，则中医必陷灭亡，民生更不堪设想。当知中医所以得长存至今者，不赖虚玄之学理，而在灵异之药效，为其能起沉疴比比也。试问，起沉疴者，果系桑菊平肝，银翘清肺，木蝴蝶、路路通、丝瓜络、荷叶筋等轻描淡写之果子药耶？抑系麻、桂、硝、黄等之仲景方耶？将不辨而自明矣。今姜君抱济世之宏旨，述实验之经方，余知长沙绝学自此复兴，民生受益将永永无穷匮矣。爰不揣固陋，而为之序。

民国二十五年十二月　　益林张治河序

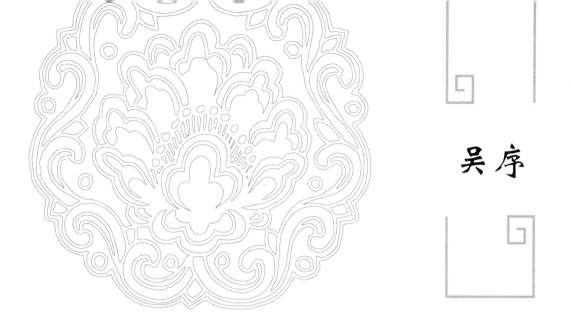

吴序

　　拙巢夫子，少事举业，精诗古文辞。中年治仲景书，批郤导窾[1]，精审绝伦，所处医案，泰半直录经方，绝鲜损益，以其见之真辨之审，故方无不用，投无不中，视危难险证蔑如也。居尝喟然叹曰：予之治医，岂故好古而远俗哉？徒以江南无正伤寒之谬说行，仲景活人之大道湮，而生民之厄运至，勉挽狂澜，不得已也。顾老夫耄矣，不能复有进益，尔曹英年，尚其勉旃。凝轩闻命之下，窃凛然有所惧焉。退思我国医学，以汉代为鼎盛，唐孙思邈有《千金方》传世，犹为近古，自宋以迄，明清诸家，挟其偏见，各树一帜，竟以虚无渺茫之论[2]，测脏腑实质之病，驯至说理，以玄妙为尚，用药主轻灵为巧，以是求愈人疾，岂不难哉！间有一二杰出之士，能秉笔注《伤寒》、《金匮》，观其文，标新立异，非不动人也，无如临诊处方，又悉平淡下品，意若著书为一事，临诊又一事，不啻阳尊仲景若天人，阴畏经方若蛇蝎，自为矛盾，曷胜浩叹。降至近年，西学东渐，又有人焉，不自量力，谬以陈腐不经之说，与西医相搏，其被摧枯拉朽，固在意中，犹曰我能斩将搴旗，是亦觍颜而已，曷足贵乎。盖中医之长，不在乎理论，而重在辨证，果能凭证用方，已可生死人而肉白骨。夫医以愈病为职者也，得此尚何他求哉。独怪仲圣以后之人，舍本逐末，浑浑噩噩，以迄今日，举目中流，求一砥柱，而不易觏。有之，其惟拙巢夫子乎。夫子临诊四十年，著有《伤寒发微》、《金匮发微》二书，至所处方案率多散佚，其中大案险证不可胜数，学者惜之。学长姜君佐景，乃奋起以表扬师道为己任，穷数载之心力，搜集编纂，卓然成《经方实验录》，凡二集。集中逐案附以按语，如抽丝，如剥蕉，大能启发阅者之巧思。间亦附以己之治验，其精湛几与夫子相埒。盖君之治医，一以夫子为法，同以实验为依归者也。夫子尝称之曰：能得我真传者，丹徒章次公之后，佐景一人而已，其能得师心有如此者。是书在各医药杂志中发表未久，而读者赞许之函已纷至沓来。君乃徇众请，先刊首集行见。问世之后，不胫而走，于是乎经方之价值彰，而医界之颓风扫。苏子不云，乎言有大而非夸者，达者信之，众人疑焉。世有能读此编者，当不以斯言为阿好也。

民国二十五年冬月　　拙师门下学弟吴凝轩拜序

---

［1］披郤导窾："郤"，同"隙"；"窾"，空的意思。

［2］竟以虚无渺茫之论：原书"竟"作"竞"，显系刊误，径改之。

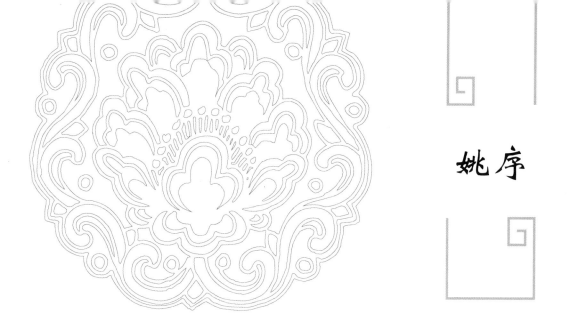

姚序

在医学前进的历史上，演到了清朝的一页，已将古方渐渐地推翻，而递嬗到"轻灵派"了；因为这时有叶天士先生创"温邪上受，首先犯肺，逆传心包"的学说，于是他一辈子是"轻描淡写"，这在他的大著《临证指南》上尽可看到的。

后来吴先生鞠通出世，因为崇拜叶氏的缘故，将圣人张仲景的"六经学说"暂且撇开，并很巧妙地主张利用那"三焦论治"而成立了一部《温病条辨》；于是，中国如江浙皖闽以至边远的各省，就相率地引用这些成方，师传其徒，父诏其子，因此形成一个"薄荷牛蒡"的世界！

然而，这些都是叶、吴的罪戾么？近今很有一部分人是这样抽象地固执地批评说，但是这些批评都已错误了！我们过去的一些诅咒和嘲骂，终究是太亏负了他们了！这是什么原故呢？因为那时叶先生正生长在鼓舞喧阗的姑苏，吴先生亦悬壶于南方偏中的淮阴，所诊皆王公贵人，富贾大商，这些人却因为平时的养尊处优，贪腹纵色，稍有不适，也不过是偶然的感冒，轻微的疲劳罢了。所以风寒不需要麻、桂，至多不过荆、防、羌、独；不汗出而烦躁，用不着大青龙，仅以普通疗法取胜；遇着胸痞，正如叶氏所说："如近俗之杏、蔻、橘、桔，具流通之品可耳。"诸如此类，不胜枚举。这全是环境关系，往往自然而然。

可是，从此我们大部分神经过敏的同志，既把这个主观看得非常错误，而又养成一个颠扑不破的惯例了。积日愈久，也好像只知有这样两部"金科玉律"，而将那"宝藏待发"的圣经《伤寒论》竟就束诸高阁（或许没有看见）。这他们的观念有五：（一）师徒互相传授，习惯使然。（二）《伤寒论》系属汉文，词简义奥，不如《指南》《条辨》，比较容易批读，浅学者流因此不愿寓目。（三）误解叶、吴学说，一意孤行，迷惘日深。（四）固执《伤寒论》原为古来学说，不能适合现实，避之如虎狼不啻。（五）现在病家心理，大都喜轻避重，一班狡黠的医师，因此乘机取悦；就是一两个明达之士，心欲发挥《伤寒》效能，又恐遭人忌讳，相率裹足不前。此外，加之那些所谓"时方派"的大吹大擂，社会心理的逐日积压，所以遂使一部仲圣精英的读本，因此奚落得不堪闻问！我想，这倒不是叶、吴的作俑，好像还是我们误解了罢！

至于追究前人之著温病书者，也未尝把《伤寒论》丢在眼外。例如吴氏曾这样说过："是书虽为温病而设，实能羽翼《伤寒》；若真能识得《伤寒》，断不至疑麻桂之法不可用……"且开篇即以桂枝论治。周禹载氏著《温热暑疫全书》也说："仲景于《伤寒论》中，温热森森具载，黄芩白虎等汤，是其治也。后之学者，苟能引申此意，便可变化不穷，神明千载；不能细察其理，反执以为治伤寒之法，盍思本汤既无外解之功，又无内夺之力，圣人立法，果何谓乎？……"其卷一、卷二、卷三，并首述仲景正文。吴又可在其《瘟疫论》自述之中，又有下列记载："仲景以伤寒为急病，仓卒失治，多致伤生，因立论以济天下后世，用心可谓仁矣……"所以，由此种种看来，他们虽然把伤寒与温病分成一条鸿沟，但其理论基础，大都仍建筑在圣人身上。其他如金元四家，以及清之论温热病者如王孟英、陈平伯、凌嘉六、薛生白、澹然子、戴麟郊、柳宝诒辈（以上诸公，限于笔者曾经见其作品而言）。虽然思想各有所偏，或自狭于一家，然而他们的着眼立足之点，也可说从来没有违背《伤寒》。

再进一步说：《金匮》（前人与《伤寒论》并称，因仲圣原著《伤寒杂病论》合十六卷，《金匮》方论悉在其中，自王叔和编次，始分而为二）。确是一部主治杂症的矩矱；翻开了一本普遍通行的《医方集解》，所记载的《伤寒》《金匮》的方子，几乎占了整个的十分之四。这不是圣人伟大的一个证明吗？又如自魏晋以后，虽然名贤辈出，但他们对于杂病的理论学说，实质能超出仲圣的遗训，究竟有几个呢？白虎、黄芩、承气、泻心等汤应用于我们的临床，似乎不见的时候还很少罢？周扬俊《二注玉函》自序所谓："……其间推测病由，如六淫之气，七情之感，脏腑之伤，及汤丸之补泄，气味之缓急，罔不毕备……"这真是一个确切不磨的定评啊。

我们总括来说：全是我们自己错误了！我们既不得踏进仲圣的堂奥，又不能步趋前贤的天才，百余年来因袭着上述的因素，误解了一切的事实；因此，具有真正价值的许多宝贵的经方，也就这样轻轻地放过了。这是多么可惜的事情呢！

但是，我们就这样任意地因循么？笔者以为这是绝对不能的，因为柯先生韵伯曾那样愤慨地表示过："仲景之道，至平至易；仲景之门，人人可入……"这样一个强有力的遗训，总要使无负于这个先贤的深心，这才是我们后人应尽的义务呢！所以我们应该上追圣人的典模，下尽各个的苦心，将《伤寒》整理成一有系统而具有科学化的学说，使整个有一个共同进取的标的。一方面要发挥经方的效能，使前面所说的那些人知道经方的功用，因而引起了他们研究经方的兴趣；使他们渐渐步入圣人的阶梯，造成了"家弦户诵"的习惯，革除了从前一切的积弊，俾人人知道麻黄、桂枝之不宜避忌，青龙、白虎之亟应取用，慢慢地走入"改进"的道路上来，这的确是未来的中医界一件惟一而伟大的工作呀！

江阴曹颖甫先生是海上的名医，这是谁都知道的。他生平工诗词，而又长于丹青。对于医学的研究，则一宗圣人的遗法，一往直前，绝无旁顾。四十年来，以经方治愈的病人，我们正不知如何可以胜数！真可说是近代一个纯粹的"经方家"了。他先后有《伤寒发微》《金匮发微》两书问世，前者是演述《伤寒论》深层的意义，可以看作整理完成的某一部分；后者乃参入了他的治验，并附列了许多新的收获。例如申明一物瓜蒂汤的所以疗治太阳中暍，瓜蒂绝不具有吐下的力量，不过使病者微汗即愈；别怀深识，诚能一扫前人的陈说（笔者按：《本经》与《心典》均言能吐能下；《衍义》虽明知水行皮中，而皮中者属表，惜仍随文敷义，而含糊曲解者正复如此）。他如言甘草粉蜜汤之粉为铅粉，不落赵以德注胡粉之窠臼；蒲灰散之蒲为大叶菖蒲，一改尤在泾言香蒲之旧例；蜘蛛散之蜘蛛并无毒（诸家大都谓有毒），可以治狐疝之如神；蛇床子散本治阴中痒（蛇床子原具杀菌之功效，所以笔者常疑蛇床子散条的"寒"字或为"痒"字所错误，而"温"字作一"薰"字或"洗"字解，庶几于症方皆符合）。而温阴寒之坐药，当是吴茱萸蜀椒丸等等。这样在发挥经方的功效外，实在又具有一些深切的创造工夫了。

不过先生为性很孤僻，往往视记录学验为不屑为；是以除这两部"前侔古人，后启来兹"的著述外，要求先生实录的人，这就很是难能的事情了。所好现在先生的高足姜先生佐景氏，以数年来侍诊余闲的光阴，把先生平日的方案和学验陆续地裒成了一帙，名之为《经方实验录》。于是，从前大家所希冀所仰望的问题，将给我们一个圆满的解决。

但是，这其间绝不是曹先生单纯的学验和方案；因为除曹先生的学说将永远留给后人仰慕外，姜君曾鼓起了他的"纵横矫健"之大笔，那样很详确地敏捷地加入他的"按语"了。而这"按语"也绝不是肤浅平凡的"附作"，试看在本书未出版前发表于各大刊物的一部，是怎样的令人钦佩呢？例如桂枝汤证其四按内，他对于桂枝汤之研究，解释桂枝汤和他条白虎汤、桂枝白虎汤、大陷胸汤等的真际之药理，是多么的简括而透彻，多么的耐人寻味啊！他如详述服药后之反应，使读者见之可获知"左右逢源，触类旁通"之妙处，以及对事实能旁敲而侧击，对说理能反复以推详，这样使曹先生的深理与奥义，益发跃然于吾人之目前，其功岂下于柯氏之阐发圣意而成为《来苏集》，尤氏之注疏《金匮》而作成《心典》吗？

总之，我们对于本书要有深层之认识，进而精究于曹氏之前著。我们要无负于古人之劂心，要无负于曹先生之渊博，要无负于姜君之精探。希望继本书而行世的关于进窥经方之医籍，要不断地表见着；这是有期于现在和未来的同志的。

一九三六年岁暮　　东皋后学姚世琛于病中叙

张仲景事状考

章太炎

林亿《伤寒论·序》引甘伯宗《名医录》。张仲景，名机，南阳人。举孝廉，官至长沙太守。始受术于同郡张伯祖，时人言识用精微过其师。

《太平御览》七百二十二引《何颙别传》：同郡张仲景总角造颙，颙谓曰：君用思精而韵不高，后将为良医。卒如其言。颙先识独觉，言无虚发。王仲宣年十七，尝遇仲景。仲景曰：君有病，宜服五石汤，不治且成。后年三十当眉落。仲宣以其贳长也，远不治也。后至三十，病果成，竟眉落。其精如此。仲景之方术。今传于世。

皇甫谧《甲乙经序》：仲景见侍中王仲宣时，年二十余。谓曰：君有病。四十当眉落，眉落半年而死，令服五石汤可免。仲宣嫌其言忤，受汤勿服。居三日，见仲宣，谓曰：服汤否？仲宣曰：已服。仲景曰：色候固非服汤之诊，君何轻命也。仲宣犹不言。后二十年，果眉落。后一百八十七日而死。终如其言。此事虽扁鹊、仓公无以加也。仲景论广伊尹汤液为数十卷，用之多验。

《抱朴子·至理篇》，仲景穿胸以纳赤饼。

案：何颙在《后汉书·党锢传》南阳襄乡人，《别传》言同郡张仲景，则《名医录》称仲景南阳人信矣。颙于郭泰、贾彪为后进，而能先识曹操、荀彧。仲景与操、彧殆行辈相若者也。颙《别传》载王仲宣年与《甲乙经序》不同。寻《魏志·王粲传》：建安二十一年，从征吴。二十二年道病卒，时年四十一。然则《甲乙经序》称年四十眉落后一百八十七日而死。视何颙《别传》为得实。仲宣终于建安二十二年前二十年遇仲景，时建安二年也。《魏志》：粲年十七，以西京扰乱，乃之荆州依刘表。仲景生南阳，仕为长沙太守。南阳、长沙，皆荆州部，故得与仲宣相遇。然据《刘表传》及《英雄记》，长沙太守南阳张羡叛表，表围之，连年不下。羡病死，长沙复立其子怿。表遂攻并怿。《桓阶传》：太祖与袁绍相拒于官渡，表举州以应绍。长沙太守张羡举长沙及旁三郡拒表，则建安四五年间事也。羡父子相继据长沙，仲景不得为其太守。意者先在荆州与仲宣遇，表既并怿，仲景始以表命官其地，则宜在建安七年后矣。南阳张氏，自廷尉释之以来，世为甲族，故《广韵》列张氏十四望，南阳次于清河。仲景自序亦称宗族素多，其与羡、怿或为一宗，表亦无所忌。观《桓阶》说羡拒表，城陷自匿，表尚辟为从事祭酒。则于张氏同族，愈无嫌恨可知也。何颙尝与王允谋诛董卓，未遂而卒。计卒时未笃老，仲景则为其所奖进者。《自序》称建安纪年以来，犹未十稔，是在建安七八年中。《伤寒论》于是始作。上与何颙相校，其时不过中身也。抱朴称仲景穿胸以纳赤饼，其绝技乃与元化相类而法不传。魏晋间人，多以元化、仲景并称，其术之工相似也。计元化长于仲景盖数十岁，何以明之？《魏志·华佗传》：时人以为年且百岁而貌有壮容，为太祖所收。荀彧请舍宥之，太祖曰：不忧天下当无此鼠辈邪。遂考竟佗。或以建安十七年死，元化死复在其前，而年且近百岁，其视仲景，盖三四十年以长，然两人始终无会聚事，穿胸之术，亦不自元化得之。《抱朴·至理篇》：淳于能解颅以理脑，元化能刳腹以浣胃。此则仓公已有刳治之术，仲景、元化盖并得其传者也。元化临死出一卷书与狱吏曰：此可以活人。孙奇以为即《金匮要略》，亦无据。寻《抱朴·杂应篇》：余见戴霸、华佗所集《金匮绿囊》、崔中书《黄素方》及《百家杂方》五百许卷，明元化书亦称《金匮》。奇乃误以仲景相传耳。仲景处荆州，元化谯人，踪迹多在彭城、广陵间，故两人终身不相遇。且《甲乙经序》称华佗性恶矜技，焉肯谓他人书能活人也。仲景在《后汉书·三国志》皆无传。《史通·人物篇》曰：当三国异朝，两晋殊宅，若元化、仲景，时才重于许、洛；何桢、许询，文雅高于扬豫。而陈寿《三国志》[1]、王隐《晋书》，广列诸传，遗此不编。今谓仲景事何颙，依刘表，交王粲，所与游皆名士。疑其言行可称者众，不徒以医术著也。

佐景按 今日我国有医学足言者，以存《伤寒论》及《金匮要略》故也。二书元或合为一编，名曰《伤寒杂病论》，合十六卷，为东汉长沙太守张氏仲景撰述，经晋太医令王叔和编次。自晋下迄隋唐，或显或晦，其传不一。又有合二书改称《金匮玉函经》者，其中条目较今世所传二书为多，其为后人增益或传写遗脱，皆不可知。唐真人孙思邈谓江南诸师秘仲景伤寒方法不传，及其晚年著《千金翼方》时，始获见《伤寒论》。至《金匮要略》，传为宋翰林学士王洙从馆阁蠹简中录出。二书先后获显，医道赖以不坠。盖张氏工于治疗，尤精经方，所著论若干篇，其文辞简古奥雅，古今治医者未有能出其右者也。宋臣林亿等，本晋皇甫谧序《甲乙针经》之旨，称仲景本伊尹之法，伊尹本神农之经，得不谓祖述大圣人之意乎！故历代尊张氏为医中之圣。惜《后汉书》无张氏传，清元和陆氏九芝，博采群籍，为之补作。近贤黄氏竹斋，又撰《医圣张仲景传》，悉当参读，而章氏所撰本篇尤精。故特录于此，以树楷模而资景仰云。

---

[1] 而陈寿《三国志》：原书作"国志"，漏一"三"字，径补之。

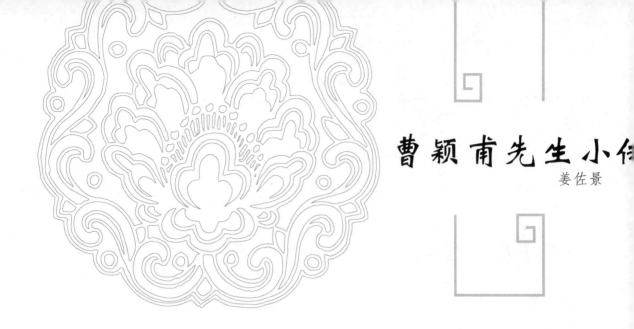

曹颖甫先生小传

姜佐景

先生，江阴人，名家达，字颖甫，别号拙巢老人。擅文学，工诗词，各种著作颇多。其已出版者，有《汉乐府评注》、《诸子精华录》、《梅花诗集》各若干卷。然先生笃好医学，著有《伤寒发微》、《金匮发微》两书，尤为平生精心绝诣之作，足以长留天地间，而千古不朽者也。方先生十二龄时，读张隐庵注《伤寒论》，觉其文字奥衍，悠然神往。越年，研习"阳明"一篇。适邻有老妪，卧病缠绵，更医者屡，久不得效。先生试诊之，脉实，大便多日未行，腹胀而拒按。曰：此大承气汤证也。斗胆投之，功如桴鼓。乃叹曰：仲圣之方，若是其神哉！越二年，先生之尊人病下利，势几殆矣。延老医赵云泉先生，投四逆理中辈起之。后十一年，先生赴南京应秋试，病寒热濒于危。幸遇姻丈陈葆厚先生，用白虎加桂枝汤获庆更生。自是先生于仲景书识解益深，信仰益坚，而寝馈不释卷矣。嗣丁甘仁先生创中医专门学校于沪上，又广设施诊给药之善堂于城内外，乃聘先生主教务，兼主同仁辅元堂医务。一时四方学子负笈来归者，济济如也。而贫病者皆庆幸歌颂。岁月不居，时先生年近六十矣。课余诊暇，二老乃互研医学之奥旨，阐扬历圣之功绩，而技以益精。其时从先生游者，多能以经方大剂起沉疴，愈废疾，时人有曹派之目，章氏次公则其尤著者也。自丁翁作古，先生眷念故人，郁郁寡欢，乃专志闭户著书，讲经授徒。或以诗请益，或以医求教，先后出先生门下者，毋虑数百人，今皆为超群拔俗之士。夫悬壶海上，岂易事哉？以海上之人好浮夸而无定识，畏瞑眩而喜淡药。见有医者焉，居高堂华屋，御轻裘汽车，声价之高，非质不允命驾；执业之繁，虽昏不临病家。众曰：此名医也，群聚而归之，不遑计其诊费之昂焉。及名医至，则曰：我虚，不胜攻，请用补。名医不获已，疏淡药以与之，众誉为稳妥，而病之迁移转变不知也。若先生则俭朴自安，恬淡自守，急人之急，忧人之忧。有来乞诊者，不为风雪阻。及临诊，则曰：此易耳。一剂而愈之。而其人以为病本轻，初可勿药矣，于是先生之道不盛行。不第是也，海上之人好尤人。及病之不起，乃延谙律法者讼医于官。官转询于医会。医会曰：此药不能伤生，伤其生者病也，于是医无罪。呜呼！医乃仁人之术，原具割股之心。设天不延其人之寿，医复有何力以胜天耶？与其求胜天以受谤，毋宁但顺天以保身。卒也时尚所趋，淡药风行。伊谁之过，吾不暇细辨，吾但知先生则不肯随俗俯仰也。盖先生之临险证也，明知其难治，犹必殚精竭虑，为之立方而后安。曰：毋有方而不用，宁不效而受谤。又曰：必求其生而不可得，则死者与我皆无遗憾也。卒也赖以生者多，而出怨谤者鲜。然而先生之道不盛行也如故，抑亦奇矣！倘所谓阳春白雪，曲高和寡者耶？昔柯氏韵伯在世之日，绝无籍籍大名。后人读《来苏集》一书，方知其为仲圣功臣。近贤章氏太炎在日，且欲搜集其遗著，以传来兹。然则当日之卑论侪俗者，何损柯氏毫末哉？故吾于先生亦云。今岁丙子，适值先生七秩诞辰。诸弟子假广益中医院，为先生称觞。王氏一亭致贺联云："广恻隐心仁者寿，有布施德福无疆。"信乎哉！先生哲嗣湘人，能传衣钵，女公子昭华、若华，均深精医理云。

中医中药治愈盲肠炎之铁证

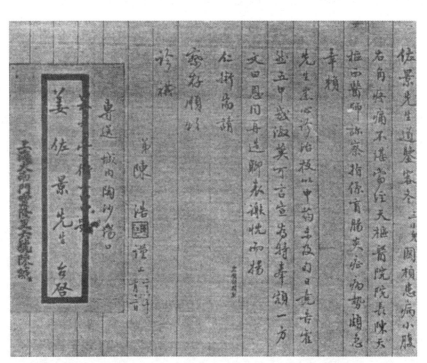

上函具名者陈浩先生，供职上海枫林桥市政府地政局。函内所述其三公子国桢，曾一度患盲肠炎者，现肄业于上海城内一粟街尚文小学六年级，病情及方药悉详载本书第七九案按语中，观此足证中医中药能治本病。姑表出之以供病家之参考。至肋膜炎、肺炎等种种病症，本书中悉有治验，希阅者察之。

佐景志　　二十六年三月

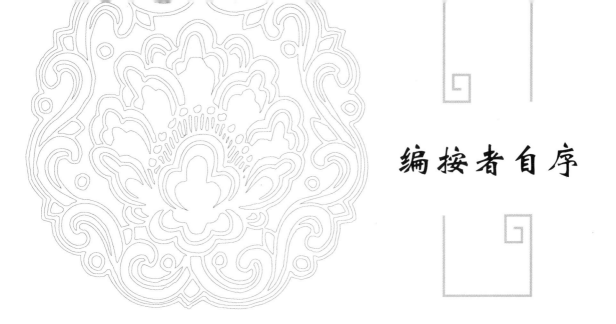

编按者自序

　　佐景既稍稍知医，目睹世人疾苦，辗转床席，世之医者曾莫能识。有大医焉隐于市，能愈废疾，起沉疴，而人反莫之知。又因中西医论战之亟，而中医学之真髓，竟莫能道之，不禁心怀悲愤，作《经方实验录》，以告当代之治医者，并以告当代之延医者。

丁丑孟春　　　瑞安姜佐景志

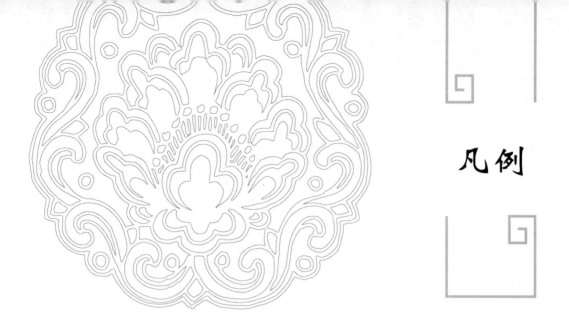

凡例

  本书以吾师曹颖甫先生之医案医话为主,此乃吾师四十年治医之结晶,附以编按者之医案笔记为辅,虽细流莫益大海,而吾师弟之学一脉相承,两可贯通,倘免续貂之讥乎。

  本书将医案医话混合编制,在体裁上别树一格,但两者均以不离经方之实验为主。

  本书以经方为经,以实验为纬,以理论为花纹。经方求其纯,实验求其真,而理论求其新。

  吾师弟二人对于医学理论之见解,间有不同之处,例如吾师主不弃营卫,而编按者则主不恋营卫是也。好在经纬不改,纵花纹稍异,不妨任之。

  本书中每案之成,必请吾师批阅一过,师直书批语于其后,凡起首见"曹颖甫曰"四字者即是。

  案后间见"拙巢注"三字者,乃当日临床时吾师之自注也。

  本书首揭"融温热于伤寒"之旗帜,冀自此了却伤寒、温热之纷争,知我罪我在所不计。

  本书每案按语内容,窃不喜重复,或述服后之瞑眩;或叙证情之传变;或释解经文奥旨;或检讨煎服古法;或发为疑问,以辟钻研之途;或略道笑语,用舒沉闷之思,错综陆离,似无定局,还盼读者触类旁伸,别求会意,慎毋拘泥于此可也。

  仲圣原书,间言服药瞑眩之象,如"覆取微似汗"、"服汤已渴者"、"得快利”、“新血下如豚肝”、“有脓当下”、“大便当如漆”、“当大便出宿食恶物”、“黄从小便去”之类，均是惟文简而约，后人每不经意。本书于此种反应现象，记载独详，使医者知所预防，病家免却惊疑。

本书关于病情之记载，力求详尽真切，使读者恍如身临其境，逢险证死证之终于不治者，亦悉从实写出，一洗前人著书恒喜粉饰之陋习。

本书对于“证”字极为着重。惟当知仲圣之所谓证，并非如一般中医误解之所谓证，更非西医所谓对症疗法之症。

本书对于“方”同样重视，每一主方之前身后影，旁形侧观，必详尽描写，俾学者知方与方间之连锁关系，于是进则能攻，退则能守。

本书对于药量之重轻，不遗纤微，使医者临诊有所依据；不似前贤之医案，每有方而无量，或竟有法而无方，徒令后人多揣测之苦。

本书本知之为知之，不知为不知之义，述其所知，表其所不知，故鲜模棱两可之语，更无颟顸自欺之句。

本书为求趋重通俗，使一般病家可以阅读参考起见，故对于中医学中之玄说类多避免，非谓其尽属不经之谈也。

本书之讲解，由浅入深，由简而繁，俾学者易于领会；时或用归纳法，时或用演绎法，俾学者易于推寻。故本书之论述，乃有系统中无系统，无系统中有系统。

前贤著书传后，启迪来者，厥功无穷，吾人绝对敬仰。惟为讨论学术、研求真理起见，乃不能不略辨其是非，彰其功过，所敢自信者，此中毫无对人之私见也。

编按者对于西医及中医之时方派，敬抱他山攻错之旨，决不效兄弟阋墙之争[1]。故本书逢关于西医及时方派之记载，绝对根据事实，毫无歧视之意。

日本皇汉医家研究仲圣之学，成绩卓尔，堪作借镜，而说解之未尽善处，间亦有之。本书所载一切病理、药理，悉重自力搜讨，不敢掠美以为荣也。

同仁临诊可携带本书，以便检示，病家作为佐证，而坚信仰，故本书版本特求玲珑。

读者如未有用方之经验，但欲效法本书用药者，请先阅本书附录中之"大胆和细心"一篇。

本书中各案病者住址，就现在所知者，列于姓名之下，以示真实；其迁居无定，或日久不明者，任缺之。

本书勉应各方读者之请，匆促间分卷出版，谬误必多，还祈贤达诸公不吝匡教。

编按者谨志

---

[1] 阋墙之争："阋"，读 xì，争吵、争斗之意。此作争论解。

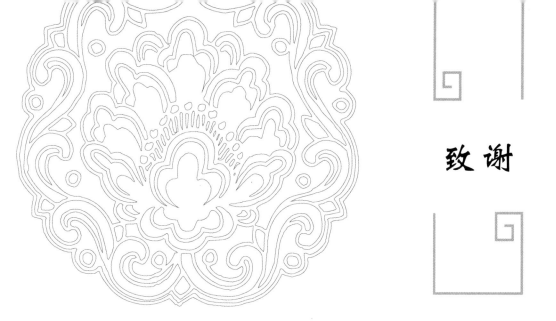

致　谢

　　曹师颖甫慨然授以数十年实验医案，宠命编按行世。佐景无似仰见吾师济世心切，活人愿宏，谨献无上之敬意！

　　海内外诸名家及医药团体，惠赐序文题词多篇，谨伸谢悃！

　　上海《医界春秋》、《光华医药》、《现代中医》诸杂志及《苏州国医杂志》、北平《文医半月刊》等，惠允转载名贵作品，特志谢忱！

　　读者诸公曾赐本书印刷设计，并惠予指导宣传，无任感荷！

　　许寿平、顾伯埙二先生，赐为本书义务校勘，精审非凡，厚费清神，感激之至！

　　吴凝轩师兄时出高见，增光篇幅，益我良多。

　　童公邃内兄、唐培生仁弟，先后助理缮写，均谢谢！

姜佐景谨志

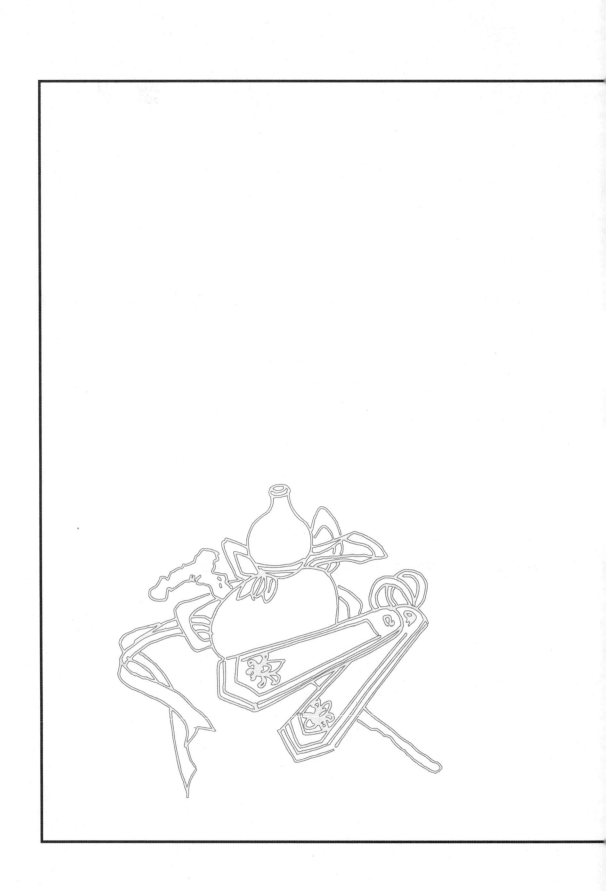

第一集上卷

江阴曹颖甫先生医案

门人瑞安姜佐景编按

第一案　桂枝汤证其一　颖师医案

汤左　二月十八日　太阳中风，发热有汗，恶风，头痛，鼻塞，脉浮而缓，桂枝汤主之。

川桂枝三钱　　生白芍三钱　　生甘草钱半
生　姜三片　　红　枣六枚

佐景按　明窗净几，焚香盥手，恭展《伤寒论》，凝神细读，恍然见标题曰："辨太阳病脉证并治上"数大字。窃谓在此寥寥数字中，仲圣垂教之精义，仿佛尽之矣。何谓脉，人谁而知之。何谓证，人谁而勿知之。何者，证其所谓证，非仲圣之所谓证也。人以发热为一证，有汗为一证，恶风为一证，头痛为一证，等而推之。仲圣则统发热、有汗、恶风、头痛等等，合称曰证。是犹合桂、芍、姜、甘、枣五味为一方，而不可称独桂也，独芍也，皆方也。是为证之真义。何谓治，与病人以方，去其邪，助其正，一剂知，二剂已，不待其传，必免其危之谓也。故仲圣之学，可以简称曰"脉证治法"。仲圣在千百年前之昔日，以此法治病，"既至京师，为名医，于当时称上手。"吾人在千百年后之今日，以此法治病，亦"用之多验"，与昔几无以异。推而广之，后人在千百年后之他日，以此法治病，亦必效如桴鼓，与今日无殊。夫医，求其效而已矣，孰能效者，是即为新，故窃谓仲圣之书历万古而常新者，义在此也。若眩于机械之新奇繁缛，震于解剖之精微细致，惑于提炼之纤巧玲珑，而治效却渺如者，犹曰此新医药也，窃有疑焉！

大论曰："太阳病，发热，汗出，恶风，脉缓者，名曰中风。"又曰："太阳病，头痛，发热，汗出，恶风，桂枝汤主之。"观此二条，知桂枝汤证又名曰中风。所谓"名曰"者，知前人本有此名，仲圣不过沿而用之。惟严格言之，"桂枝汤证"四字，其义较广；"中风"二字，其义较狭。易言之，中风特桂枝汤证之一耳。又此中风非杂病中之中风，即非西医所谓脑溢血、脑充血之中风。中医病证名称每多重复，有待整理，此其一斑耳。至考此所以异证同名之理，盖为其均属风也。中之者浅，则仅在肌肉，此为伤寒论之中风；中之者深，则内及经络，甚至内及五脏，此为杂病之中风，所谓"风为百病之长"也。

仲圣方之药量，以斤两计，骤观之，似甚重。实则古今权衡不同，未许齐观。历来学者考证达数十家，比例各异，莫知适从。且古今煎法服法悬殊。古者若桂枝汤但取初煎之汁，分之为三，日一服、二服、三服。今则取初煎为一服，次煎为二服，是其间不无径庭。姑摒此种种勿论，简言之，吾师之用量，大抵为原方之什一，例如桂枝，芍药原作三两者，师常用三钱是也。佐景视证之较轻者，病之可疑者，更减半用之，例如桂、芍各用钱半是也。以此为准，利多弊少。

曹颖甫曰 桂枝汤一方，予用之而取效者屡矣。尝于高长顺先生家，治其子女，一方治三人，皆愈。大约夏令汗液大泄，毛孔大开，开窗而卧，外风中其毛孔，即病中风，于是有发热自汗之证。故近日桂枝汤方独于夏令为宜也。

又按 近世章太炎以汉五铢钱考证，每两约当今三钱，则原方三两，一剂当得九钱，再以分温三服折之，每服亦仅得三钱耳。由是观之，原方三两，今用三钱，于古法正无不合也。

第二案　桂枝汤证 其二　颖师讲授　佐景笔记

师曰　余尝于某年夏，治一同乡杨兆彭病。先其人畏热，启窗而卧，周身热汗淋漓，风来适体，乃即睡去。夜半觉冷，覆被再睡，其冷不减，反加甚。次日诊之，病者头有汗，手足心有汗，背汗不多，周身汗亦不多，当予桂枝汤原方：

桂　枝 三钱　　白　芍 三钱　　甘　草 一钱

生　姜 三片　　大　枣 三枚

又次日，未请复诊。后以他病来乞治，曰："前次服药后，汗出不少，病遂告瘥。药力何其峻也？"然安知此方乃吾之轻剂乎？

佐景按　仲圣之"脉证治法"似置病因、病原、病理等于不问，非不问也，第不详言耳。惟以其脉证治法之完备，吾人但循其道以治病，即已绰有余裕。故常有病已愈，而吾人尚莫明其所以愈者，或竟有尚不知其病之何名者。此非荒唐欺人之语，凡属仲圣信徒，皆当默许也。然则仲圣何以不详言病因、病原、病理乎？曰：殆仲圣以为果言之，将不餍后人之望，反令《伤寒论》不能成万世之新书乎？然乎否乎，我不敢必，惟窃以今日之中医，亦当就病因、病原、病理种种方面，略事研究，以补不足，则中医药之进步，方无艾乎。

病有病原，西医所谓细菌、原虫是也。一旦虫菌侵犯人体则病，此通例也。顾历观下级社会之土人，蓬头垢首，赤体跣足，居常伍犬豕，食不避蚊蝇，此其受虫菌侵袭之机缘为如何？乃彼辈壮硕长寿，不减都会人士。然则病原尚非疾病之惟一主因,彰彰明甚。故中医不重病原,但重病因,西医所谓诱因是也。

本案示桂枝汤证病因之一,所谓"风"是也。方人醒时,风来适体,不致为病。及其入睡,体温降低,防御骤弛,而清风之徐来也依旧,于是病原得随以长驱直入,比醒,病矣!

曹颖甫曰 仲景非不言病因病理也。夫邪风外乘,乃病中风,欲救邪风者,宜桂枝汤,此非病因乎?卫不与营和,乃自汗出。风中肌肉,著于营分,而卫气不伤,故卫强而营弱。行水之卫气不伤,故毛孔自能出汗,行血之营气受困,故肌腠不能作汗,致皮毛与腠理显分两橛,而不能相合,故曰不和,不和者,不合也。用桂枝汤以发肌理之汗,而营卫自和矣。此非病理乎?读书能观其通,则思过半矣。

第三案 桂枝汤证 其三 颖师讲授 佐景笔记

师曰 我治一湖北人叶君,住霞飞路霞飞坊。大暑之夜,游大世界屋顶花园,披襟当风,兼进冷饮。当时甚为愉快,觉南面王不易也。顷之,觉恶寒,头痛,急急回家,伏枕而睡。适有友人来访,乃强起坐中庭,相与周旋。夜阑客去,背益寒,头痛更甚,自作紫苏、生姜服之,得微汗,但不解。次早乞诊,病者被扶至楼下,即急呼闭户,且吐绿色痰浊甚多,盖系冰饮酿成也,两手臂出汗,抚之潮,随疏方,用:

桂 枝四钱　　白 芍三钱　　甘 草钱半

生 姜五片　　大 枣七枚　　浮 萍三钱

加浮萍者,因其身无汗,头汗不多故也。次日,未请复诊。某夕,值于途，叶君拱手谢曰：前病承一诊而愈，先生之术，可谓神矣！

佐景按 一病一证之成，其病因每不一而足。本案示"风"之外，更有"冷饮"是也。外为风袭，内为饮遏，所谓表里两病。是犹国家不幸，外有强邻之侵，内有异党之扰，两相牵制，证情杂矣。

本案见证较前多一"吐"字，可见病人之证随时变化，决不就吾医书之轨范。而用药可加减，又岂非吾医者之权衡，观本方用生姜五片可知矣。

曹颖甫曰 此公系同乡高长佑先生之友。予因治其妻神经病，始识之。盖其妻饮食如故，但终日歌唱，或达旦不寐。诊其脉滑疾，因用丁甘仁先生法，用猪心一枚剖开，内藏辰砂二钱、甘遂二钱，扎住，向炭炉煨枯，将甘遂、朱砂研成细末。一服而大下，下后安眠，不复歌唱矣。后以十全大补汤收膏调之，精神胜于未病时。附录之，以资谈助。后迁古拔路，今则四五年不见矣。

第四案　桂枝汤证其四　佐景医案

谢先生 三伏之天，盛暑迫人，平人汗流浃背，频频呼热，今先生重棉叠衾，尚觉凛然形寒，不吐而下利，日十数度行，腹痛而后重，小便短赤，独其脉不沉而浮[1]。大论曰：太阴病，脉浮者，可发汗，宜桂枝汤。本证似之。

川桂枝钱半	大白芍钱半	炙甘草钱半	生　姜二片
红　枣四枚	六神曲三钱	谷麦芽(炒)各三钱	赤茯苓三钱

佐景按 本案乃余所亲历，附丽于此者也。谢君先是应友人宴，享西餐、

―――――――――――――――

[1] 脉不沉而浮：原书"沉"均作"沈"，二字相通，今径改之。

冰淋汽水，畅饮鼓腹。及归，夜即病下利。三日不解，反增剧。曾投轻剂乏效。愚则依证治之，虽三伏之天，不避桂枝。服后果表解利稀，调理而瘥。

本案不吐而下利，又异于前案，所谓证有变化是也。吐者为胃不和，利者为肠不和。然而能吐能利，胃肠尚有抗毒逐邪之机能，病未得为进也。

大论《太阴篇》云："太阴病，脉浮者，可发汗，宜桂枝汤。"舒氏疑本条有误，当以理中为主，内加桂枝云云。说似有见。然而理中加桂枝为偏里，桂枝汤为偏表，今脉浮，表证重，故宜桂枝汤。况曰"宜"，而不曰"主之"，其宾主层次之分了然矣。

曹颖甫曰 本案桂枝汤证其四，实为太阴病，盖桂枝汤为证见脉浮之本方，虽重棉叠衾，尚觉恶寒，有似麻黄汤证，不知桂枝汤证原自有啬啬恶寒者，况脉浮而不紧，其不为麻黄汤证明矣。因下利之为食滞也，加六神曲炒谷麦芽，因小便短赤也，加赤茯苓，可以悟随证加减之法矣。

佐景又按 本年（二十五年）六月二十四日起，天时突转炎热，友人沈君瘦鹤于其夜进冰淇淋一客，兼受微风。次日即病。头胀，恶风，汗出，抚其额，微冷，大便溏泄，复发心悸宿恙，脉遂有结代意。与桂枝、白芍、炙草各钱半，生姜一片，红枣六枚（切）。夜服此，又次早醒来，诸恙悉平。惟心悸未愈，乃以炙甘草汤四剂全差。诸方均不离桂枝。又越日，孙椒君以进梅浆，病下利、恶风、冷汗出、头胀、胸闷、骨酸、腿软、不欲食而呕，一如沈君，给方与沈同。惟孙君以午夜市药，药肆不备红枣，任缺之。服后一时许，热汗染染遍体，舒然睡去。翌早醒来，不知病于何时去。然则桂枝汤实为夏日好冷饮而得表证者之第一效方，又岂惟治冬日北地之伤寒而已哉？夫伤寒而必限于北地，北地而必限于冬日，抑何固执之甚邪？俗医无识，以耳为目，使其见我治沈孙之方，必曰："桂枝生姜皆辛热之品，值此炎令，何堪抱薪救火？甘草大枣又悉甘腻之物，甘增中满，腻能恋邪。若芍药之酸收更属不合。综药五味，乃无一可用者。"向使病者无坚决之信仰，聆此评语，得毋击节叹赏，而撕吾方纸乎？呜呼，鱼目混珠，燕石乱玉，亦安知不合理之论，按之事实，不几相去万里乎？设有医者焉，遇上述之证，信吾此说，愿用此方，但恐药味太少，药值太廉（原方价仅一角许），不足以壮观瞻，而坚信仰，则薄荷，藿香，佩兰，苡仁，谷芽，麦芽，灯心，茯苓，豆卷，扁豆之属，不妨邀作陪客，聊凑热闹。但切勿用桂枝二分，还须泡汤代水，免致无效，反损吾经方声价。不特此也，倘有识者见此，抑虑其笑坏齿牙乎？呵呵！

然则桂枝汤证之病理果如何，桂枝汤之药理又如何？至此，不能不有所解说。在余未陈己意之前，姑略引诸家之说，以资参考。《医宗金鉴》略云：“桂枝辛温，辛能散邪，温从阳而扶卫；芍药酸寒，酸能敛汗，寒走阴而益营。桂枝君芍药，是于发汗中寓敛汗之意。芍药从桂枝，是于固表中有微汗之道……”陆氏九芝曰：“桂枝者，能入营而出卫者也。太阳主开，今风乘之，而过于开，则必祛风外出，而太阳之气始复其常。但中风为虚邪，营气已弱，是宜慢泄。又风邪已近肌肉，即为肝气乘脾，故君以桂枝，而必以养血和中者为臣。风能化热，以芍药之凉者监之……”柯氏韵伯曰：“此为仲景群方之魁，乃滋阴和阳，调和营卫，解肌发汗之总方也……”此皆不离营卫以为说。然而营卫茫茫，试问读仲圣书者，有几人能真个了解乎？先贤有谓桂枝汤中不应有酸寒之芍药，而时贤祝味菊先生则曰：“本汤之组合，应以芍药为主药，桂枝为重要副药。盖适用本方之标准，在皮肤蒸发机能亢进，而自汗出者，故用芍药以调节其亢进之机能。桂枝则不过补助心脏之作用而已，故麻黄汤中亦用之，其非主药可知也。”此二说也，相左特甚。汤本右卫门。《皇汉医学》云：“余之经验，凡用芍药、大枣、甘草之证，必诊得筋肉挛急，而于直腹筋最为明确……可为三药之腹证……亦可为本方之腹证……以上纯属理论，实际上当随师论，准据脉证外证，可以不问腹证也。”此说前后参差，亦堪商矣。众说纷纭，吾将安从？

虽然本书以实验为名，自当从实验中求解决，安可囿于前贤近哲之说以自锢也哉？今有桂枝汤中风证患者于此，恶风头痛，发热汗出，诸状次第呈现。顾汗出不畅，抚之常带凉意，是可谓之曰“病汗”。设其人正气旺，即自疗机能强者，其发热瞬必加甚，随得畅汗，抚之有热意，于是诸状尽失。可知一切毒素（包括外来之病原物及内壅之排泄物），已随此畅汗以俱去，此所谓"法当汗解"是也。设其人正气不足以办此，则必须假外物或动作以为助，例如啜滚热之茶汤可以助汗，作剧烈之运动，就温水之沐浴，亦皆可以助汗。方法不一，致汗则同（当炎暑之日，吾人周身舒适无汗之时，偶作此三事，则致汗甚易，可为明证）。及此汗出，病亦寻差。然而中风证之重者，又非此简易疗法所可得而几，何况啜水太多，胃不能容，运动就浴，又易伤风，于是乎桂枝汤尚矣。

及服桂枝汤已，须臾，当歠热稀粥一小碗，以助药力。且卧床温覆。一二时许，将遍身染染微似汗出（似者，续也，非'似乎'也），病乃悉去。此汗也，当名曰"药汗"，而别于前之"病汗"也。"病汗"常带凉意，"药汗"则带热意，病汗虽久，不足以去病，药汗瞬时，而功乃大著，此其分也。有桂枝证者来求诊，与桂枝汤，告之曰："服此汗出，病可愈矣。"彼必曰："先生，我本有汗也。"夫常人不知病汗药汗之分，不足为责。独怪一般医家尚有桂枝汤能发汗能止汗之辩，哎哎相争，无有已时。不知以中风证而服桂枝汤，"先得药汗"，是"发汗"也，"病汗"遂除，亦"止汗"也。是故发汗止汗二说，若以为非，则均非，若以为是，则均是，惜乎未观其通，尚差一筹耳！

试陈桂枝汤之真际药理。曰：桂枝能活"动脉"之血者也，芍药能活"静脉"之血者也。动脉为阳，故曰桂枝为阳药；静脉为阴，故曰芍药为阴药。动脉之血由心脏放射，以外达于微丝血管，其地位由小而大，桂枝助之，故曰桂枝发散为阳；静脉之血由微丝血管收回，以内归于心脏，其范围由大而小，芍药辅之，故曰芍药收敛为阴。桂枝内含"挥发油"，故能发散；芍药内含"安息酸"，故能收敛。收敛之后，继以发散，发散之极，转又收敛。二者互为起讫，如环无端，依道运行，周而复始，是故收敛并无停滞之意，发散更非不复之谓。所以分名之者，盖但示其运行之方向不同已耳。由是可知，桂芍之分工，实乃合作。况微丝血管之周布于身，无远勿届，与肌肉、神经、汗腺等杂沓而居。故动静脉血运加速之后，势必生热，较前此之发热尤甚。热蒸汗腺，势必汗出。与吾人剧烈运动之后，心脏鼓动加速，脉搏加速，血运加速，全身发热，因而汗出，理正相同。惟此运动而生之汗，不必有若何毒素于其间，若夫先病后药，因而得汗，其汗必含毒素无疑。吾人虽未经显微镜之检察，事实固如此也。本汤煎服法中曰："遍身染染，微似有汗者益佳。……若不汗，更服，……又不汗，后服小促其间，……若汗不出，乃服至二三剂，……"仲圣谆谆垂教，娓娓叮咛，以求一汗而后已者，抑亦何哉？曰：盖惟藉此"药汗"，方能排除一切毒素故耳！毒素既去，是即西医所谓根本疗法。顾排毒素于体之外，而不杀毒菌于身之内，其间又有上下床之别矣。

炎暑之日，汗流浃背，诚能畅进冰制饮料，汗乃遂止。所以然者，冰能凉胃故也。然则凉胃既可以止汗，今欲出汗，又何可不温胃？于是温胃之良药，兼可以止呕之生姜，为必需之品矣。又恐汗出过多，将伤胃液，于是用大枣以摄持之（说详吴著《大枣之主治》）。又虑肠居胃下，胃失和，则肠有受传之虞，于是预用甘草以安之（说详吴著《甘草之主治》）。要之，姜也，枣也，草也，同为温和胃肠之圣药。胃肠性喜微温，温则能和，故云。胃肠既受三药之扶护而和，血液循环又被桂芍之激励而急，表里两合，于是遍身染染汗出。若其人为本汤证其一其二之表证者，随愈，即有本汤证其三之吐者，亦愈，或有本汤证其四之利者，亦无不愈。使更能明其孰轻孰重，加以权衡，则仲圣复生，亦犹是乎！

试更由此返溯桂枝汤证之真际病理。曰：一言以蔽之，胃肠虚寒，血运不畅而已。身热者，血运自起救济，以蒸肌肉（包括神经汗腺），惜乎救济之力不足，终不能解除困苦。故大论曰："桂枝本为'解肌'。"汗出恶风者，毒素阻于汗腺，排之不能尽，凉风袭于身旁，抗之无余力故耳。头痛者，殆头部神经不堪充血之压迫，因而不舒。以上所言，殊嫌抽象简略，深自愧赧，然而大致不错，却可引以自慰者。

执此以论，然后知营卫之说，本属渺茫，谈者娓娓，听者未必津津，其定义既无一定，更不得一般学者之公认。故余以为营卫之说虽古，暂殊不必借重，转滋纠纷。独柯氏随证用药，不拘六经中伤之说，卓尔不群，不愧仲圣功臣。若言桂枝汤不用芍药，岂非独活动脉之血，难竟促进血运之全功？反之，以芍药为主药，又岂非矫枉过正？余如三药治挛急之腹证，既自破其说，将何以令人信服？夫远哲近贤，著书立说，留为吾读，是皆吾师，我敬之爱之。然而我爱吾师，我尤爱真理，苟真理之所在，我不能违之，以受师说。孟子曰："予岂好辩哉？予不得已也！"窃有同慨。

余与吴君凝轩，先后并肩事拙巢夫子，每遇一医学难题，必相互争辩，务求得到真理而后快。于桂枝汤证，何莫不然？故余于本汤之一知半解，初非一人之独得也。然而截至最近，吾二人对于本汤意见，尚有分歧之处，并未趋于完全一致之途。可见学术问题之争执，虽同窗密友有不可以假借阿好若此者！吴君尝作《间话桂枝》一文[1]，述其对于本汤之意见甚详。此文并前述吴著各篇，均收入本书附录中，以资参证。

曹颖甫曰　以上所陈说，甚有意味。惟破除营卫之说，则殊有未安。仲师于桂枝汤条问，不曰卫不与营和乎？盖中风一证，皮毛本开，卫气之行于皮毛中者，自能挟太阳寒水作汗外泄，故病常自汗出。风邪在肌肉腠理，卫闭不开，营气之行于肌腠中者，乃不能自发其汗。皮毛中自汗，故曰卫强。肌腠凝闭不能作汗，故曰营弱。脾主肌肉，故曰系在太阴。而太阴篇中桂枝汤条问，与太阳篇更无差别。吾尝谓桂枝汤为扶助脾阳之剂，岂不然乎？

第五案　桂枝汤证其五　佐景笔记

佐景曰：虞师舜臣尝曰："一·二八之前，闸北有一老妇。其子服务于邮

---

[1] 间话桂枝："间"通"闲"。

局。妇患脑疽病，周围蔓延，其径近尺许。启其所盖膏药，则热气蒸蒸上冒。头项不能转侧。余与余鸿孙先生会诊之，三日不见大效。四日诊时，天色已晚，见病者伏被中，不肯出。询其故，侍者曰，每日此时恶寒发热汗出。余乃悟此为啬啬恶寒、翕翕发热之桂枝汤证。即用桂枝五分，芍药一钱，加姜、草、枣轻剂投之。次日，病大减。遂逐日增加药量，至桂枝三钱，芍药五钱，余三味亦如之，不曾加他药。数日后，竟告全愈云〔1〕。"

佐景按 脑疽，病也。虞余二先生先用治脑疽法治之，三日不见大效。及察知患者有桂枝汤证，试投桂枝汤，用桂枝不过五分，芍药不过一钱，姜、草、枣又皆和平之品，谅其为效也当仅矣。然而功出望外毋怪虞师之惊奇。且用独方而竟全功，更可见惟能识证者方能治病。何况仲圣方之活用，初非限于桂枝一汤，仲圣所以于桂枝汤加减法独详者，示后人以楷模耳。果能将诸汤活而用之，天下尚何不治之病哉？由是细研，方知吾仲圣"脉证治法"之真价值。以视彼西医之斤斤于病，而不知证者，其间实不可以道里计矣。人曰：西医长外科，中医长内科。或曰：西医长急救，中医长调理。我则曰：皆非也。当曰：西医长在病，中医长在证。彼身为中医，不知从证字发挥，而以病与西医争短长者，是未知中医学之真谛故也。我惜之。

曹颖甫曰 丁甘仁先生有言，脑疽属太阳，发背属太阳合少阴。二证妄投凉药必死。旨哉言乎！尝记予少时，居江阴东乡之后塍，有蒋崐田者，中医也，尝患脑疽，家居不出，三日。先考遇之于市上，问所患，曰愈矣。问何法治之，曰桂枝汤耳。问用桂枝几何，曰四分耳。以四分之桂枝，能愈脑疽，宜虞生舜臣用五分之有特效也。惟蒋之证情轻，故四分已足。老妇之证重，故加至三钱。若狃于蒋之四分，而援以为例，设遇重证当用三四钱者则殆矣。

---

〔1〕 全愈："全"，通"痊"。

第六案　桂枝汤证其六　佐景医案

王右　无表证，脉缓，月事后期而少，时时微恶寒，背部为甚，纳谷减，此为血运迟滞，胃肠虚弱故也，宜桂枝汤以和之。

川桂枝三钱　　大白芍三钱（酒炒）　　　炙甘草三钱　　生　姜三片

大　枣十二枚

佐景按　吾国旧式妇女平日缺少运动，每致食而难化。冬日限于设备，又未能勤行沐浴。而家庭组织庞杂，妯娌姑嫂每难和睦，因而私衷抑郁，影响气血。始则气逆脘痛，纳谷不畅，自称曰肝胃气，书则谓木侮土。名虽有雅俚显晦之分，实则无二致也。驯至头晕、心悸、经事不调，成西医所谓贫血症。按其脉，常缓而无力。若贫血甚者，反成细小而数。不待风寒之侵袭，而常萧瑟恶寒，尤其在冬日为甚。余逢此等证状，常投桂枝汤原方。病者服后，陡觉周身温暖，经脉舒畅，如曝冬日之下，如就沐浴之后。此无他，桂芍活血之功也。而向之大便难者，今乃得润滑而下，因甘草安肠，本有缓下之力。若大便仍坚踞不动，不妨加大黄每剂一钱以微利之，生者固佳，制者亦可。二三剂后，便乃畅行，且胃开矣。其用甚妙，亲历者方能言之。若嫌大黄近于霸道，则不妨改用研麻仁每剂四五钱，亦可缓缓奏功。况又有姜枣以刺激其胃机能，令化谷食为精微，渊源既开，血乃渐滋。吾师常以简括之句表本汤之功，曰："桂枝汤功能疏肝补脾者也。"盖肝主藏血，血行既畅，神经胥得涵养，可杜烦躁之渐，故曰疏肝，亦曰平肝。脾本概括消化系统而言，今肠胃既健，故曰补脾，善哉言乎。

于此有一要点须注意及者，即本案王右服桂枝汤后是否汗出是也。曰：不汗出，但觉周身温暖而已。然则桂枝汤果不能发汗乎？曰：发汗与否乃服后之现象。服后之现象等于方药加病证之和，非方药可得而独专也。详言之，桂枝汤必加中风证，乃得"药汗"出，若所加者非中风证，而为如本案之里证（姑名此以别于太阳中风之表证），必不得汗出，或纵出而其量必甚微，甚至不觉也。吾人既知此义，可以泛应诸汤。例如服麻黄汤而大汗出者，必其人本有麻黄汤证；服承气汤而大下者，必其人本有承气汤证。反之，加麻黄汤于承气证，加承气汤于麻黄证，则欲下者未必剧汗，欲汗者未必剧下，有可断言者。然而病之形能既乱，于是坏病成矣。

或问曰："桂枝汤既能治表证，又能治里证，表里不一，方药却同，亦有仲圣之言可资证明乎？"曰："师曰，妇人得平脉，阴脉小弱，其人渴，不能食，无寒热，名妊娠，桂枝汤主之。"夫曰"无寒热"，非即无表证之互辞乎？曰"不能食"而"渴"，非即胃肠虚寒，不能化谷食为精微乎？曰"名妊娠"，非即谓无病而更无表证乎？问者又曰：请更作一譬喻，以开茅塞。曰：可。我前不云乎，桂枝汤者功能促进血运，温和肠胃者也。此二事也，适犹国家之整饬军旅（依西说白血球能扑灭病菌），筹备钱粮（依《内经》脾胃为仓廪之官）然。夫军旅张，钱粮足，可以御外侮，然而欲消内患，亦莫不赖此。是故胃肠温和、血运畅行者，既可以消内病，更可以却外邪，所谓"进可以攻，退可以守"者是也。

或又曰：若是论之，桂枝汤直是一首补方，纵令完全无病之人，亦可服此矣。曰：何莫不然？平人服此，亦犹稍稍运动，略啜咖啡而已。陆自量先生曰："余亦曾以桂枝汤（桂枝、白芍各四钱）于无病时试服十数剂，服后绝无其他细微影响。此系以身作则，非子虚之谈也。"（文见《苏州国医杂志》第六期）可为明证。实则并非无细微影响也，盖亦犹入芝兰之室，久而不闻其香耳。惟严格言之，平素肠胃实热、血压亢进之人，究不甚宜，毋须一试。但亦决无"桂枝下咽，阳盛则毙"之事。余亦属实热之体，平时不耐辛辣煎炒之品，偶因受寒泄泻，必进桂枝汤一二剂，良佳。若夫素体虚寒之老人及妇女服此，诚有意想不到之效力，胜世之成药徒持广告为号召者多多。故仲圣以本汤为温补主方，加桂即治逆气冲心，加附子即治遂漏不止，加龙骨、牡蛎即治盗汗失精，加白芍、饴糖即治腹中痛，加人参、生姜、芍药即治发汗后身疼痛，更加黄芪、当归即泛治虚劳，去白芍加生地麦冬、阿胶、人参、麻仁，即治脉结代、心动悸，无一非大补之方。综计伤寒论中，共一百一十三方，由桂枝汤加减者乃占二十余方。然则仲圣固好用补者也，谁谓伤寒方徒以攻劫为能事乎？

上述各节，聊表桂枝汤之妙用，然而桂枝汤之妙用却决不尽于此。一言以誉之，有病治病，无病养身，其桂枝汤之谓乎。奈何仲圣以后之人，每阳誉其功，曰是能调和营卫，却阴畏其峻，曰我虑下咽则毙。许叔微曰："仲景一百一十三方，桂枝独冠其首，今人全不用，何也？"然则当日之医士，其伎俩原若是而已。而桂枝汤抑何蹇运其甚耶？汪切庵曰："仲景治伤寒用麻黄桂枝，而全不用羌活、防风，是古人亦有所未备也。"嘻，不明其功，而责其缺，抑何陋耶？吴鞠通著《温病条辨》，假三焦，抗六经，又不肯舍桂枝汤之效，故强列为第一首要方，乃受时医之讥讽，信矣。章次公先生曰："自有清中叶苏派学说盛行以后，桂枝之价值遂无人能解。病属外感，既不敢用之解肌；病属内伤，更不敢用之补中，不免有弃材之叹。……苏派医生所以不敢用桂枝，其理由之可得而言者，不外'南方无真伤寒'，仲景之麻桂仅可施于北方人，非江南体质柔弱者所能胜。故若辈一遇热病，无论伤寒温病，一律以大豆卷、连翘、桑、菊应付之。于此而欲中医之不式微，难言之矣！……"呜呼，起式微而中兴，伊谁之责耶？我辈学者，盍共奋起！

曹颖甫曰 本案桂枝汤证其六亦当属诸太阴。盖桂枝汤一方，外证治太阳，内证治太阴，仲师于两篇中既列有专条矣，此又何烦赘说！惟以此治太阳证，人所易知，以之治太阳病之系在太阴者，为人所不信，自有此验案，益可见仲师之言，初无虚设矣。夫仲师不云太阴病腹满而吐、食不下、自利腹痛乎？设太阴病遇浮缓之太阳脉，即桂枝汤证矣。

第七案　麻黄汤证其一　颖师医案

范左　伤寒六七日，形寒发热，无汗而喘，头项、腰脊强痛，两脉浮紧，为不传也，麻黄汤主之。

麻　黄一钱　　桂　枝一钱　　炙　草八分　　杏　仁三钱

佐景按　此吾师早年之方也，观其药量之轻，可以证矣。师近日所疏麻桂之量，常在三五钱之间，因是一剂即可愈疾。师常诏余侪曰："予之用大量，实由渐逐加而来，非敢以人命为儿戏也。夫轻剂愈疾也缓，重量愈病也迅。医者以愈病为职者也，然则予之用重量，又岂得已也哉？"

何公度先生作《悼恽铁樵先生》文中之一节云："……越年，二公子三公子相继病伤寒殇。先生痛定思痛，乃苦攻《伤寒论》……如是者有年，而四公子又病伤寒。发热，无汗，而喘。遍请诸医家，其所疏方，仍不外乎历次所用之豆豉、山栀、豆卷、桑叶、菊花、薄荷、连翘、杏仁、象贝等味。服药后，热势依然，喘益加剧。先生乃终夜不寝，绕室踌躇。迨天微明，乃毅然曰：此非《伤寒论》'太阳病，头痛，发热，身疼，腰痛，骨节疼痛，恶风，无汗，而喘者，麻黄汤主之'之病而何？乃援笔书：麻黄七分，桂枝七分，杏仁三钱，炙草五分。持方与夫人曰：'吾三儿皆死于是，今四儿病，医家又谢不敏。与其坐而待毙，曷若含药而亡！'夫人默然。嗣以计无他出，乃即配药煎服。先生则仍至商务印书馆服务。及归，见病儿喘较平，肌肤有润意，乃更续予药，竟得汗出喘平而愈。四公子既庆更生，先生乃益信伤寒方……"（录《现代中医月刊》第二卷第九期）。以上所引文字，不过寥寥数行。然而以吾观之，其中含蓄之精义实多。时医遇风热轻证，能以桑菊栀翘愈之，一遇伤寒重恙，遂不能用麻黄主方。罹其殃者，夫岂惟恽氏三儿而已哉？此其一义也。恽先生苦攻《伤寒论》有年，及用轻剂麻黄汤，尚且绕室踌躇，足见医学之难。此其二义也。然此诸义非吾所欲讨究，吾之所求者，借以表白麻黄汤全证耳。

麻黄汤之全部脉证，厥为喘，其甚者鼻扇，两脉浮紧，按之鼓指，头痛，恶寒，无汗，或已发热，或未发热，呕逆，身疼腰痛，骨节酸疼等等。考其简要病理：厥为寒气外犯皮毛，内侵肺脏。肺脏因寒而闭，呼吸不利，故上逆而作喘。肺脏既失职，鼻管起代偿动作，故鼻扇。皮毛因寒而收，排泄失司，故凛冽而恶寒。血液循环起救济，故发热。血运呈紧张，故脉紧。胃受影响，故呕。神经不舒，故痛。若欲求其详，虽长篇累牍难以尽之。但凭脉证以施治，已足以效如桴鼓，此仲圣之教，所以为万世法也！

第八案　麻黄汤证 其二　颖师医案

黄汉栋　夜行风雪中，冒寒，因而恶寒，时欲呕，脉浮紧，宜麻黄汤。

生麻黄三钱　　川桂枝三钱　　光杏仁三钱　　生甘草钱半

拙巢注　汉栋服后，汗出，继以桔梗五钱、生草三钱，泡汤饮之，愈。

佐景按　麻黄汤全部脉证固如前案拙按所云，但并不谓必如此诸状悉具，乃可用本汤，若缺其一，即不可施也。反之，若病者体内之变化，确属麻黄汤证之病理，则虽见证稍异，亦可以用之而效。缘病者体气不同，各如其面，加以受邪有轻重之别，时令有寒热之殊，故虽同一汤证，彼此亦有差池。若前按所引，有喘而无呕，本案所载，则有呕而无喘是也。大论曰："太阳病，或已发热，或未发热，必恶寒，体痛，呕逆，脉阴阳俱紧者，名为伤寒。"窃谓此"必"字，犹言"多"也，并非一定之谓。盖其人胃气本弱，或有湿痰，故牵引而作呕。若夫喘，则实为麻黄汤之主证，较呕著要多多，此吾人所当了然于胸中者也。

舍亲童君公邃供职江都营业税征收局，客冬来函告云："弟日前亦患伤寒，初起头痛、发热、胸闷、咳多而喘、脉浮而紧。微风著身，即毛骨悚然。服豆豉、葱白、杏仁、桑枝等二剂，汗仍不出，反恶寒加甚。叠被三床，亦不觉其暖。于是乃疏麻黄汤方三分之二量（佐景注：此所谓量，谅系指本书样本中本汤之药量）。半服而汗出，愈矣。当其未服之先，同事无不阻之。而阅历深富之邗上名医亦言不可服。弟以各证既具，长沙必不我欺，毅然决然而行之。不及二小时之久，而疾顿瘥。可见时医不读书往往如此，可叹也。"如皋姚世琛先生亦惠书相告，曰"客冬余与内人彤影同患伤寒，发热无汗，体痛呕逆，呼吸窒促，乃共以麻黄治之。一剂既已，因笃信仲圣之学"云云。足见有此证，用此方，得此方，消此证，时不分古今，地不分中外，曾无二致也。

第九案　麻黄汤证其三　颖师讲授　佐景笔记

师曰　予忆得丁甘仁先生逝世之一年，若华之母于六月二十三日亲至小西门外观看房屋。迨回家，已入暮。曰：今夜我不能亲视举炊，急欲睡矣。遂盖被卧，恶寒甚，覆以重衾，亦不温。口角生疮，而目红，又似热证。腹中和，脉息浮紧有力。温覆已久，汗仍不出，身仍无热。当以天时炎暑，但予：

麻　黄二钱　　桂　枝二钱　　杏　仁三钱　　甘　草一钱

服后，温覆一时，不动声色。再作一剂，麻桂均改为三钱，仍不效。更予一剂，如是续作续投，计天明至中午，连进四剂，了无影响。计无所出，乃请章生次公来商。次公按脉察证，曰：先生胆量，何其小也？曰：如之何？曰：当予麻桂各五钱，甘杏如前。服后，果不满半小时，热作，汗大出，臭气及于房外，二房东来视，掩鼻而立。人立房外内望，见病者被上腾出热气。于是太阳病罢，随转属阳明，口干渴，脉洪大，而烦躁。乃以调胃承气下之。嗣后病证反复，调理月余方愈。周身皮肉多作紫黑色，历久乃退。

佐景按 本案示证重药轻难能去病之例，医者所当深晓。惟窃意药之能起瞑眩，亦当待相当时间。麻黄汤虽号峻方，其服后之致汗当亦须三五小时。若分量过峻，求功过急，则出汗固得，而汗后之过分化燥，亦当并顾及之。故医者宜权衡轻重，不当有偏执之见也。若夫世之一般时医，视麻黄若蛇蝎，终身不以入药笼者有之，或谓麻不过三（分）、桂不过五（分）者有之，是所谓畏首畏尾，身其余几？余恐一家之言犹不足以信服读者，爰再引选论一则，以为佐证。

堃烨先生作《麻黄用量实验记》曰："麻黄为利尿发汗药，表剂之猛将。然其用量尚未有确切之考定也。仲景大青龙汤麻黄之药用量多至六两，近世医家之用麻黄，其量自三分至钱半而止，未闻有至三四钱者。然以余近日所身受之经验考之，则麻黄之药用量固不止钱半已也。今岁季夏六月，壮暑酷热，挥扇成风，汗下如雨。余性好游泳，体格壮实，腠理坚强，苦热尤甚。每日必泳水三四小时，始能适意。否则郁郁终日，神气不舒也。某日假期往浴，入水凡七小时。泳时赤日悬空，赤帝施威。归途忽密云作态，沛然下雨。地上起白气一阵，余大意吸之，归而遂病。脉浮而紧，一息六至，头疼恶寒，发大热，全体如焚，神思愦愦，昏不知人，但全身干燥无汗，口亦不渴耳。请甲医诊之，投以桑菊饮加栀子五钱，二剂热退，而他证如故。乙医以杏苏饮、新加香薷饮投之，亦如故。后续投以清络饮，倍其分量，二剂弗效。迁延二来复，热虽退而胸满气喘，兼有咳声无痰。至三星期后，乃就诊于本地颇负时誉之刘医，断为伤暑伏热，脉沉紧而微，法仍当主表，投以滑石、羌活等清暑利湿之药，用麻黄三钱半。余初意颇畏之，后以古人用之有至六两之先例，且现今医界正以其用量未得解决，亦何妨亲身一行实验也，遂如量煎服之。服后三十分钟，觉脉搏增加，血行旺盛，体温略觉增高，出汗三次，量不甚多，微透衣襟而已。五小时内，小便者三次，量较未服药前约增二分之一。此外并未感觉其他不良副作用之发生。翌日复诊，脉之紧张者已去其泰半，后进以他剂，二服而安，今已还我康健矣。以余之实验推之，则麻黄之药用量可至四钱也。海内贤彦其有所研究讨论而昭示焉，斯不独余个人之幸，亦医林之幸也。"（录《医界春秋》第六十四期）。经验之言，弥足珍贵。所谓"出汗三次，量不甚多，"堪作"微似汗"或"微续汗"三字之无上妙注。然则大论麻黄汤方后云"覆取微似汗"，又岂非至真之言？我愿天下医士，遇麻黄汤重证，能大胆用麻黄汤！

第一〇案　麻黄汤证其四　颖师讲授　佐景笔记

师曰　予友沈镜芙先生之房客某君，十二月起即患伤寒。因贫无力延医，延至一月之久。沈先生伤其遇，乃代延予义务诊治。察其脉，浮紧，头痛，恶寒，发热不甚，据云初得病时即如是。因予：

麻　黄二钱　　桂　枝二钱　　杏　仁三钱　　甘　草一钱

又因其病久胃气弱也，嘱自加生姜三片，红枣两枚，急煎热服，盖被而卧。果一刻后，其疾若失。按每年冬季气候严寒之日，患伤寒者特多，我率以麻黄汤一剂愈之，谁说江南无正伤寒哉？

佐景按　内经一日太阳，二日阳明，三日少阳……之说，殊不足以为训。

若本案所示，其人作麻黄汤证，不服药者一月之久，而麻黄汤证依然存在。及投以麻黄汤，一剂而愈，其效又依然如响。是盖其人正气本旺，故能与邪久持也。余在广益医院施诊，曾遇一小儿惊厥之恙。目瞪神呆，大便不行，危在旦夕。送用承气下之，白虎清之，数日方定。旋竟转为少阳寒热往来之证，予以小柴胡汤加味。如是数日，又略安，意其愈矣。某日偶巡视邻近某善堂，惊见此儿又在。其母曰：多谢先生再造之恩，活此小犬。昨日作卦占兆，谓有方向吉利故，改就此处调理为吉云云。予更细察其病情，则寒热日数度发，又是麻桂各半汤之证矣。屈指计之，距其起病之日，已近一月。观其病变曲折，仿佛"离经叛道"，是又岂一日二日之说，所得而限之哉？

第一一案　麻黄汤证 其五　颖师医案

俞右　住高昌庙维德里一号　　伤寒头项强痛，恶寒，时欲呕，脉紧，宜麻黄汤。

麻　黄五钱　　桂　枝五钱　　杏　仁三钱　　生　草三钱

佐景按　病者服此方后，绝不汗出。阅者或疑余作诳言，安有服麻桂各五钱，而无反响者乎？非也，有其故在。缘病者未进药之先，自以为大便不通，误用泻盐下之。及其中气内陷，其脉即由浮紧转为微细，故虽服麻黄汤，而汗勿出。二诊，师加附子以振心阳，救逆而差，此不汗出之因于误治者也。余更目睹师治史惠甫君之弟，发热，恶寒，无汗，用麻桂各三钱，一剂，亦绝不汗出。二剂加量，方得微似汗解。其故安在？盖史君弟执业于鸿昌造船厂，厂址临江，江风飒飒，史弟平日督理工场之间，固曾饱尝风露者，此不汗出之因于地土者也。又余在广益医院治一人，衣冠楚楚，发热，恶寒，无汗，头痛，与麻桂各三钱，余药称是。次日二诊，谓服药后，了无变化。嘱再服原方。三诊又然。予疑院中药量不足，嘱改从药铺购服。四诊，依然未汗出，予百思不得其故。及细询其业，曰："吾包车夫也。"至是，予方恍然。盖若是之人，平日惯伍风寒，本不易受风寒之侵袭。若果受其侵袭，则其邪必较常人为重，此不汗出之因于职业者也。然凡此诸例，其不汗出，犹可理解。余又曾治一妊妇肿病，面目手足悉肿。一时意想所至，径予麻黄汤加味。次日复诊，肿退其半。问曾汗出否？曰否。问小便较多否？又曰否。然余未之信也，予原方加减。三日，肿将退净，仍问其汗与小便各如何？则又绝口否认。倘其言果属真切，则若不曰：水化为气，无形外泄，而承认生理学上之所谓"潜汗"直无理足以释之。嘻，病情万变，固有不可以常理格之者，惟亲历者能信是言。

曹颖甫曰 发热恶寒无汗，而两脉浮紧者，投以麻黄汤，无不应手奏效。辛未六月，有乡人子因事居舍弟裔伯家，卒然觏病，发热恶寒，拥被而卧，寒战不已。长女昭华为疏麻黄汤。服后，汗出神昏，裔伯大恐。不逾时，沉沉睡去，日暮始醒，病若失。大约天时炎热，药剂太重，以致神昏，非有他也。今年阴历十一月初一日，予在陕西渭南县，交通银行行长曹欣庄之弟志松病，发热无汗脉浮紧，予用麻黄三钱，桂枝四钱，生草三钱，杏仁五钱，服后，微汗出，脉微，嗜卧，热退，身凉，不待再诊，病已愈矣。又记昔在丁甘仁先生家，课其孙济华昆季，门人裴德炎因病求诊于济万，方治为荆防等味，四日，病无增减，亦不出汗。乃招予往诊，予仅用麻黄二钱，桂枝一钱半，杏仁三钱，生草一钱。明日，德炎不至，亦不求再诊，予甚疑之。越日，德炎欣然而来曰，愈矣。予按伤寒始病脉之所以浮紧者，以邪正交争于皮毛肌腠间，相持而不下也。一汗之后，则皮毛肌腠已开，而邪正之交争者解矣。世人相传麻黄多用亡阳，而悬为厉禁，然则病太阳伤寒者，将何自而愈乎？

佐景又按 以上录桂枝麻黄二汤证既竟，请再略伸数语，以明二汤之异趣。前人恒谓桂枝汤治风伤卫，麻黄汤治寒伤营，即今日之学子亦有笃奉此说者，窃意此说大非，当辟之。

余曰：桂枝汤为治太阳病之属于肠胃虚寒者，麻黄汤为治太阳病之属于肺脏寒实者。故余伸述桂枝汤之义，凡六则，计八千余言，独不一及肺字。及述麻黄汤证，即着重肺字，此其彰明较著者也。为桂枝汤为治虚，故余曰桂枝汤为补方；麻黄汤为治实，故余曰麻黄汤为攻方。为其为补方，故桂枝汤可以常服；为其为攻方，故麻黄汤未可妄试。攻补互异，此二汤之所攸分。惟其对象同是寒，故曰二汤为伤寒（广义的）之主方；为此二证常见于伤寒（广义的）之初起。故曰二汤为太阳之主方。试更以西医之名词为说，则可曰桂枝汤为消化器系之感冒方，麻黄汤为呼吸器系之感冒方。学者能知乎此，方明二汤之真趣，更当审风寒营卫之旧说，将不堪一击矣！

夫曰风以喻邪之轻，曰寒以喻邪之重，犹可说也，独不闻卫气为肺所主，既知麻黄汤为治肺之良方，当曰麻黄汤主治寒伤卫乎？独不闻营气为血之精，既知桂枝汤有活血之桂芍，当曰桂枝汤主治风伤营乎？明明颠倒是非，人乃熟视无睹，抑亦何哉？岂其见大论《辨脉法篇》有"风则伤卫，寒则伤营"之文，遂致贤贤相传，造成此失耶？然而《辨脉法篇》非仲圣原文，又固尽人所知也。即《太阳篇》中言营卫处，每亦自相矛盾。例如原文曰："病常自汗出者，此为营气和，营气和者外不谐，以卫气不共营气和谐故尔。以营行脉中，卫行脉外，复发其汗，营卫和则愈，宜桂枝汤。"又曰："太阳病，发热汗出者，此为营弱卫强，故使汗出。欲救邪风者，宜桂枝汤。"夫首条言桂枝汤治营和卫不谐，次条又言本汤治营弱卫强。强固不谐之谓，若夫弱又安得谓之曰和？仲圣之言岂竟若是纷乱耶？又《太阳篇》原文，营卫必相提，且必与桂枝汤并论。若言麻黄汤，既不及卫，更不及营。岂后人嫌麻黄汤之寂寞寡伴，乃强分桂枝汤之营以归之耶？故精凿言之，《伤寒论》中言营卫处既不多，且决不似仲圣口吻。然则营卫云何哉，我宁暂舍之！

或曰：子以为营卫不足恃，拜闻命矣。然则太阳经病府病之说如何？谨答曰：是说之谬较营卫尤甚，其入人之深，贤者不免。余每笃信章氏太炎之医论，然而章氏曰："《伤寒论》之太阳病，应分别论之。初起时之麻黄汤证桂枝汤证，仅为太阳之前驱证，犹非太阳正病也。惟水蓄膀胱之五苓散证，及热结膀胱之桃核承气汤证，斯为太阳正病。"窃意未敢赞从。考此所谓经病府病蓄水蓄血说之失，其因有三。一为本《内经》经络之旧说，二为五苓散及桃核承气汤悉列《太阳篇》中，而条文复冠以太阳病三字。三为五苓散及桃核承气汤中，悉有桂枝。夫处处本《内经》之说以释《伤寒论》，无异御锦绣之衣，行荆棘之途，将无往而不掣肘，此其失一也。小柴胡汤，人皆知为少阳病之主方，四逆汤，人皆知为少阴病之主方，而悉列在太阳篇中，与五苓桃核并肩，故以所列篇章而论方，此其失二也。乌梅丸中有桂枝，将以为太阳方乎？半夏散中有桂枝，将亦为太阳方乎？此其失三也。欲免诸失，当曰：桃核承气汤为阳明方，五苓散为少阳方。夫桃核承气汤中有硝黄，与大承气汤同例，谓为阳明方，似犹近是，人或信之。独谓五苓散为少阳方，得毋离经叛道，故作惊人之论乎？曰：非也。余作此言，有实验以为征，有病理以为说，悉详本录第二集中，兹不先赘。或曰依君之论，太阳将仅余麻桂二方矣。曰容或近之。故若谓麻桂二汤证为太阳正病，为六经病之前驱也可；谓麻桂二汤证仅为太阳病之前驱，犹非太阳正病，实不可也。

叙述至此，不能不连及太阳病三纲鼎立之说。孙思邈《千金翼方》首谓伤寒全论不过三方，桂枝、麻黄、大青龙汤是也，其余均为救逆之方云云。夫桂枝汤为风伤卫，麻黄汤为寒伤营，大青龙汤为风寒两伤营卫，成氏、许氏、方氏诸贤，或述于先，或继于后，千百年来，播为医林美谈。幸生韵翁快人，发为快语，曰："既云麻黄汤治寒，桂枝汤治风，而中风见寒，伤寒见风者，曷不用桂枝麻黄各半汤，而更用大青龙汤主治耶？"吾知主三纲鼎立说之古人一闻此语，得毋俯首耶？韵翁谓大青龙汤为麻黄汤加味，不愧名言，其不能与麻桂二汤相鼎足者，彰彰明甚。若夫麻桂各半汤之所治虽与麻黄汤及桂枝汤悉异，然以其证情之重要言，以其病例之多寡言，更不能与二汤并驾齐驱。然则太阳病之主方似仅余麻桂二汤矣。

虽然尚有第三方在。但今者吾举其名以告，又恐滋君之疑，无从解君之惑。好在吾《经方实验录》一书，以经方为经，以实验为纬，以理论为花纹。敢请诸公先察经纬，慢赏花纹，而容吾述葛根汤证治如下。

第一二案　葛根汤证其一　颖师讲授　佐景笔记

师曰　封姓缝匠，病恶寒，遍身无汗，循背脊之筋骨疼痛不能转侧，脉浮紧。余诊之曰：此外邪袭于皮毛，故恶寒无汗，况脉浮紧，证属麻黄，而项背强痛，因邪气已侵及背输经络，比之麻黄证更进一层，宜治以葛根汤。

葛　根五钱　　麻　黄三钱　　桂　枝二钱　　白　芍三钱
甘　草二钱　　生　姜四片　　红　枣四枚

方意系借葛根之升提，达水液至皮肤，更佐麻黄之力推运至毛孔之外。两解肌表，虽与桂枝二麻黄一汤同意，而用却不同。服后顷刻，觉背内微热，再服，背汗遂出，次及周身，安睡一宵，病遂告差。

佐景按　余读《伤寒论》，至"太阳病，项背强几几，无汗，恶风，葛根汤主之"条，未尝不废书长叹，曰："何葛根汤之不幸，竟沉埋千古，无一人知其为仲圣治太阳温病之主方也！"夫仲圣未尝曰："太阳病，中风，桂枝汤主之。"（"太阳中风，阳浮而阴弱，阳浮者热自发，阴弱者汗自出，啬啬恶寒，淅淅恶风，翕翕发热，鼻鸣干呕者，桂枝汤主之"一条，显非仲圣原文，不论）。更未尝曰："太阳病，伤寒，麻黄汤主之。"然而后人聪敏，能合"太阳病，发热，汗出，恶风，脉缓者，名为中风。""太阳病，头痛，发热，汗出，恶风，桂枝汤主之"二条为一，曰：桂枝汤主治中风者也。又能合"太阳病，或已发热，或未发热，必恶寒，体痛，呕逆，脉阴阳俱紧者，名为伤寒。""太阳病，头痛，发热，身疼，腰痛，骨节疼痛，恶风，无汗，而喘者，麻黄汤主之"二条为一，曰，麻黄汤主治伤寒者也。我今仿其例，合"太阳病，发热，而渴，不恶寒者为温病"，"太阳病，项背强几几，无汗，恶风，葛根汤主之"二条为一，曰：葛根汤主治温病者也。我知此说一出，一般读《伤寒论》者必将惊骇诧愕，急欲问吾说之何由矣。曰：容陈其义。

学者当知今人所谓温病，非仲圣所谓温病；仲圣所谓温病，非今人所谓温病。吾人先具今人温病之概观，乃读《伤寒论》温病之条文，无怪格不相入。我姑仿狭义伤寒，广义伤寒之例，当曰仲圣所谓温病乃狭义温病，今人所谓温病乃广义温病。虽然，我但愿学者心知此意，我却不愿杜撰名辞，转滋纠纷。今为求名正言顺计，不妨称仲圣之所谓温病为太阳温病，如是，即可别于今人之所谓温病。称仲圣之所谓伤寒，与温病对称者，为太阳伤寒，如是，即可别于《伤寒论》广义之伤寒。称仲圣之所谓中风与伤寒对称者，为太阳中风，如是，即可别于杂病中之中风。命名既定，乃论大旨。

然则太阳温病之异于太阳中风、太阳伤寒者，何在乎？佐景斗胆敢揭一旨。曰：太阳中风、太阳伤寒，是皆太阳病之津液未伤者也。若其人先日伤津，续得太阳病，是即太阳温病。是故"伤津"二字，实为太阳温病之内蕴，此乃绝无可疑者。惟其内津已伤，不能上承口舌，故作"渴"。故仲圣曰："太阳病，发热，而渴，……者，为温病。"且将"渴"字特置于"而"字之下，以彰其首要。惟其内津已伤，不能注输背脊，故非但头痛项强，且进而为背部亦强几几矣。故仲圣曰："太阳病，项背强几几，……葛根汤主之。"是故"渴"与"项背强几几"同是"伤津"之外证，实一而二，二而一。奈何仲圣稍稍出之以隐笔，衬之以遥笔，千古读者，遂永永蒙于鼓里耶！

学者既已知渴与项背强几几同为太阳温病葛根汤证之主症，更可由此左右推求，自得逢源之乐。例如由太阳温病之渴，可以推知太阳中风太阳伤寒之不渴。故恽铁樵先生教学子谓：桂枝汤麻黄汤当同以口中和为主症云云。学子遵此施治，不啻指南良针。实则口中和即不渴之易辞，不渴即由太阳温病之渴字悟来。

仲圣待人以智，故遂不自觉其言之约耳。更例如由太阳温病之"项背强几几"，可以推知太阳痉病之"背反张"，"身体强几几然"者，乃疾病之传变也。诚以"项背强几几"尚为津伤邪袭之轻者，若治不如法，更汗下以伤其津，势必"背反张"，"身体强几几然"，而为进一层之痉病矣。此《伤寒》《金匮》之可以通释者也。

　　阅者必将发问曰：然则《伤寒论》温病条下之"若发汗已，身灼热者，名曰风温"又作如何解说？答曰：此乃仲圣后人之注语，非仲圣原文也。虽然，彼为仲圣之后人，犹为吾侪之前贤，故其言非无理致。彼之意若曰："假使逢太阳温病之葛根汤证，医者误认为太阳伤寒之麻黄汤证，径予麻黄汤以发其汗，则汗虽出，表虽解，必将引起全身之灼热，必不克一剂而竟全功。若是者，其初病非为伤寒，实为温病。但嫌温病之病字与太阳病之病字重，故不若改称'风温'，因葛根汤原有麻桂以治风，葛根以治温也。"由是观之，风温即是温病之别名，初不必另眼视之。又此风温与近日温热家所说之风温亦异，为免除混淆计，宁削而不论。抑尤有进者，学者当知发汗已，身灼热，并非绝对坏病之谓，不过由太阳转入阳明。此时但随其证，或用白虎以清之，或用麻杏甘石以开之，或用葛根芩连以折之，其病即得全差，初不必过事张皇。惟经方家之治病，其可以一剂愈者，不当用二剂，即其可以用葛根汤一剂全愈者，不当用麻黄汤使入阳明，以致二剂愈。呜呼，历来注《伤寒》者多矣，其有能一道及此者乎？

　　阅者又将问曰：然则《伤寒论》原文"风温为病，脉阴阳俱浮，自汗出，身重，多眠睡，鼻息必鼾，语言难出。若被下者，小便不利，直视，失溲；若被火者，微发黄色，剧则如惊痫，时瘛疭；若火熏之，一逆尚引日，再逆促命期"又作如何解说？答曰：此亦仲圣后人之言也。注家有视此为错误，任意颠倒改易，以求曲符己意者矣，是乃窃所不取。细按此条大意，重在申明二禁，一禁被下，二禁被火。何以禁下？盖下为阳明正治，今温病病在太阳，未到阳明，故不可下，下之将更伤其津。何以禁火？盖温病津液既已内伤，安堪更以火灼烁之？如此治之，是为一逆再逆。逆之重者，促命期；逆之轻者，或语言难出，或直视，或惊痫，或瘛疭，合考种种症状，无一不由津液内竭、神经失其濡养所致。或小便不利，则伤津之重者，几无余液足以外泄。或微发黄色，则津竭血溶，血液变色，尤为显明之病理。夫下与被火未始合于太阳中风太阳伤寒之治，今独在温病条下剀切告诫者，抑亦何哉？无非中风伤寒者津液未伤，虽误下误火，逆犹不甚，今温病者津液已伤，实未许毫厘误治故也。呜呼，前贤之旨微矣！

第一三案　葛根汤证 其二　颖师亲撰

师曰　葛根汤方治取效之速，与麻黄汤略同。且此证兼有渴饮者。予近日在陕州治夏姓一妇见之。其证太阳穴剧痛，微恶寒，脉浮紧，口燥。予用：

葛　根 六钱　　麻　黄 二钱　　桂　枝 三钱　　白　芍 三钱
生　草 一钱　　天花粉 四钱　　枣 七枚

按诊病时已在南归之前晚，亦未暇问其效否。及明日，其夫送至车站，谓夜得微汗，证已全愈矣。予盖因其燥渴，参用栝蒌桂枝汤意。吾愿读经方者，皆当临证化裁也。

佐景按　本案为吾师所亲撰者，窃谨敬照录，未敢损益毫厘，拜读再四，乃恍然悟曰：夏姓妇所病者即太阳温病也。向使吾师用葛根汤原方，未始不可优治之。今更以花粉易生姜，则所谓欲穷千里目，更上一层楼，其技之神，叹观止矣！

虽然，读者于此有不能释疑者在焉。曰：温病条言"不恶寒"，葛根汤条言"恶风"，风寒本属互称，如是得毋自相矛盾乎？答曰：此正仲圣之互文见意处，可以深长思者也。夫曰风寒为互称，此言不谬。但当知寒为重，风为轻，恶寒为重，恶风为轻。故温病及葛根汤二条合一之后，即成"恶风不恶寒"。其意犹曰"微恶风寒"，节言之，即本案吾师所谓"微恶寒"是也。为其尚不能尽脱恶寒本色，而合于太阳首条提纲之旨，故仲圣称此为太阳病。又为其兼口渴津伤，易于化热，故仲圣称此为太阳温病。

历来《伤寒》注家有一绝大错误，贤贤相承，莫能自觉者，即以温病为阳明病是也。佐景觉之，不容缄默。夫依吾说，温病为太阳病之一纲，判然异于阳明病，固矣，然窃以为尚有辨证之法在。大论曰："问曰：阳明病，外证云何？答曰：……反恶热也。"然则恶热者方为阳明病，其但渴而不恶热之温病得称阳明病乎？然则恶热者当用膏知硝黄，其但渴而不恶热者得用辛温发散之麻桂，仲圣于此又岂非暗暗点明乎？佐景之旨，盖在于此。今试排列太阳阳明之主证如下：

太阳伤寒	或已发热或未发热	恶风恶寒
太阳中风	发热	恶风
太阳温病	发热而渴	恶风不恶寒
阳明	发热谵语	不恶寒反恶热

阅者试察上表，其中层次何等分明。太阳伤寒当"或未发热""恶寒"之时，完全为寒象，且不但曰"恶风"，兼曰"恶寒"，显见其恶风寒之重。至太阳中风，即但曰"发热"，显无"或未发热"之时，且但曰"恶风"，不兼曰"恶寒"，显见其恶风寒之轻。至太阳温病，不但曰"发热"，且加"渴"以示其津液之伤，曰"恶风"，又曰"不恶寒"，显见其恶风寒之微。至阳明，其甚者曰"谵语"，以示其津竭之后，神经且受热灼矣；又曰"反恶热"，至此完全为热象，与太阳伤寒之完全为寒象者适相反。由是吾人可得外感疾病传变之第一原则，曰"由寒化热"是也。此原则实为吾人依经探讨之收获，而温病之不得称为阳明病，又其余事也矣！

第一四案　葛根汤证其三　颖师讲授　佐景笔记

师曰　予昔在西门内中医专校授课，无暇为人治病，故出诊之日常少。光华眼镜公司有袁姓少年，其岁八月，卧病四五日，昏不知人。其兄欲送之归，延予诊视以决之。余往诊，日将暮。病者卧榻在楼上，悄无声息。余就病榻询之，形无寒热，项背痛，不能自转侧。诊其脉，右三部弦紧而浮，左三部不见浮象，按之则紧，心虽知为太阳伤寒，而左脉不类。时其兄赴楼下取火，少顷至。予曰：乃弟沉溺于酒色者乎？其兄曰：否，惟春间在汕头一月，闻颇荒唐，宿某妓家，挥金且甚巨。予曰：此其是矣。今按其左脉不浮，是阴分不足，不能外应太阳也。然其舌苔必抽心，视之，果然。予用：

葛　根二钱　　桂　枝一钱　　麻　黄八分　　白　芍二钱

炙　草一钱　　红　枣五枚　　生　姜三片

予微语其兄曰：服后，微汗出，则愈。若不汗，则非予所敢知也。临行，予又恐其阴液不足，不能达汗于表，令其药中加粳米一酒杯，遂返寓。明早，其兄来，求复诊。予往应之，六脉俱和。询之，病者曰：五日不曾熟睡，昨服药得微汗，不觉睡去。比醒时体甚舒展，亦不知病于何时去也。随请开调理方。予曰：不须也，静养二三日足矣。闻其人七日后，即往汉口经商云。

佐景按　前案葛根汤证其二，乃吾师晚年医案，故其一种斲轮老手大刀阔斧之风度，跃然笔下纸上。若本案葛根汤证其三，则为吾师之中年医案，故其一种战战兢兢、如履薄冰之神情，亦显乎字里行间。行年之于学力，学力之于魄力，有如是者。亦可见吾《经方实验录》所言者，乃无一语虚讹。虽然，余录本案之义，却不在此。

《素问·金匮真言论》曰："夫精者，身之本也。故藏于精者，春不病温。"《生气通天论》曰："冬伤于寒，春必病温。"此数语也，凡习中医者类能道之。然而议论纷纷，每悖经旨。佐景不敏，请以本案袁姓少年病为《内经》之注释可也。简言之，袁姓少年宿妓荒唐，不藏于精，故生温病。治之以葛根汤，应手而起者，以葛根汤为温病之主方故也。夫精者，津之聚于一处者也；津者，精之散于周身者也。故精与津原属一而二、二而一之物。其人平日既不藏精，即是津液先伤，及其外受邪风之侵，乃不为太阳中风，亦不为太阳伤寒，而独为太阳温病，乃不宜乎桂枝汤，亦不宜乎麻黄汤，而独宜乎葛根汤。此《内经》《伤寒》之可以通释者也。

抑尤有当知者，藏精之要，初不必限于冬时，然尤以冬时为甚。故《伤寒例》曰："冬时严寒，万类深藏。君子固密，则不伤于寒。触冒之者，乃名伤寒耳。"温病之成，初不必限于春日，观袁姓少年之呻吟于仲秋可知，然尤以春日为甚。盖春继冬来，于时为迩，冬不闭藏，使扰乎阳，则春不发陈，无能随天地万物以俱生荣也。精之泄，初不必限于男女之间，凡志勤而多欲，心怵而常惧，形劳而致倦，高下必相慕，嗜欲伤目，淫邪惑心者，是皆不藏于精之类也，然尤以直耗肾精为甚。故吾人可作结论曰："冬不藏精，春必病温。"必，犹言多也。此经旨之所当达观者也。

虽然，余走笔至此，窃不禁凛然有所惧焉。所惧者何？曰：人将以本案为根据，而伸其温病伏少阴之说。盖所谓少阴云者，指足少阴经肾言也。余曰：肾精亏耗者，全身津液不足，一旦外受邪风之侵，无能祛邪，反易化热，此犹为抽象之言，差近于是，犹曰：平素肠胃虚寒者易患桂枝汤证，同不失为平正之论。若必欲一口咬定温病之邪气久伏于肾，则犹曰中风证之邪气必久伏于肠胃，其可通乎？不特此也，小儿天真烂漫，肾精不耗，为何患麻疹等一类温病特多？盖为其纯阳之体，长育之日，需津既亟，化热自易，初不关肾家事也。奈何温病伏于少阴，发于他经之说，竟亦风行医林，斯乃不可解者。兹姑引选论一则，藉作本说之当头棒喝。

张公山雷平议张石顽温热一案曰："谓此证（石顽原案云：徽商黄以宽，风温十余日。壮热神昏，语言难出，自利溏黑，舌苔黑燥，唇焦鼻煤。先前误用发散消导药数剂，烦渴弥甚。石顽曰：此本伏气郁发，更遇于风，遂成风温。风温脉气本浮，以热邪久伏少阴，从火化发出太阳，即是两感，变患最速。今幸年壮质强，已逾三日六日之期，证虽危殆，良由风药性升，鼓激周身元气，皆化为火，伤耗真阴。少阴之脉不能内藏，所以反浮。考诸南阳先师原无治法[1]，而少阴例中，则有救热存阴，承气下之一证，可借此以迅扫久伏之邪。审其鼻息不齁，知肾水之上源未绝，无虑其直视失溲也。时歙医胡晨敷在坐，同议凉膈散加人中黄、生地黄。服后，下溏粪三次。舌苔未润，烦渴不减，此杯水不能救车薪之火也。更与大剂凉膈，大黄加至二两，兼黄连、犀角，三下方能热除。于是专用生津止渴，多服而愈），即是仲师之所谓风温，诚为确论。然仲景原文明谓太阳病发热而渴，不恶寒者为温病，只以外感言之，其见证同为太阳病。但伤寒与温病之所以异者，一则发热恶寒而不渴，一则发热不恶寒而渴，何尝有外感伏气之别？亦何尝有久伏少阴发出太阳之说？其下文风温一节，以'若发汗'三字为提纲，则又明言伤寒以恶寒不渴，故当发汗，温病既不恶寒且又加渴，则已是温热之邪，即无发汗之例。若俗子不知，误与伤寒发汗之法，则扰动阳邪，为火益烈，而身之灼热更甚，是为风温，即是误汗之变证。所以脉则阴阳俱浮，证则自汗身重，嗜卧鼻齁，语言难出，皆汗多伤液，阳明灼热见证。成聊摄谓发热而渴不恶寒者阳明也，言仲景虽冠以'太阳病'三字，其实无寒且渴即是阳明热证，一语破的。可知宋金时人尚无不知是外感之温热，即至误汗灼热已为风温，亦无不知是热在阳明。聊摄于风温为病全节注文，又何尝说到少阴上去？所以近贤亦有谓是节病证皆在阳明，仲景虽未有方，然治此风温变证，宜用仲景阳明之例，以白虎为主方。

---

〔1〕 原无治法："原"，原书作"元"，"元"字同"原"，今径改之。

言简而赅，浅显晓畅，是谓正直荡平之坦道。所最可怪者，喻嘉言自诩绝世聪明，舍正路而不由，故意索隐行怪，以仲师风温诸证一一附会少阴，自谓能读《素问》冬不藏精一语。《尚论后篇》几无一句不是牛鬼蛇神、奇形怪状，遂开后人专言伏气之谬。一似温热为病，无一不从少阴来者，直不许世间有外感之温热。盖著书者以为但讲外感为病，尽人能知，似不足显出作者识见之玄奥，必扭之捏之，说得伏气若天花乱坠，方见得入木三分，造诣独到。总是好名太过，务求其深，而不自知其走入魔道。以王孟英之临证轻奇，处方熨帖，亘古几无敌手，而《经纬》一编尚沿袭嘉言之谬，完全比附于伏气二字，令人不能索解，更何论乎余子碌碌。然每见高谈伏气者，试一察其临证用药，何尝有伏气及外感之别，则仍是见证治证，了不异人，断不能划分两路，无非故为高论，自欺欺人。即以仲景风温为病诸证言之，嘉言虽谓一一显出少阴经证，而陆九芝辩之，谓是一一皆阳明经证，且谓嘉言所言少阴，则处处聱牙，余所言之阳明，则句句吻合，至精且确。始于黑暗狱中，大放光明，功德及人，颐以为不下于孟子拒杨墨，放淫辞，最是吾道之绝大干城。《世补斋》文第九卷中，论喻嘉言者三篇，诚不愧字字珠玑，言言金玉。石顽此案妄称伏气，亦中嘉言之毒，究竟壮热神昏，语言难出，自利溏黑，舌苔黑燥，唇焦鼻煤，无一非阳明热证，而乃误于发散，即是仲师所谓发汗已之风温。所显各证，亦与仲师本条处处吻合。药用凉膈加味，仍是阳明正治，又何必妄引少阴急下之例，舍近求远，治法是而持论实乖。不过好奇之心胜，而故以惊世骇俗为高明，最是医界之魔障。须知此是切理餍心实用之学，断不可故求新颖，徒托空谈。尚愿好学之士，弗再蹈此习气，庶乎易说易行，可以与人共喻。世苟有以颐为好辩者，颐亦受之而不辞。"余读此议，不禁折节叹赏，谓为掷地有金石声，又岂溢誉之辞？张公以老成之年，发少壮之论，直可愧死今日一般青年之呆煞于旧经句下者！使当张公在日，余能早以仲圣所谓温病为近阳明属太阳一说进，谅来不受呵斥。然则今日之张公谁乎？我当师事之。

第一五案　葛根汤证其四　颖师讲授　佐景笔记

师曰　南阳桥有屠宰公司伙友三人，一日同病，求余往诊。诊视既毕，心甚奇之，盖三人病均头痛，身恶寒，项背强痛，脉浮数。二人无汗，一人有汗。余乃从其证情，无汗者同与葛根汤，有汗者去麻黄，即桂枝汤加葛根。服后皆愈。后询三人何以同病，盖三人于夜半同起宰猪，深宵受寒之所致也。

佐景按　高粱之人，冬不藏精，春多温病，前已言之。若夫劳苦之人，用力不节，亦足耗精伤津，而得温病，本案宰猪伙友即其例也。何况宰猪者俯首从事，项背紧张最甚，更易受邪风之侵袭，故发为项背强几几，或有汗，或无汗，不过微有不同耳。其无汗者，即是刚痉之初步。故仲圣曰："太阳病，无汗，而小便反少，气上冲胸，口噤，不得语，欲作刚痉，葛根汤主之。"其有汗者，亦即柔痉之先声。故仲圣曰："太阳病，发热，汗出，而不恶寒，名曰柔痉。"又曰："太阳病，项背强几几，反汗出，恶风者，桂枝加葛根汤主之。"吾师本此以为治，效如桴鼓。然则苟不熟玩《伤寒》、《金匮》，其能若是乎？

《本经》谓葛根主治"消渴，身大热。"盖病温者津液素伤，渴饮即消，何况太阳病，身大热，尤足灼津，惟用生津之葛根，既可以润舌止渴，更可以解肌退热。《本经》又谓葛根能"起阴气，解诸毒"。此言若译作西医语，当曰：葛根能唤起白血球，杀灭一切病菌。以此释葛根芩连汤证，更觉吻合。此《本经》《伤寒》之可以通释者也。

综上所述，余谓葛根汤主治太阳温病一说，合于《内经》，合于《本经》，合于《伤寒论》，合于《金匮要略》，合于吾师治验，合于一切理论，推而广之，将无有所不合。然则吾此说幸告成立以后，《伤寒论》一书将陡增万丈光芒，平添无限声价。何者？前人皆以大论为缺方之残书，尤其缺温病之方。今则主治温病之方赫然在目，是大论不啻重为完璧之宝籍，虽撰次容或有异，无伤也已。不特此也，彼温热诸家藉口《伤寒论》中无温病方明文，指为散佚失传，故敢揭温病旗帜，求与伤寒抗衡。今温病之真方既显，彼温热阵之伪壁垒将不攻自破。从此大家携手，同归仲圣正道，宁非中医学之大幸也耶！

第一六案　葛根汤证其五　颖师亲撰

师曰　镇江赵锡庠，章次公门人也，诊所在曹家渡，尝治康脑脱路忻康里四十八号蔡姓女孩，约一周岁，先病百日咳，月余未全，忽股背间隐约有红点，咳甚剧，目赤多泪，惟身热不扬，手足逆冷，常自汗出，皮肤宽缓，颜面淡白，无出疹状。锡庠告其母曰："瘄疹欲出，表阳虚而不足以达之，此即俗所称白面痧也。"方用：

葛　根三钱　　桂　枝一钱　　杭　芍钱半　　生　草一钱
姜一片　　　　枣二枚

因其咳也，加前胡钱半、射干钱半、桔梗八分、象贝三钱，复加牛蒡子三钱以助其提达出表。明日复诊，颜面红疹渐显，神色虽佳，而手足尚冷，遂令再进一剂。二日后，手足温和，周身红疹透达。越二日而回，一切平安，曩咳亦愈。

佐景按　学者既已知中风伤寒温病各为太阳病之一纲矣，然此犹为未足。吾今当穷根究柢，为学者作进一步言，所请毋庸惊诧耳。其言曰：所谓中风，所谓伤寒，所谓温病，所谓太阳病，推而至于六经病，是皆非疾病之真名，不过疾病之代名耳。更细晰言之，六经病方为疾病之代名，所谓中风伤寒温病，尚为疾病中一证之代名耳。病犹戏剧之全部，证犹戏剧之一幕，故病之范围大，而证之范围小。更详尽言之，谓中风伤寒温病等为一证之代名，犹不切，毋宁谓之曰一证之通名。何者，知此等通名病证之方治，将可以泛应万病故也。例如吾人知太阳温病之方治，可以泛治痉病，可以泛治麻疹，可以泛治一切类似之病。所谓痉病，所谓麻疹，方是疾病之真名。仲景之所以为圣，即在先教人以病证之通名通治（指《伤寒》），后教人以病证之专名专治（指《金匮》）。后人之所以为愚，即在不晓病证之通名通治，独断断于伤寒温病等代名之争。西医之所以不及中医，即在但讲疾病之专名专治，独不知疾病之通名通治（彼于无特效药之病，除委之于期待外，恒束手无策），更不晓何者为证（彼所谓对症疗法，与吾所谓证大异，其义另详）。而佐景之所欲大声疾呼者，亦即在使学者知仲圣通名通治之大道。柯氏曰："因知仲景方可通治百病，与后人分门证类，使无下手处者，可同年而语耶？"是柯氏宁非得道之深者。

余谓吾人既知太阳温病之方治，即可以泛治麻疹者，犹曰用葛根汤方可以治麻疹之初起也（麻疹之顺者可勿服药，服药而误，反易偾事）。阅者将疑麻桂之决不可治疹病者乎，则吾师遇麻疹病之遏伏甚而不透发者，且用麻黄汤。服汤已，疹乃畅发。惟窃细心考察，间有透发之后引起灼热者，是正所谓"若发汗已，身灼热者，名曰风温。"但余早已言及，此所谓灼热并非不得了之谓，其轻者将自已，其重者亦可以补治。惟窃意与其补治于后，宁早用葛根预防于前，故余之治小儿麻疹，葛根乃为第一味要药。回观本案赵先生方中，既用前胡、牛蒡、桔梗等开发之品，即可以代麻黄之司。故谓本方为桂枝汤加葛根加味，毋宁谓葛根汤加味，与余之方治乃密合无间也。

海上诸医视麻桂若蛇蝎，何况疹病宜凉之说深入人心，谁敢以之治麻疹者。吾乃不得已变通其说，曰：葛根汤以葛根为君，麻桂为臣，君药不可去，臣药可取而代也。若薄荷、桑叶，若牛蒡、桔梗，若西河柳、芫荽，若樱桃核、蝉衣，皆可以代麻、桂，独葛根当勿易。嘻，高价不售，降格以求，其有能谅吾苦心者乎？

实告读者，余之治太阳病，于麻黄、桂枝、葛根三药，诚有不可一日无此君之慨。故凡余之所说悉属言行合一，而绝非著书治病分作两事者。余用麻黄常由八分至二钱，用桂枝常由钱半至三钱，用葛根常由二钱至四钱，若吾师之用此三药，则更倍蓰于是。故三药之中，以葛根最为和平。奈何今之医尚多不敢下笔，徒知拾前人之唾余，曰："葛根是阳明药，若邪未入阳明而早用之，将引邪入内。"曰："葛根竭胃汁。"呜呼，邪说重重，岂惟不必赘引，法当一焚而廓清之！用是作葛根汤证按，为葛根一药呼冤，为葛根一汤表彰。欲勿废书长叹，犹待举世之觉悟也夫！

曹颖甫曰　世之论者动称温病无主方，而伤寒论一书几疑为专治伤寒而设，不知越人言伤寒有五，温病即在其中。今姜生佐景能于大论中发明葛根汤为太阳温病之主方，真能发前人所未发。盖葛根汤证与伤寒不同者，原以津液不足之故，故于桂枝汤中加麻黄而君葛根。中风证而津液不足者，即用桂枝汤本方而加葛根。太阳标热内陷而下利者，即用葛根芩连汤，以清热生津为主。盖人体中水分多于血分，则易从寒化，故藏于精者，春不病温。血分多于水分，则易从热化，故冬不藏精，春必病温。从寒化者，伤寒不愈，浸成痰饮，虽天时转阳，犹宜小青龙汤。从热化者，中风误治即成热病，为其津液少也。即此意以求之，则葛根为太阳温病主药，葛根汤为太阳温病主方，不益可信乎？

佐景又按　学者既已熟稔太阳病之三主方矣，乃请进论阳明病，而以白虎汤证始可也。

第一七案　白虎汤证其一　颖师讲授　佐景笔记

师曰　住三角街梅寄里屠人吴某之室，病起四五日，脉大，身热，大汗，不谵语，不头痛，惟口中大渴。时方初夏，思食西瓜，家人不敢以应，乃延予诊。予曰：此白虎汤证也。随书方如下：

生石膏一两　　肥知母八钱　　生甘草三钱　　洋　参一钱

粳　米一小杯

服后，渴稍解，知药不误，明日再服原方。至第三日，仍如是，惟较初诊时略安，本拟用犀角地黄汤，以其家寒，仍以白虎原剂，增石膏至二两，加赤芍一两、丹皮一两、生地一两、大小蓟五钱，并令买西瓜与食，二剂略安，五剂全愈。

曹颖甫曰　此证二诊时，其夫名玉芳者，固一黑籍冤魂也，靳其资，谓予曰：此妇予甚不爱之，如不愈，先生不必再来。予曰，汝以钱为重，我以人命为重，以后我来与否，汝可不必问也。前后凡六诊，两易方，竟得全可，为之快意者累日。

佐景按　本案方原为白虎加人参汤，却标作白虎汤证者，盖为求说解便利，示学者以大范故耳。石膏所以清热，人参所以养阴，养阴所以佐清热之不逮，同属于里，非若白虎加桂枝汤、桂枝加大黄汤之兼有表里者，故今姑一并及之。后人于白虎汤中加元参、生地、麦冬之属，即是人参之变味，不足异也。

陈惠民先生医药笔记抄曰："浙鄞有徐姓者，居鹦脰湖浜，不农不儒，始依父兄以闲游，继有妻子而号苦。思欲养家，爱记医方，悬牌疗疾，冀得蝇头之利。人知底蕴，谁肯寄之以命。冬衣敝絮，裹以棉袍；夏衣草衫，蔽以葛衫。日逐游猎，寻病而医。人见其濯濯也，以仆隶下人视之。进而坐谈，踞身不起，必俟一饭而后归。一日，有隔里许之姓朱者，偶触伤寒，八日而死。徐闻之，贸贸然来。入其门，其尸已移房出堂矣。徐按其胸，曰：心口尚热，可医也。朱之家属以天气炎夏，急治棺成衣，立图殡。且知其不精于医也，无人听之。徐自取楮笔，书白虎汤一方，令其侄速检药石。其弟侄曰：子非华佗，能挽人于危乎？子非纯阳，能起死复生乎？子饿难度，不如与我帮忙，同食三朝，不必以拙技尝试也。徐曰：气虽绝，胸尚热，死马还须当活马医之。子与我钱百枚，我往市中沽药，能生，乃汝家之福，不能生，算我借用此钱也。其弟侄厌其缠绕，与之。徐自煎自熬，以汤药灌死者之口，竟顺受而下。须臾，死者手微动，而口有气。徐曰：生矣。时满堂哀哭之声毕止，于是复舁至房，调理数日而愈。咸以此为神医也，不可貌相，谢银十两，由是名声大振，延者有人。徐欣欣得意云，白虎一汤能起死回生，况病而未死之人乎？（佐景注：此言误矣！）凡遇病者就之，即开白虎汤与之。不及两月，医死者十余人，被人拷打数次，医道仍不行，而朱复活二十余年。"（录《现代中医》）按原案出于文人之手，而非医者之笔，故所着要之脉证毫不知晓，本无引证之价值。姑引之者，以见白虎之活用，可以肉白骨，误用足以死病人，亦聊作吾医界之棒喝云。

曹颖甫曰　病于寒者得火而喜，以为天下莫火若也；病于热者得水而喜，以为天下莫水若也。盖狃于一偏者，必有一偏之蔽；苟非精通医理，而随证处方，则以姜桂取效者，或不敢用凉剂；以芩连奏功者，或不敢用温药；甚有偏于泻者，以泻药而杀人；偏于补者，又以补药而杀人。自非辨证精审，然后用药，无论古方时方，何在非杀人之利刃哉？庄生有言：哀莫大于心死，为其执而不化也。是故病机出入，既不能因之斡旋；方治措施，又不能决其功效；则病者之死机未动，医者之生理先亡，可不警欤！

第一八案　白虎汤证其二　颖师讲授　佐景笔记

师曰　江阴缪姓女，予族侄子良妇也，自江阴来上海，居小西门寓所，偶受风寒，恶风自汗，脉浮，两太阳穴痛，投以轻剂桂枝汤，计桂枝二钱，芍药三钱，甘草一钱，生姜二片，大枣三枚。汗出，头痛差，寒热亦止。不料一日后，忽又发热，脉转大，身烦乱，因与白虎汤。

生石膏八钱　　知母五钱　　生草三钱　　粳米一撮

服后，病如故。次日，又服白虎汤，孰知身热更高，烦躁更甚，大渴引饮，汗出如浆。又增重药量为：石膏二两、知母一两、生草五钱、粳米二杯，并加鲜生地二两、天花粉一两、大小蓟各五钱、丹皮五钱。令以大锅煎汁，口渴即饮。共饮三大碗，神志略清，头不痛，壮热退，并能自起大小便。尽剂后，烦躁亦安，口渴大减。翌日停服。至第三日，热又发，且加剧，周身骨节疼痛，思饮冰凉之品，夜中令其子取自来水饮之，尽一桶。因思此证乍发乍止，发则加剧，热又不退，证大可疑。适余子湘人在，曰：论证情，确系白虎，其势盛，则用药亦宜加重。第就白虎汤原方，加石膏至八两，余仍其旧。仍以大锅煎汁冷饮。服后，大汗如注，湿透衣襟，诸恙悉除，不复发。惟大便不行，用麻仁丸二钱，芒硝汤送下，一剂而瘥。

佐景按 白虎汤证有由直中天时之热而起者，有由自身积热而起者，若前案所引是也。有非直起于热，而由寒化热者，即由桂枝汤证转为白虎汤证者，若本案所言是也。

仲圣曰："服桂枝汤，大汗出后，大烦渴不解，脉洪大者，白虎加人参汤主之。"是即由寒化热之明证。本条之意若曰："有患桂枝汤证者于此，医者认证不误，予以桂枝汤。服汤已，应热退病除，但病者忽大汗出后，反大烦渴不解，脉且转为洪大。是盖其人素有蕴热，因药引起，或药量过剂所致。但勿惧，可以白虎加人参汤一剂愈之。其属有蕴热者，可以顺便除之；其属药量过剂者，此即补救法也。"本条即示桂枝汤证化为白虎汤证之一例。

人多以桂枝麻黄二汤齐称，我今且撇开麻黄，而以白虎合桂枝二汤并论之。余曰，桂枝汤为温和肠胃（若以其重要言，当曰胃肠）之方，白虎汤则为凉和肠胃之方。桂枝证之肠胃失之过寒，故当温之，温之则能和。白虎证之肠胃失之过热，故当凉之，凉之则亦能和。和者，平也，犹今人所谓水平或标准也。失此标准则病，故曰太过等于不及，犹言其病一也。桂枝汤证肠胃之虚寒，或由于病者素体积弱使然，或由于偶受风寒使然，或更合二因而兼有之。白虎汤证肠胃之实热，容吾重复言之，或由于病者素体积热使然，或由于由寒化热（即肠胃机能自起救济，一发而不能自已之谓）使然，或竟由直受热邪使然，或竟合诸因而兼有之。来路不一，证状参差，而医者予以方，求其和则同。方药不一，而方意则同。桂枝汤有桂芍以激血，生姜以止呕，同是温胃。白虎汤之石膏知母同是凉胃。大枣免胃液之伤，粳米求胃津之凝。余下甘草一味，同是和肠，防其下传。两相对勘，一无遁形。试更妙为之譬，则患桂枝汤证者服桂枝汤，无异冬日啜咖啡茶。见白虎汤证者进白虎汤，不啻夏月饮冰雪水。温凉既得，舒适恰同。此情至真，此理至明，虽三尺童子，闻之首肯。然则幻镜拆穿，令人失笑，谁谓仲圣之道犹天高而地远耶？

吾师治白虎汤证之直起于热者，用白虎汤，治白虎汤证之由寒化热者，亦用白虎汤，无所谓伤寒，无所谓温热，是乃仲圣之正传。乃温热家硬欲分伤寒温热为尔我彼此，谓由寒化热者是伤寒，由热直起者是温热。然则治伤寒之白虎汤证用白虎汤，治温热之白虎汤证，曷不用其他神汤妙药，而终不脱石膏知母耶？是故所谓温热伤寒之分，废话而已，废话而已。

第一九案　白虎汤证 其三　佐景笔记

佐景曰　友人郁祖安君之女公子，方三龄，患消渴病。每夜须大饮十余次，每饮且二大杯，勿与之，则吵闹不休，小便之多亦如之，大便不行，脉数，别无所苦。时方炎夏，尝受治于某保险公司之西医，盖友人也。逐日用灌肠法，大便方下，否则不下。医诫勿与多饮，此乃事实上所绝不可能者。累治多日，迄无一效。余诊之，曰，是白虎汤证也。方与：

生石膏四钱　　知　母二钱　　生　草钱半　　粳　米一撮

加其他生津止渴之品，如洋参、花粉、茅根之属，五剂而病全。顾余热未楚，孩又不肯服药，遂止服。越五日，旧恙复发，仍与原方加减，连服十五日，方告全愈，口不渴，而二便如常。先后计服石膏达半斤之谱。

佐景按 见其大便不通，而用灌肠法，是为西医之对症疗法；辨其脉数口渴，而用白虎汤，是为中医之脉证治法。对症疗法求疗不疗，脉证治法不治自治，此乃中西医高下之分。王儒大先生曰："夫国医，道也，形上者也。西医，器也，艺也，形下者也。人之成艺也则易，刻鹄不成，尚类鹜也。而其成道也则难，画虎不成，反类犬也。故国医之工者高出西医之工者远甚。"佐景续为之说曰：国医之道何在，脉证治法是也。

第二〇案　白虎汤证其四　佐景笔记

佐景曰 据舍亲童公邃君云："民国六七年间，于役吴门，一山东人名杨宜德者，为先兄卫兵，患腹部膨胀，不更衣者二月有余，而健饭特甚，腹大几如五石瓠，甚至行坐不得。营团各军医百治乏效，复数更外医，亦然，因就诊于曹先生沧洲。先生闵其情，复怜其贫，即令服生石膏半斤。次日，病依然，于是由半斤加至一斤。至第四日，复加至二斤，便乃大下，悉属黑粪，其硬如石，约二便桶许。体腹顿时瘦削，向之手臂如碗者至此仅有一握，神志疲倦异常，且须倩人扶掖，而后能行。于是先生令止服，改给四君子等大剂，凡调理三月始瘥。"

佐景按 此病为中消，胆胃之火特重，故能健饭；胆汁不自下输，故大便不行。重用石膏以清胃热，胆汁得下，则大便通矣。其用单味石膏者，意犹白虎汤耳。曹氏之胆识固如是，其骇俗乎？

前案消渴是为上消，本案消食是为中消。上中不同，一汤愈之，所谓通仲圣方能治百病者此也。

曹颖甫曰 予所遇白虎汤证未有若此之重者，张锡纯用石膏不过二三两，予尝加至双倍有奇，岂料苏州宗人沧洲先生更有用至二斤者。然经方中正有用如鸡子大二十四枚者，是又不止二斤矣。

第二一案　麻黄杏仁甘草石膏汤证其一　颖师医案

钟右 住圣母院路大千世界隔壁福新电料行楼上

初诊十一月初三日　伤寒七日，发热无汗，微恶寒，一身尽疼，咯痰不畅，肺气闭塞使然也。痰色黄，中已化热，宜麻黄杏仁甘草石膏汤加浮萍。

净麻黄三钱　　光杏仁五钱　　生石膏四钱　　青　黛四分（同打）

生　草三钱　　浮　萍三钱

佐景按 据史惠甫师兄言，钟姓少妇先因外出探望其父疾，心滋忧戚，归途白雪纷飞，到家即病。曾经中西医师杂治未全，又因身怀六甲，家人忧惧万分。耳师名，叩请出诊，惠甫兄随侍焉。初诊时，病者面赤气喘，频频呼痛，腹部尤甚，按脉浮紧。师谓此证易治，不足忧，径疏本方。

二诊十一月初四日

昨进麻杏甘石汤加浮萍，汗泄而热稍除，惟咳嗽咯痰不畅，引胸腹而俱痛，脉仍浮紧，仍宜前法以泄之。

净麻黄三钱五分　　生甘草二钱　　生石膏六钱　　薄荷末一钱(同打)

光杏仁四钱　　　　苦桔梗五钱　　生薏仁一两　　中川朴二钱

苏　叶五钱

佐景按　据史惠甫兄言，二诊时病者已能与师对语，神情爽适，不若初诊时之但呼痛矣，稔知服药后，微汗出，一身尽疼者悉除。惟于咳嗽时，胸腹部尚觉牵痛耳。师谓本可一剂全愈，适值天时阴雨，故稍缠绵，乃加苡仁、厚朴、苏叶等与之。

自服第二方后，又出微汗，身热全除，但胸背腹部尚有微痛，游移不居。又越一日，病乃全瘥，起床如常人。

第二二案　麻黄杏仁甘草石膏汤证其二　颖师医案

冯蘅荪嵩山路莘庐账房　十月廿九日　始而恶寒，发热，无汗，一身尽痛。发热必在暮夜，其病属营，而恶寒发热无汗，则其病属卫，加以咳而咽痛，当由肺热为表寒所束，正以开表为宜。

净麻黄三钱　　光杏仁四钱　　生石膏五钱　　青　黛四分(同打)

生甘草三钱　　浮　萍三钱

佐景按　本案脉案中所谓营卫，盖本《内经》"营气夜行于阳，昼行于阴；卫气昼行于阳，夜行于阴"之说。余则谓本案乃麻黄汤证化热而为麻杏石甘汤证耳。观其恶寒、发热、无汗、身疼，非麻黄汤证而何？观其咳而咽痛，非由寒邪化热、热邪灼津而何？方依证转，病随药除。

桂枝汤证，或以服药故，或以病能自然传变故，可一变而为白虎汤证。同理，麻黄汤证可一变而为麻杏石甘汤证。此可证之以大论。曰："发汗后不可更行桂枝汤，汗出而喘，无大热者，可与麻黄杏仁甘草石膏汤。"此言本属麻黄汤证，予麻黄汤发汗，孰知药剂太重，竟致肺部转热，虽汗出而仍喘。浅人无知，见无汗变为有汗，疑麻黄汤证转为桂枝汤证。初不知身无大热，热反聚于肺脏，而肺脏之邪，并非传于肠胃也。经文俱在，可以复按。

　　余前谓白虎汤为桂枝汤之反面，今当续曰：麻杏甘石汤为麻黄汤之反面。此说当更易明了。何者？二汤中三味相同，所异者，一为桂枝，一为石膏。而后知麻黄汤证为寒实，麻杏甘石汤证为热实。攻实虽同，寒热不一。麻黄汤证有喘，麻杏甘石汤证亦有喘。其喘虽同，而其喘之因不一。喘为肺闭，而其所以闭之因不一。人当健时，肺部寒温调匀，启阖合度，无所谓闭。及其受寒则闭，受热则亦闭。闭者当开，故均用麻杏以开之，甘草以和之，而以桂枝、石膏治其原。于是因寒而闭者开，因热而闭者亦开，仲圣制方之旨，于焉大明！

第二三案　麻黄杏仁甘草石膏汤证其三　佐景笔记

　　佐景曰　前年三月间，朱锡基家一女婢病发热，请诊治。予轻剂透发，次日热更甚，未见疹点。续与透发，三日病加剧，群指谓猩红热，当急送传染病医院受治。锡基之房东尤恐惧，怂恿最力。锡基不能决，请予毅然用方。予允之。细察病者痧已发而不畅，咽喉肿痛，有白腐意，喘声大作，呼吸困难不堪，咯痰不出，身热胸闷，目不能张视，烦躁不得眠，此实烂喉痧之危候，当与：

净麻黄钱半　　生石膏五钱　　光杏仁四钱　　生　草一钱

略加芦根、竹茹、蝉衣、蚤休等，透发清热化痰之品。服后，即得安睡，痧齐发而明，喉痛渐除。续与调理，三日全愈。事后婢女叩谢曰：前我病剧之时，服药（指本方）之后，凉爽万分，不知如何快适云。意者醍醐灌顶可以仿佛形容之欤！

佐景按 夫麻疹以透净为吉，内伏为凶，尽人所知也。而透之之法却有辨别。盖痧毒内伏，须随汗液乃能外出。而汗液寄汗腺之内，须随身热乃能外泌。故痧前之身热乃应有之现象。惟此种身热亦有一定之标准，过低固不可，过高亦不佳。事实上过高者少，过低者多，故用药宜偏于温，万不可滥用凉剂以遏之。及痧毒正发之时，小儿身热往往过度，与未发前成反比。不知身热过重又妨痧毒之外透。此时热迫肺部则喘急，热蒸汗腺则汗出，热灼心君则神昏，热熏痰浊则干咳，此为麻杏甘石之的证，重剂投之，百发百中，又岂平淡之药所能望其项背哉？

疹病之兼喉病者，中医谓之烂喉痧，西医称之曰猩红热。西医治本病主先隔离，视为第一等急性传染病。中医治此，似无若此慌张。丁甘仁先生擅治此病，其治法大意，略曰：喉痧当以痧为本，以喉为标，但求痧透，则喉自愈，可谓要言不烦。而本汤之治喉痧所以得特效者，即此故也。

痧毒攻喉，则喉烂而为猩红热；痧毒袭肺，则呼吸急迫而为肺炎。余尝治稔友挚甫之大公子发麻疹，用麻杏甘石汤加味而安。其疹颇稠，其证非轻，余坦然愈之，不以为意也。越日，二公子续发麻疹，治以同法。惟其性情较为强顽，不肯听母言安睡被中，常自一床跳跃至他床。疹发已逾四日，满面悉红，尚无回意，忽加呼吸急迫，鼻扇不已。余曾见鼻扇之证甚多，但从未有若是之剧者。当其吸气时，鼻叶自动用力向里吸入，两叶几合而为一，又加肩动以助之，呼气之后，又如是吸气，鼻叶直无宁时。使依西医法诊断，此为麻疹并发急性肺炎无疑。时挚甫远客川中，嫂夫人仓皇无主，余乃延虞师舜臣主诊。先用开水送服琥珀抱龙丸一颗，以折其热邪，续投汤药，仍师麻杏甘石法，内用麻黄纳入芦根茎中，两头扎好入煎，并加桑白皮以透肺热。其夜，抚孩四肢，忽觉微微作冷，鼻扇略缓，面赤略淡，属吉属凶，孰能决之？此嫂夫人次早所告余者。幸自次早起，四肢即转温，颜面之疹倍稠于前，色加红，鼻扇渐定，至是方敢云出险。此又中医能治急性肺炎之一例。至西医谓肺炎乃麻疹之合并病，就医师立场之利害言，我可从其说，就医学立场之真理言，我不能无疑。何者？彼患麻疹者倘能服药合度，调护得法，即不致续发肺炎，抑亦何耶？

顾本汤之用却又不限于喉痧及肺炎，凡属肺热生痰，因痰生喘者，本汤皆能治之，且已验之屡矣。然考之西医说，于肺病有急性慢性支气管炎[1]、肺炎、肺水肿种种名目，究其理，不外因细菌或尘埃之侵入而生炎灶，以致支气管等部分分泌黏液，闭塞孔道，转致呼吸窒塞，预后不良，与吾中医说谓肺津为热熏灼，变为痰涎，因而痰声如锯者，如出一辙。使用麻黄、杏仁以开其肺气，生石膏以清其热，甘草以和其中，吾知其必可效也。

本汤条文曰："发汗后（又曰下后），不可更行桂枝汤，汗出而喘、无大热者，可与麻黄杏仁甘草石膏汤"云云。而恽铁樵先生竟欲易之为无汗而喘、大热者。不知麻黄汤证，由或未发热进为发热，其证势为由郁而发。麻杏甘石汤证，由身大热转为身无大热，其证势为由表入里（如邪由肺传脑，则身热更微矣）。惟其逐渐由表入里，由寒化热，故无汗渐转为汗出。独其喘则必不除。然后知"热喘"二字实为本汤之主证。得此一隅，庶几三反。而经文煌煌，乃可凭私意以涂改之耶！

恽先生又曰："本汤可治白喉初起。"此言殊可商。盖真正之白喉忌表，当以养阴解毒为主。或者恽先生之所谓白喉，实喉痧之误。王润民先生曾畅发此义，兹不赘。

---

〔1〕 注：原文为"气管支炎"，按照现医学专有名词改为"支气管炎"。

第二四案　麻黄杏仁甘草石膏汤证其四　佐景医案

王左　乳蛾双发，红肿疼痛，妨于咽饮，身热，微微恶风，二便尚自可，脉微数，舌微绛，宜辛凉甘润法。

薄 荷一钱（后下）	杏 仁三钱	连 翘二钱	象 贝三钱
桑 叶二钱	生 草钱半	赤 芍二钱	蝉 衣一钱
僵 蚕三钱（炙）	桔 梗一钱	马 勃八分	牛 蒡二钱
活芦根一尺（去节）	另用玉钥匙吹喉中		

佐景按　当九十月燥气当令之时，喉病常多，其轻者但觉喉中梗梗然妨于咽饮，其略重者则咽喉两关发为乳蛾，红肿如桃。西医称此为扁桃腺肿，治之每用刀割。报载影后胡蝶尝患此，受治于西医，费千金而愈。中医治此，似不须如此小题大做，但须照上列方随意加减，可以一剂知，二剂已。计药所费，当不出一元之数，与千金相较，奚似？蛾退之后，悉如常态。若夫言割法，试问皮肤受蚊咬而发肿，可以削之使平乎？至若乳蛾渐由红肿而化白腐，或生白点，可加玄参一味以治之，其效如神。若更由白腐而化脓，乃可用刺法，使脓出亦愈。然使早用辛凉甘润，必不至如此地步，此辛凉甘润法之所以可贵也。

有一派喉科医生治喉，喜用苦寒之药，如板蓝根、川连、地丁、人中黄之属。服后，虽可暂折邪气，每致郁而不宣，牵延时日，甚或激成白喉之属，至堪危虑。凡患乳蛾因服苦寒药不解，续进辛凉甘润药者，则见效必较缓，甚或初剂二剂竟毫不见效，余试之屡矣。又有一派医生治喉，喜用重腻育阴之药，如生地、麦冬、石斛、沙参之属，竟重用至八钱一两者，以此治乳蛾，亦不能速愈。友人谢君维岐，籍隶吴县，患喉痛小恙，名医与以育阴重剂，多费而少效。余卒用辛凉轻剂，一服见功，二服全愈。此辛凉甘润法之所以可贵也。吾重言之，不觉辞费。

至是，读者必将哗然曰：辛凉甘润是温热家法也，今乃娓娓称之，姜佐景殆神昏谵语乎？岂其舍经方实验录，而改作时方实验录乎？敬答曰：非也。辛凉甘润乃仲圣大法，温热家不过伸言之耳。何以谓辛凉甘润乃仲圣之法？曰：辛凉甘润四字乃麻杏甘石汤之别称也。谓吾不信，请察下表。

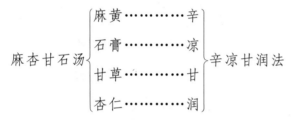

$$麻杏甘石汤\begin{cases}麻黄\cdots\cdots\cdots 辛\\ 石膏\cdots\cdots\cdots 凉\\ 甘草\cdots\cdots\cdots 甘\\ 杏仁\cdots\cdots\cdots 润\end{cases}辛凉甘润法$$

吾知读者得此，必将哑然失笑曰：有是哉！然此犹为未足，我今更道其详。夫依鞠通言，所谓辛凉轻剂者，桑菊饮是也；所谓辛凉平剂者，银翘散是也。我今竭此二方之药，更益以近人所习用者，分为四组，列之如下：

第一组　淡豆豉，芥穗，浮萍，薄荷，桑叶，菊花，连翘，蝉衣，佩兰。

第二组　贝母，杏仁，竹茹，莱菔，僵蚕，牛蒡，桔梗，蒌皮，枇杷叶。

第三组　银花，赤芍，滑石，竹叶，苇茎。

第四组　人中黄，甘草，梨皮，蔗浆，地栗。

以上第一组药九味，功在解表，试问能出麻黄之范围否？第二组药九味，功在化痰，试问能出杏仁之范围否？第三组药五味，功在凉血，试问能出石膏之范围否？第四组药五味，功在生津，试问能出甘草之范围否？然则统辛凉甘润法之妙药，总不出麻杏甘石汤之范围，一经指出，彰彰明甚。故谓辛凉甘润药系从麻杏石甘汤脱胎，向平淡方向变化，以治麻杏甘石汤之轻证也可，若谓辛凉甘润法为温热家创作，能跳出伤寒圈子者，曷其可哉？

叶氏《幼科医案》曰："春月暴暖忽冷，先受温邪，继为冷束，咳嗽痰喘最多。……夫轻为咳，重为喘，喘急则鼻掀胸挺。"此实麻杏甘石汤之的证，使及时投以麻杏甘石汤重剂，则药到病除，何致有"逆传心包"之危？依佐景临床所得，本汤证以小儿患者居多，且多发在冬春之间，与夫白虎加桂枝汤证之多发于夏日及大人者悉相反，与叶氏所言颇合，是叶氏乃明知麻杏甘石汤者也。吴氏鞠通亦知之，故虽在《条辨》"上焦""中焦"二篇隐而不言，及在"下焦篇"第四十八条，即不复藏匿。曰："喘，咳，息促，吐稀涎，脉洪数，右大于左，喉哑，是为热饮，麻杏甘石汤主之。"然则温热诸家果能识麻杏甘石汤证，并即以此为基础，更从而变化之，扩充之，欲自成为广义之温病学说，实无疑义。惜乎不肯道破根源，反欲求分庭抗礼。其学力独到处，可以令人佩仰；其礼貌未修处，殊不可效尤。独怪今之一般医师，读温热书而忘《伤寒论》，更不晓温热病在《伤寒论》中之出处，欲求愈疾，抑亦难矣。故余敢作公平之论，曰：温热家之说并非全错，时方轻方并非全不可用，但当明其与伤寒经方间之师承贯通处，然后师经方之法，不妨用时方之药，且用之必更神验，此为亲历之事实，所可忠告于同仁者也。

余前谓白虎汤证有非由桂枝汤证传变者，同理，麻杏甘石汤证有非由麻黄汤证传变者。使其一见而为麻杏甘石汤证，医必曰：此温病也。叶香岩曰："温邪上受，首先犯肺。"旨哉斯言。于是桑菊银翘滔滔而来，病轻者幸愈，病重者竟至"逆传心包"。呜呼！若而人者，不学无术，其安知麻杏甘石汤本可免逆传心包乎？安知首先犯肺者不但为温邪，且有时属寒邪上受，即是麻黄汤证乎？安知麻黄汤证化热之后，即是麻杏甘石汤证乎？又安知伤寒传足，温病传手，悉是杀人之邪说乎？我敢实告读者，我非神昏，我不谵语！

今岁腊月，一同乡何姓小孩，住菜市路一百号煤炭店楼上，病鼻扇，喘息不宁，汗出微黏，便溏带臭，身微热，先日曾经他医投辛凉轻剂，绝不见效。余曰：汗出而喘，无大热者，麻杏甘石汤主之。因即予本汤轻剂，略加蝉衣、桔梗、芦根，以助透发，次日据报，病大减，喜吮乳矣。乃就原方去麻、石，加轻药，悬拟予之。三日，病又急，不得已抽暇前往亲诊，依然赖麻、石而安。嘻，麻杏甘石之足以去病，辛凉淡药之莫能逐邪，有如是者！是故余谓辛凉甘润是发源于麻杏甘石，但治麻杏甘石之轻证一说，乃从临床实验中细心体察而来，绝非文字上之偶合。使我但藉雕虫之小技，空添诸君酒后之资、茶余之助，则《经方实验录》同是可焚之书，安有价值足言？使其不然，诸君中有未曾用过麻杏甘石汤者，他日遇此的证，不解于他医之辛凉轻剂，乃用此汤而获效者，方是本录发扬权威之时，亦正仲圣绝学复兴之日也。

曹颖甫曰 治病用药，当观其通，苟得其空灵妙悟，则牛溲马勃败鼓之皮，何尝非活人之圣药？予亡友丁甘仁先生云：古人于重证始出方治，今人用之于类似之证，往往失效，非古方之不可用也，为其药石之太过也。药力太过，则当择药力稍轻者而代之。无如近代医生见避重就轻之有效，竟废古方而不用，一人倡之，百人和之，遂成积重不反之势，医道所以日趋于苟简耳。今姜生具此通识，使甘仁先生可作，吾知必许为通才，谓不料有此再传弟子也。

第二五案　葛根黄连黄芩汤证 其一　佐景医案

李孩 疹发未畅，下利而臭，日行二十余次，舌质绛，而苔白腐，唇干，目赤，脉数，寐不安，宜葛根芩连汤加味。

粉葛根六钱　　细川连一钱　　淮山药五钱　　生甘草三钱
淡黄芩二钱　　天花粉六钱　　升　麻钱半

佐景按 李孩服后，其利渐稀，痧透有增无减，逐渐调理而安。湘人师兄亦在红十字会医院，屡遇小孩发麻疹时下利，必治以本汤，良佳。又有溏泄发于疹后者，亦可以推治。

麻疹之利属于热者，常十居七八，属于寒者，十不过二三，故宜于葛根芩连汤者十常七八，宜于理中汤或桂枝人参汤者十不过二三。一或不慎，误投汤药，祸乃立至，可不畏哉！

今人每以葛根芩连汤证之利为协热利，实则葛根芩连汤证之利虽属热性，仲圣并未称之为协热利，至桂枝人参汤证之寒性利，反称之为协热而利。盖协热者，犹言挟表热也，此不可不知。

太阳病，当解表，若不予解表，而用治阳明法以下之，则变证。但或从寒化，或从热化，每无定局。正气盛者多从热化，正气衰者则从寒化。仲圣云："太阳病，外证未除，而数下之，遂协热而利，利下不止，心下痞鞕，表里不解者，桂枝人参汤主之。"此从寒化之例也。又曰："太阳病，桂枝证，医反下之，利遂不止，脉促者，表未解也，喘而汗出者，葛根黄连黄芩汤主之。"此从热化之例也。本条有余意，有省文，若欲知其详，而不嫌辞赘者，可在"也"字下，加"宜葛根汤，若利不止"诸字样，则经旨明矣。意谓桂枝汤证因下伤津，利不止亦伤津，而脉促近于浮，为表未解，故宜葛根汤，以解其表，而养其津。若表解之后，内热甚炽，肺受热灼而喘，汗受热蒸而出者，当用葛根芩连汤以直折之。

余前谓桂枝汤证化热，则为白虎汤证，麻黄汤证化热，则为麻杏甘石汤证，今当续为之说，曰：葛根汤证化热则为葛根芩连汤证。征之于临床，考之于经文，历历不爽，我岂好为异说，故作矜奇者哉？

曹颖甫曰 表未解者，必不汗出，盖利不止而脉促为表未解。表未解者，宜葛根汤。利不止而喘汗，为表病入里，则宜葛根芩连汤。脉促为脉紧变文，前于《伤寒发微》中已略申其旨。固知葛根芩连汤惟已经化热者宜之耳。惟其化热者宜之，而舌苔白腐，唇干目赤，乃无乎不宜，不惟热利为然也。

第二六案 葛根黄连黄芩汤证 其二 佐景医案

孙宝宝 住厅西路

初诊 满舌生疮，环唇纹裂，不能吮饮，饮则痛哭，身热，溲少，脉洪而数，常烦躁不安，大便自可，拟葛根芩连汤加味。

> 粉葛根四钱　淡黄芩钱半　小川连六分　生甘草三钱
> 灯　心三扎　活芦根一尺

佐景按 孙君维翰，友人也。其小公子未二龄，甚活泼可爱，体肥硕，肖其父。每患微恙，余必愈之。顾以事繁，常无暇面诊，有时仅凭孙君之陈述而疏方焉。一日，孙君又言其孩身热、咳嗽、口渴、不安云云，当遥拟辛凉轻剂与之。服之二日，不差反剧。谓口舌生疮矣。当请面诊，允之。细察之下，乃知本为葛根汤证，今乃化热进而为葛根芩连汤证矣。葛根汤证何以化热变剧？盖辛凉轻剂不胜重任故也。

孙孩服此之后，将一剂而愈乎？曰：不然。次日，其病不增不减，仅维原状而已。何以故？盖药量不足故也，尤以黄连之量殊轻，随俗浮沉，我病不能自拔。

二诊 口疮，投葛根芩连汤，不见大效，宜进一步，合承气法。

> 粉葛根四钱　细川连八分　生川军二钱　生甘草三钱
> 淡黄芩钱半　枳　实钱半　玄明粉钱半(分冲)

佐景按 又次日，孙君来告，此方之效乃无出其右，服后一小时许，能饮水而不作痛状，夜寐甚安。越宿醒来，舌疮大退，肯吮乳。嘱减量再服，遂愈。乃知大黄内服，却胜冰硼外搽，因此散我固曾用于二三日前也。

葛根汤证化热，为葛根芩连汤证，葛根芩连汤证化热，则为承气汤证。我因失治缓治于先，故补治急治于后，不待其大便闭结，而审其即将闭结，预用硝黄以图之，此急治补治之说也。然设使我能及时重用葛根芩连，又何需乎硝黄？我能及时重用葛根汤，又何需乎芩连？溯本穷源，为医者不当若是乎？

昔我治一妇人，舌尖下发一白点，渐内蚀，饮食辄痛，不能触咸味，尤不可碰热菜。我曰：此属热，宜师白虎汤，服石膏。妇服之数日，腐点不动，而胃纳反差。闻人言，服黄连可效，竟一剂而愈。我乃恍然若闻道，知葛根芩连汤与白虎汤本属并肩，各有主治，不容混淆，设使互易为治，必两不奏功。阅者倘犹以此为未足，而欲详二汤之异趣者，请续察下案拙按。

曹颖甫曰 葛根芩连汤既为化热而设，服之不效，肠胃燥实即为热病之结果，故佐景谓合承气法为进一步也。

第二七案　葛根黄连黄芩汤证其三　佐景医案

自服方　案缺

　　　粉葛根四钱　　生甘草三钱　　淡黄芩二钱　　黄　连一钱
　　　京赤芍三钱　　密蒙花钱半

佐景按 本方余备以自服者也。然余不下利，不生口疮，用此安为者？曰：用此以治目赤，西医所称眼膜炎者是也。余先微伤于风，风去而目赤，晨起多眵，封目不易张，张则梗梗然若有物触犯之者，随服本方。服药之时，适史惠甫、唐崇景二兄来访。余告以病情，并请试猜药属何方，二兄莫能中也。不须再剂，不必忌口，眼膜炎退。

惠甫默识吾葛根芩连汤可治目赤之言，越日，访姨母，适见表弟病目赤不能张，身大热，神糊谵语，不下利，头中剧痛。其人服务于江南造船厂，曾经医治，不愈反剧，佥谓冬温难治。惠甫与葛根芩连轻剂，不加他药。又次日，往视，神昏、谵语、头痛、目痛悉愈，惟眼膜之炎未退。嘱服原方。又越二日往视，眼膜之炎退其半。仍嘱服原方。其全愈可操左券者，不待言矣。

适北平文医半月刊递至，内载张玉珍先生作"经方验案"一则，颇足与本案互相发明。敢摘录如下，以证吾言。张先生曰："本村有张志瑞者，年六十，业农。七八年前，偶得眼鼻剧痛之症，医治月余乃愈。二十三年秋，复犯一次，半月乃愈。上月初间（旧历），旧症复发，眼睛、鼻孔疼痛异常。先延某西医眼科专家施以止痛治疗，丝毫未效。翌日，其家人向余求治。余与病者既为同乡，又为同姓，立即驰往。及至其家，见其以头触地，弓腰伏卧，呻吟呼喊之声达于户外，问之，则曰眼睛、鼻孔疼痛异常，非如此呼喊呻吟，以头触地，不能减其疼也。且每次都是这样，惟此次又加泄利，身热耳。诊之，脉象洪数，因思《伤寒论》中阳明经证有目痛鼻干之文，腑证有胃家燥热之说。今泄利虽非燥热，亦定为胃肠湿热所致。彼《伤寒论》中之葛根黄芩黄连汤恰与此证相合。遂以此汤加桑叶、菊花、夏枯草、滑石与之，一剂而愈。考吾国古圣之经方，苟用之对症，莫不效如桴鼓。今西医束手无策之症，而我国古方竟能一药而愈者，非一证乎？"

然则葛根芩连汤既可以治下利，又可以治口疮，又可以治目赤，更可以治鼻疼，演而伸之，还可以治他病。一汤之用何其广也？曰：欲答此题，当明葛根芩连汤证之病所何在。欲明葛根芩连汤证之病所何在，当明葛根汤证之病所何在，容顺次述之。

我所谓"病所"云者，有异于西医之"病灶"也。西医所称之病灶，精而详，我所说之病所，略而约。夫约略者无如精详者美，此尽人所知也。然而精详者有时而穷，约略者乃可泛应万病。故二者高下之分，似尚未可以片言折之。今姑置此而勿论，桂枝汤证之病所，言其里，则偏于胃。麻黄汤证之病所，言其里，则偏于肺。葛根汤证之病所，言其里，则偏于血脉神经，而项背为脑脊髓神经分布之地，故患葛根汤证者，其项背独强几几。

白虎汤证之病所同桂枝汤，偏于胃；麻杏甘石汤证之病所同麻黄汤，偏于肺；葛根芩连汤证之病所同葛根汤，偏于血脉神经。故白虎汤证与麻杏甘石汤证之病所发有定处，若葛根芩连汤证之病所则发无定处。诚以血脉神经本周布于一身，而一身之血脉神经未必尽病，不过病其一部。《经》云"邪之所凑，其气必虚"，即血脉神经较为脆弱之部，则受邪而病之谓。发于肠部，则为下利；发于舌部，则为口疮；发于眼部，则为目赤；发于脑部，则为痉或脑膜炎之类。观此，葛根芩连汤之所以得泛应诸病者，实以本证之病所本无定处故也。

《难经》曰："温病之脉，行在诸经，不知何经之动也，各随其经所在而取之。"与所谓中风、伤寒、湿温，热病之脉有定象者独异，而与我所谓葛根芩连汤证发无定处者，隐约中若合符节。我不敢据此以通释《难经》《伤寒》，然其义至足长思也。（《难经》中所谓五种伤寒，依鄙见，大论中皆有主方，详第二集）。

钟志和先生作："吾人对于流行性感冒应有之认识"略云："吾人连日读报章所载，英国流行性感冒传染极盛，死亡颇多。据调查所得，前星期因患该证而死者为数达一千一百三十七人，而本星期则已增至一千一百五十五人，其传布之迅速以及其死亡率之众多，已足惊人。查此证系一大流行病，属急性传染病之一种，为地方性流行性或散发性。在前世纪曾大流行四次。至于一九一七至一九一八年，则为近年来第三次大流行。势甚汹涌，流行全球，各国死亡极多。一九二一年曾流行于远东，传布达于全球，但疫势非剧。按该病之流行每一地方，大抵经六至八星期之久，其疫潮所至，难有幸免者。如在大流行之时，几占全人口百分之四十或较强，则其传染性之剧烈，实有令人寒齿恐惧者也。今英国既经流行，一旦因交通之便而传入我国，虽云死亡率不甚高，然一经传染，身体因而虚弱，影响终身康健者，为害非浅，吾人岂可漠视不顾，而不加紧预防，更可对该症无深切之认识乎？本证依其种类之不同，分作：（1）呼吸系统类——呼吸道自鼻部以达于肺各部，均可受累，病轻者现卡他耳症状，惟身体极感疲乏，其危重者每现支气管炎，胸膜炎，肺炎等状。（2）胃肠（即消化系统）类——现下痢、恶心、呕吐、口臭、舌苔、厌食、头痛、吐酸、腹痛，甚或大泻，而呈脑力虚脱者，孕妇易起流产。（3）神经系统类——头痛、晕眩、神经痛、不眠、精神亢奋，或因之发神经炎、脑炎、脑膜炎、癫痫、精神病等。"（录二十六年二月十六日《申报·医药专刊》）。然则西医所谓流行性感冒之属于呼吸系统类者，即吾所谓麻黄汤麻杏甘石汤证是；其属于消化系统类者，即吾所谓桂枝汤、白虎汤证是；其属于神经系统类者，即吾所谓葛根汤葛根芩连汤证是；其曰"大流行势甚汹涌，各国死亡极多"者，即仲圣所谓"余宗族素多，向余二百，建安纪年以来，犹未十稔，其死亡者三分之二，伤寒十居其七"是。此西医说《伤寒论》之可以通释者也。然彼重预防隔离，滋养注射，吾主望闻问切，寒热温凉，此治疗法则之未许强同者也。

白虎汤证不过为热象，其势较缓。麻杏甘石汤证，热之中夹闭象，其势较急。葛根芩连汤证，热之中夹毒象，其势较险。惟其毒剧，故生腐蚀，毒者，菌也，黄连苦寒，功能杀菌，故仲圣用以为主药。白虎汤证麻杏甘石汤证传自不伤津之中风伤寒，葛根芩连汤证传自伤津之温病，然则津伤者即贻毒菌之繁殖，津不伤者反是，此中宁无一贯之妙理？读者请自释之。

曹颖甫曰 凡病入于血分，则易于化热，易于生毒。若痈疽然，为其血分受灼，血郁而毒生也。故麻疹之从热化者尤为重要。推而言之，葛根芩连一方可以治下利，可以治目赤鼻疼。去岁，予长孙患疹，目赤，下利，脉数，予适患眩晕重证，以此方语长子湘人。湘人竟不敢用，以致夭死，至今犹为心痛。附记于此，以志吾过。盖当时予不能握管，若使他人书方，或当有救，可惜也！

佐景又按 语云：旁观者清，当局者昧，信然。余能愈他人之肠痈，而不克治家岳之肺痈，即是一例。盖医者之治家人或至戚，每多情感作用于其间，反为理智之蔽。若治他人，省却顾虑，反易奏功。湘人师兄以一时姑息曲爱，竟遭丧明之痛者，恐亦坐此弊耳。师兄自后在红十字会医院施诊，屡遇小儿麻疹下利之重证，悉用葛根芩连愈之。病家感戴之真诚，有非言语可以形容者。然则三折肱成良医，亦情势之所必然也欤！

第二八案　葛根黄连黄芩汤证其四　颖师医案

徐左 美亚十厂　六月十二日　小便已，阴疼，此本大肠燥气，熏灼膀胱，《伤寒论》所谓宜大承气汤之证也。乃治之不当，服某种丸药，以致大便日滞，小便转数，阴疼如故，足腿酸，上及背脊俱酸。而胃纳不减者，阳明燥气用事也。阙上略痛，阳明余热为病也。右脉滑大，仍宜大承气汤。惟虚者不可重虚，姑宜葛根芩连汤加绿豆，以清下陷之热，而兼消丸药之毒。

葛　根一两五钱　　淡　芩三钱　　川　连一钱　　绿　豆一两
生　草一钱

佐景按 吾师所谓小便已阴疼，宜大承气汤者，义详《伤寒发微》。

本汤之加绿豆，与葛根汤之加粳米，有异曲同工之妙。

本证当用大承气汤，以其虚，故退一步用葛根芩连汤。前案，以其实，故进一步合承气法。能进者病以速愈，能退者疾乃无危。夫进退之法，兵家之事也，今吾于医术亦云。且凡百证治皆然，第于本案发之。

曹颖甫曰 予用此方不过因热利而设，初未尝有退一步想，然亦何尝非退一步想也。小便已阴疼，原属当下之证，设非经西医妄下，何至不用硝黄。此与佐景加硝黄于本方中者适得其反。固知治病用药，当观其通，墨守成方，直土木偶人耳。观后文佐景所说病机之变化，与用药之同异，可以恍然大白矣。

佐景又按　今合以上自桂枝至葛根芩连共六汤，列为一表如下：

麻黄汤证（太阳伤寒）——麻杏甘石汤证……病所偏于肺

桂枝汤证（太阳中风）——白虎汤证……病所偏于胃

葛根汤证（太阳温病）——葛根芩连汤证……病所偏于血脉神经

六汤中桂枝汤以桂枝为君药；麻黄汤以麻黄为君药；葛根汤以葛根为君药；葛根芩连汤以黄连为君药；白虎汤以石膏为君药；麻杏甘石汤似无君药可言，非无君也，合他汤之君以为君也。设有好事者欲为麻杏甘石汤立专君，我当首推苇茎。此君乃千金之子，最堪为万乘之君者也，一笑。

于此有一剩义焉，我将发之以为快。曰：桂枝汤证麻黄汤证葛根汤证皆带有表证，一经化热之后，则表证悉罢，而为白虎汤证麻杏甘石汤证葛根芩连汤证之纯里证，于是知"由表入里"乃外感疾病传变之第二原则。

第二九案　大承气汤证其一　颖师医案

方左　病延二候，阙上痛，渴饮，大便八日不行，脉实，虽今见心痛彻背，要以大承气汤主治。

生川军四钱（后入）　　小枳实四钱　　中川朴一钱　　芒　硝二钱（后入）
全瓜蒌五钱

拙巢注　下后胸膈顿宽，惟余邪未尽，头尚晕，乃去硝黄，再剂投之，即愈。

佐景按　大论曰："问曰，阳明病外证云何？答曰，身热，汗自出，不恶寒，反恶热也。"此概统白虎承气而言之。若求大承气汤之全部症状，当为：一、大便不行，腹痛拒按，此以胃中有燥矢故也。二、阙上痛，《内经》以阙上属喉间病，此概以气色言之，若阳明燥气上冲及脑，则阙上必痛，其不甚者则但胀耳，王慎轩先生首言之，而吾师亲验之。三、右髀有筋牵掣，右膝外旁痛，此为吾师所独验而得之者。四、脉洪大而实，然亦有迟者。五、日晡潮热。他若舌苔黄燥厚腻，大渴引冷，当在应有之例。然此不过言其常耳，若下列诸案所引，则其变也，知常知变，乃可与言大道。

吾师善用诸承气汤，历年治阳明实证，十九全愈。虽不能尽如陆九芝氏所云阳明无死证，然似可告无罪于仲圣矣！人见吾师用承气之善，乃有"曹一帖"之尊称，复有"曹承气"之雅号。不知若而人者，皆非真能知吾师者也。何以言之，吾师之用药也，麻桂膏黄，柴芩姜附，悉随其证而定之，绝不似世之名家，偏凉偏热，以执一为能事者。嗟乎！时至今日，医道陵替，桑菊栀豉，贝杏蒌杷，凌乱杂凑，不复成方，治轻病以此，治重证亦以此。骤见一二名士，能用桂附，乃辄惊为天人，甘拜下风。适见其病之起，则咋舌叹服，以为卢扁复生，而其故莫知也。不起，则摇首太息，曰，医能医人之病，不能救人之命，竟忘桂附而外，犹有硝黄在也。故当其险证临前，束手无策之时，偶见一能用硝黄之医，一剂而愈之，又不觉茅塞顿开，矇瞶遽启，曰，此"某承气"也，此"某一帖"也。噫，以管窥天，以蠡测海，何其陋也！余敢宣告于众曰：凡仲圣所称某某汤主之云者，此皆一剂知，二剂已之方也，倘能药量适合，则一帖愈病，原属平淡无奇之事，安足怪者？而《伤寒论》中之阳明病占全书篇幅四之一，于承气汤尤反复推论，其详备明确远出三阴诸方之上，然则硝黄之用，复有何疑者？阅者能明此旨，是为知吾师者，是为知仲圣者。

今日中医之弊在不敢用下药，既如上述，而西医之拙，却在过用下药。凡外感病初起，西医大抵以清涤肠胃为先着，不知表未解，有内陷之虞，彼不暇问也。夫先解其表，后攻其里，是乃仲圣之大法，顺之者生，违之者危，中西医各宜矫正也。

曹颖甫曰 予遇贫病之家，病太阳而大便累日不行者，于方笺必书二方，一为麻黄汤，一为承气汤，令其先服前方，有汗即用后方，得下则表里之病皆愈。昔年治赵庭槐家用之，治缪桂堂亦用之，俱效，余则不复记忆矣。存此，以为先解表后攻里之明证。

第三〇案　大承气汤证其二　颖师医案

若华 忽病头痛，干呕，服吴茱萸汤，痛益甚，眠则稍轻，坐则满头剧痛，咳嗽引腹中痛，按之，则益不可忍，身无热，脉微弱，但恶见火光，口中燥，不类阳明腑实证状。盖病不专系肠中，而所重在脑，此张隐庵所谓阳明悍热之气上循入脑之证也。按即西医所谓脑膜炎之类。及其身无热、脉微弱之时，而急下之，所谓釜底抽薪也。若身有大热、脉大而实，然后论治，晚矣。

生川军三钱　　芒硝三钱　　枳实四钱　　厚朴一钱

佐景按 若华女士服本方后约三小时，即下，所下非燥矢，盖水浊也，而恙乃悉除，不须再诊。是时，余按日从师受课，故知之稔。

夫满头剧痛，病所在脑也。一下而愈，病源在肠也。合而言之，所谓上病下取，治求其本也。盖肠中既燥，胃居其下，声气互通，乃亦化热。胃有神经上通于脑，辗转相传，脑神经受热熏灼，故发为满头剧痛。抑又肠胃燥实者，周身血液亦必随之化热，其敷陈血管壁间之诸神经，自受同一之影响。而脑部为全身神经之总汇，枢机重要，所系更钜，故非特满头剧痛，甚且神昏谵语，发狂喜妄。考之抵当汤证有发狂之象，桃核承气汤证有如狂之状，此皆血热影响于脑神经之明证。故用药总不离乎硝黄，无非脱胎于承气汤，深足长思也。

然肠热有易犯脑者,有不易犯脑者,则其人之神经脆弱与否殊为一大主因,要以脆弱者易被犯,如本案所载者是,其理极显。又小儿神经脆弱,故惊厥之病特多。

曹颖甫曰 阳明证之头痛,其始则在阙上,甚则满头皆痛,不独承气汤证有之,即白虎汤证亦有之。且阳明府实证燥气上冲,多致脑中神经错乱,而见谵语头痛。或反在大便之后,无根之热毒上冒,如大便已,头卓然而痛可证也。惟肠中有湿热蕴蒸,其气易于犯脑,为水气易于流动,正如汤沸于下,蒸气已腾于上,不似燥矢之凝结必待下后而气乃上冲也。此证但下浊水,即可证明湿热之蕴蒸阳明。不然,目中不了了,无表里证,大便难,身微热者,何以法当急下乎?

第三一案　大承气汤证其三　颖师讲授　佐景笔记

师曰 予尝诊江阴街肉庄吴姓妇人,病起已六七日,壮热,头汗出,脉大,便闭,七日未行,身不发黄,胸不结,腹不胀满,惟满头剧痛,不言语,眼张,瞳神不能瞬,人过其前,亦不能辨,证颇危重。余曰:目中不了了,睛不和,燥热上冲,此阳明篇三急下证之第一证也。不速治,行见其脑膜爆裂,病不可为矣。于是遂书大承气汤方与之。

大　黄四钱　枳　实三钱　川　朴一钱　芒　硝三钱

并嘱其家人速煎服之,竟一剂而愈。盖阳明燥气上冲颠顶,故头汗出,满头剧痛,神识不清,目不辨人,其势危在顷刻。今一剂而下,亦如釜底抽薪,泄去胃热,胃热一平,则上冲燥气因下无所继,随之俱下,故头目清明,病遂霍然。非若有宿食积滞,腹胀而痛,壮热谵语,必经数剂方能奏效,此缓急之所由分。是故无形之气与有形之积，宜加辨别，方不至临诊茫然也。

佐景按 余尝见一男子病者，神志恍惚，四肢痉厥，左手按额上，右手按其阴器，两足相向弯曲而崛起。旁人虽用大力，不能使之直伸，目张而赤，近光则强闭，脉凌乱隐约，大便多日不行，数日来头痛，病起仅七八日，服药五六日，即至如此地步。据谓前曾宿娼患疮，外治而愈。余曰：此大承气证失治者也。顾口噤药不能下，侍者用简便法，纳甘油锭于其肛中，凡三次，毫无效验。惜无亲人作主，不能试胆导法。次日汗出夜毙，是可悯也。又一男子病者感病数日，腹中微痛，医以四逆散作汤与之，痛略差，而目中之不了了更显，与之言，半是半非，其夜即毙。

由上实验证之，目中不了了，晴不和，确为至危至急之候。虽伤寒不过六七日，无表里证，身但微热，大便但难而不结，即为实，当急下之，宜大承气汤。仲圣笔之于论，固甚明了也。果能治之得法，获效亦捷，如本案所示者是。

以今日之生理释之，目中不了了，晴不和，即为脑病之外征。缘脑神经纤维出于后脑之下部者十有二对，其系于目睛者四对焉，曰视神经，曰动眼神经，曰滑车神经，曰外展神经。故外见目疾，内实脑病。较之上案所言仅满头剧痛者，其病为更胜一筹，其情为更急一等，其方药分量当更重若干，而治无第二法门，舍大承气莫属也。

虽然，大论又曰："伤寒，若吐，若下后，不解，不大便五六日，上至十余日，日晡所发潮热，不恶寒，独语，如见鬼状，若剧者，发则不识人，循衣摸床，惕而不安，微喘，直视。脉弦则生，涩者死，微者，但发热谵语者，大承气汤主之。"可见脑神经病至于不识人，至于独语如见鬼状，至于循衣摸床，至于脉涩，其微者大承气汤尚可得而主之，其剧者纵投本汤，亦无效矣。试推求其无效之故安在？曰：大承气但能治肠热之病源，不能治神经之病所，病源虽去，而病所燎原之势已成，诸神经悉受烧灼，故外见种种恶状，卒致不救也。然则当此时也，将何药以救之乎？曰：有之，其惟羚羊角乎。《本草纲目》曰："本品平肝舒筋，定风安魂，散血下风，辟恶解毒，治子痫、痉疾"云云。

所谓恶者，毒者，因热而生也；所谓肝者、筋者，即指神经也。热毒熏灼神经，则见痉挛抽搐，是即所谓肝风动阳。羚羊角能凉和神经，使之舒静，故用之得法合量，可以治大承气所不能治之证。他药如石决、钩钩、蝎尾、蜈蚣，皆可以为佐。张氏锡纯善用本药，余心折之。

曹颖甫曰 恽铁樵治王鹿萍子脑膜炎，用羚羊角、犀角奏效，此王鹿萍子亲为予言之。证以佐景所言，益复可信。足见治危急之证，原有经方所不备，而藉力于后贤之发明者，故治病贵具通识也。

第三二案　大承气汤证其四　颖师讲授　佐景笔记

师曰 陈姓少年，住无锡路矮屋，年十六，幼龄丧父，惟母是依，终岁勤劳，尚难一饱。适值新年，贩卖花爆，冀博微利。饮食失时，饥餐冷饭，更受风寒，遂病腹痛拒按，时时下利，色纯黑，身不热，脉滑大而口渴。家清寒，无力延医。经十余日，始来求诊。察其证状，知为积滞下利，遂疏大承气汤方，怜其贫也，并去厚朴。计大黄四钱，枳实四钱，芒硝三钱。书竟，谓其母曰：倘服后暴下更甚于前，厥疾可瘳。其母异曰：不止其利，反速其利，何也？余曰：服后自知。果一剂后，大下三次，均黑粪，干湿相杂，利止而愈。此金匮所谓宿食下利，当有所去，下之乃愈，宜大承气汤之例也。

佐景按 大论曰："少阴病，自利清水，色纯青，心下必痛，口干，咽燥者，急下之，宜大承气汤。"可以互证。《温疫论》曰："热结旁流者，以胃家实，内热壅闭，先大便闭结，续得下利，纯臭水，全然无粪，日三四度，或十余度，宜大承气汤，得结粪而利止。服汤不得结粪，仍下利，并臭水，及所进汤药，因大肠邪胜，失其传送之职，知邪犹在也，病必不减，宜更下之。"延陵吴又可先贤能言此，诚不愧为仲圣之入室弟子矣。

客曰："仲景论伤寒，又可论温疫，子乌可混而一之？"曰："吁！是何言也？仲圣曰：'观其脉证，知犯何逆，随证治之。'客知此大义乎？吾中医之长处，即在能识此证字，苟察病者所犯为大承气汤证，则投以大承气汤，所犯为四逆汤证，则投以四逆汤，服汤已，其效若响斯应，则其前病之何名，初可勿拘拘也。伤寒家曰，此伤寒也，此自利清水也，此呕吐而利，是名霍乱也。温热家温疫家曰，此温病也，此温疫也，此热结旁流也，此绞肠痧也。推而至于西医师曰，此急性传染病也，此肠炎也，此虎列拉也。余曰，凡此所称，皆是也。然使医者不识其证，而误投方治，则其所称之病名虽合，皆非也。由是论之，有清二百余年，医家辈出，只知伤寒温病之争，不研数百证方之辨，此皆懵懂人也〔1〕。降至近年，国医馆成立，为中医界辟一新纪元，弥足庆贺。然而衮衮诸公，尝惟病名之是论，或主从中，或主从西，笔墨纷争，案牍载途。反将中医学最着重之证与方，置而未问，卒也筑室道谋，用不溃成，冷眼静观，得毋与清人之失，同一覆辙，而无以负举国人士期望之殷殷乎〔2〕？余也无似，于医学并未深造，初不敢妄有论列，致犯当世大家。然而骨鲠在喉〔3〕，稍吐亦快。凡此所附论者，尚不过为吾所见之一极小微点，他日有暇，当畅陈拙怀，以就教也。"客唯唯而退。

曹颖甫曰　治病必求其本，故医者务识其病根所在，然后可以药到而病除。若泥于病名之殊异，多有首尾两端，始终不敢用药，以致人于死者，岂不惜哉？

佐景又按　柳氏谷孙，吾医中之贤者也。所著《温热逢源》一书，脍炙医林。兹录其治验二则，曰："光绪初年冬仲，徐君声之因欲服补剂，嘱为定方。予诊其脉，两尺浮数弦动而不静。予谓据此脉证，当发冬温，补剂且从缓进。

---

〔1〕　懵懂：原书作"曚懂。""曚"，眼睛不明；"懵"糊涂，不明事理。据文义，当以后者为是，径改之。

〔2〕　而无以负举国人士期望之殷殷乎："负"，原书作"副"，显系刊误，径改之。

〔3〕　骨鲠在喉："鲠"，读 gěng，鱼骨头。

因疏方黄芩汤加生地，嘱其多服几剂。当其时，饮啖如常，并无疾苦，勉服三两剂，即停不服。迨十二月十七，忽振寒发热，两日后渐觉神情昏糊困倦，热势蒸郁不达，神呆，耳聋，面垢。此少阴伏邪化热外达，其势外已入胃，而内发于阴者，尚未离少阴之界，而并有窜入厥阴之势，病情深重而急。予以至戚，谊无可诿，不得不勉力图之。先与栀豉黄芩二剂，继进清心凉膈法两剂，均无大效。而痉厥昏谵，舌燥唇焦，病势愈急，乃用调胃承气加洋参、生地、犀角、羚羊、元参养阴清泄之品。两剂之后，始得溏粪如霉酱者二遍。间进犀、羚、地、芍、豆豉、栀、丹、芩、元参，养阴熄热，清透少阴之剂，而热似不减，乃再与调胃承气合增液法，又行垢粪一次。此后即以此法与养阴清泄之法，相间迭用。自十二月二十三起至正月初十，通共服承气八剂，行宿垢溏黑者十余次，里热始得渐松，神情亦渐清朗。用养阴之剂，调理两月而全。按此证少阴伏邪本重，其化热而发也，设热邪全聚于胃，即使热壅极重，犹可以下泄之药，背城借一，以图幸功。乃中焦之热势已剧，而伏热之溃阴分者，又内炽于少厥两阴之界，岌岌乎有蒙陷痉厥之险，不得已用助阴托邪之法，从阴分清化，使其渐次外透。其已达于胃者，用缓下法，使之随时下泄。战守兼施，随机应变，如是者将及两旬，邪热始得退清。假使攻下一两次后，即畏其虚而疑不能决，则其险有不堪设想者。然则焦头烂额得为今日之上客者，幸也！"又曰："长媳徐氏，戊戌七月患感冒，挟肝气发热、脘痛、呕恶不纳者五六日，八月朔，得大解颇畅。余谓大便一通，病可松也。不意至夜，寒热大作，恶心干呕，彻夜不止，与左金、平胃、温胆、泻心均无寸效。至初五日，烦躁口渴，舌燥起刺，予以其质弱阴亏，虑其不耐壮热，急思乘早击退，冀免淹缠。遂用凉膈合泻心法，佐以洋参、石斛等，连进两剂。得大解两遍，呕恶即止，而里热不减。间服养阴泄热药一二剂，大便仍不行，而舌苔灰黑转厚[1]，乃改用调胃承气合增液法，间日一进。每进一剂，即行一次，粪色或

---

〔1〕 舌苔灰黑转厚："灰黑"，原书作"灰热"，据文义，当以前者为是，故径改之。

黄或黑，或溏或结。又进三次，至十五日，方中大黄重至五钱，乃腹中大痛，宿粪畅行。当时冷汗肢厥，几乎气脱不回，急进人参以扶正气，始能渐定。自此次畅行后，里热渐松，用药总以养阴扶胃为主。每间三四日，大解不行，即用人参汤送大黄丸药一服，或泻叶汤一盏，大便始行。而粪色仍黑紫如酱。至九月初，乃能渐进米汤稀粥，然每至三五日大解不通，即觉胃热熏郁，须与清泄，得大解始平。至九月十九日，服泻叶汤后，忽然宿垢大行，得黑垢半桶之多。然后积热浊热始得一律肃清，不再有余热熏蒸矣。自初病至此，共用大黄三两零，元明粉一两零，人参参须二三两，洋参、麦冬各十余两，鲜地、石斛各一斤，其犀、羚、珠粉等味用数少者不计焉。此证因阴虚质弱之体，患此大病，米饮不沾唇者一月，而得全性命者，缘自病迄今，始终以扶正养阴为主。故虽屡濒危殆，而卒获保全。其积垢行至一月有余而始净，则初念亦不及料也。然从此可知时病之余热不解，皆由积垢不清所致，断不可顾虑其虚，转致留邪生变也。又此证最易惑者，其脉始终细弱，毫无实象，惟将见证细意审察，究属体虚证实，惟有用洋参、鲜地、石斛、大黄，以养阴泄热为至当不易之治，确守不移，始得回一生于九死也，亦幸已哉！"足见柳氏治阳明实证用承气汤法，使邪从溏粪宿粪而解，近师又可，远宗仲圣，不失为治病能手。乃氏始终念念于少阴，不忘于伏气，得毋与张氏石顽同坐一失，而难免张公山雷之议乎？斯乃不能不为柳氏惜矣！

第三三案　大承气汤证 其五　颖师亲撰

师曰　《伤寒论》曰："厥应下之，而反发汗者，必口伤烂赤。"按寒郁于外，热伏于里，则其证当俟阳热渐回而下之，俾热邪从下部宣泄，而病愈矣。若发其汗，则胃中液涸，胆火生燥，乃一转为阳明热证，为口伤烂赤所由来。

此正与反汗出，而咽痛、喉痹者，同例。由其发之太过，而阳气上盛也。此证余向在四明医院亲见之。其始病，余未之见，及余往诊，已满口烂赤。检其前方，则为最轻分量之桂枝汤，案中则言恶寒。夫病在太阳而用桂枝，虽不能定其确当与否，然犹相去不远。既而病转阳明，连服白虎汤五剂，前医以为不治。老友周肖彭嘱余同诊。问其状，昼则明了，暮则壮热，彻夜不得眠。夫营气夜行于阳，日暮发热属血分，昼明夜昏与妇人热入血室同。热入血室用桃核承气，则此证实以厥阴而兼阳明燥化。病者言经西医用泻盐下大便一次，则中夜略能安睡。诊其脉，沉滑有力。余因用大承气汤，日一剂，五日而热退。肖彭以酸枣仁汤善其后，七日而瘥。

佐景按 大论曰："厥深者，热亦深，厥微者，热亦微，厥应下之，而反发汗者，必口伤烂赤。"今已口伤烂赤，考其原，咎在发汗，则更应下矣，此经文之可据以用承气者一也。阳明病，有日晡所发潮热之证，大论言之者屡，今病人昼日明了，暮则壮热，殊相合，此经文之可据以用承气者二也。更诊其脉，沉滑而有力，是为实，此脉象之可据以用承气者三也。西医曾以泻盐微下，则中夜略得安睡，此前治之可据以用承气者四也。有此四证，已可谓细心，若仍不能大胆用救命之方，尚得称为医家乎？

曹颖甫曰 口伤烂赤，胃热也；大便燥结，肠热也，手足阳明俱热，不急泻之〔1〕，病何能去？《内经》云："阳气当隔，隔者当泻，不亟正治，粗乃败之"，此之谓也。

---

〔1〕 不急泻之：与其后的"当急泻之"，原书均作"写"。"泻"与"写"原本相通，径改之。

第三四案　小承气汤证 颖师医案

史_左　阙上痛，胃中气机不顺，前医投平胃散不应，当必有停滞之宿食，纳谷日减，殆以此也，拟小承气汤以和之。

生川军三钱（后入）　　中川朴二钱　　枳　实四钱

拙巢注　服此应手。

第三五案　调胃承气汤证 颖师医案

沈宝宝　上巳日　病延四十余日，大便不通，口燥渴，此即阳明主中土，无所复传之明证。前日经用泻叶下后，大便先硬后溏，稍稍安睡，此即病之转机。下后，腹中尚痛，余滞未清，脉仍滑数，宜调胃承气汤小和之。

生川军二钱（后入）　　生甘草三钱　　芒　硝一钱（冲）

佐景按　调胃承气汤小承气汤并前大承气汤为三承气汤。三者药味各异，分量不同，煎法既殊，服法亦差，仲圣分之至详，用之至精。历来注家能辨之至稔，言之至明者，当推柯氏韵伯，学者当细心参究。惟窃有一二小议，当略略补充如下：仲圣常言"胃中有燥矢"，此"胃中"二字，当连读成一名词，即"肠"字之别称，并非言"胃之中"，故"调胃承气"之胃，"微和胃气"之胃，均可作"胃中"，或径作"肠"字解，此其一。柯氏谓调胃承气汤为太阳阳明并病之和剂，并谓"此外之不解，由于里之不通，故太阳之头项强痛虽未除，而阳明之发热不恶寒已外见。"不知阳明亦有头痛，惟痛在颞上，而不在太阳穴；阳明亦有发热，惟热属蒸蒸，而不属翕翕，故大论曰："太阳病，三日，发汗不解，蒸蒸发热者，属胃也，调胃承气汤主之。"此"不解"二字并非表不解，乃太阳热去，阳明热继，亦不解之谓也。柯氏硬加"头不痛"句，反逆，此其二。柯氏谓厚朴倍大黄是气药为君，大黄倍厚朴是气药为臣。谓之曰"气"，似尚见含糊，盖厚朴是肠药，能直达肠部，宽放肠壁。彼肠结甚者，燥矢与肠壁几密合无间，硝黄虽下，莫能施其技，故必用厚朴以宽其肠壁，而逐其矢气，如是燥矢方受攻而得去，此其三。

虽然，窃于大承气一法，犹有疑义焉。仲圣于本方中用厚朴至半斤之多，以吾师什一之法折之，当得八钱。但吾师用此，似未有至八钱者。吴氏又可为承气专家，而其大承气汤用大黄达五钱，至厚朴则一钱而已。吴氏鞠通较为阔步，本方用大黄六钱，用厚朴亦仅及其半量，至三钱而止。吴氏辨谓治伤寒本证，当重用厚朴，治温热本证，当减用之者，此乃点缀之语，非通人之论也。由是观之，使用严酷之眼光，细计药量之比重，世乃无有真大承气汤。阅者博雅，曾有惯用真大承气汤，而能识其底蕴者乎？辱承赐教，下工之愿也。

以上论自桂枝汤至调胃承气汤九证既竟，乃可合列一表如下：

麻黄汤证——麻杏甘石汤证⎫　　⎧小承气汤证
桂枝汤证——白虎汤证　　⎬承气汤证⎨大承气汤证
葛根汤证——葛根芩连汤证⎭　　⎩调胃承气汤证

此表之意犹曰：麻黄汤证化热入里，为麻杏甘石汤证。桂枝汤证化热入里，为白虎汤证。葛根汤证化热入里，为葛根芩连汤证。而葛根芩连汤证、白虎汤证、麻杏甘石汤证化热之后，则均为承气汤证。其肠结轻，可攻补兼施，所谓和之者，是为调胃承气汤证。其肠结较重者，亦用和法，即为小承气汤证。其肠结最重者，当用下法，又曰急下法，又曰攻法，即为大承气汤证。实则三承气汤方对于麻桂葛之汗法及白虎汤之清法言，皆得曰下法也。又吴凝轩师兄于三承气之分辨，另有高见，详本集附录中，可参阅。

麻杏甘石汤证之传为承气汤证，在以上诸实验医案中，似尚未有述及。实则此种病例虽较白虎汤证传为承气汤证为少，却并不鲜见。盖经谓肺与大肠相表里，肠热可以移肺，肺热亦可及肠。所谓"温邪上受，首先犯肺，逆传心包"者，即系麻杏甘石汤重证，不能解于桑菊银翘，乃传为肠热，肠热不已，灼及神经，发作神昏谵语，遂指为逆传心包耳。依余临床所得，肺热传为肠热之后，其肺热每不因此而消。此时若但治其肺热，纵用麻杏石甘汤极重之量，必然无济，当急用承气汤法，去其肠热。如嫌承气伤肺，伐及无辜，则导法甚佳（法详中卷），余屡用之获效。肠热既去，续用麻杏甘石以治肺热，乃得有济。故大论曰："下后，不可更行桂枝汤，汗出而喘，无大热者，可与麻黄杏仁甘草石膏汤。"本条条文极似重出，当删，而事实上却有此例，奈何？甚有既下之后，而肺气自开，咳嗽自爽者，余亦屡屡逢之。有一俞姓小孩，于某月初三日，患咽痛，红肿，兼见白点，胸闷不舒。初四日，皮肤发出细点如麻。甲医断宜清血保咽，用生地、川连、黑栀、淡芩之属。夜间，病孩喉肿谵语，龂齿目赤。初五日，甲医用玄参、生地、山栀、左金丸之属。易乙医，改投解肌透痧之剂，如豆豉、薄荷、葛根、牛蒡之属。初六日，乙医主喉痧以透痧为要，重予透发之药。初七日，痧密布，夹白痦，热度更高，入夜梦呓。乙医虑其伤津，又与存阴清热之法，如连翘、银花、竹叶、黛蛤散等。如是延至十一日晚，痧虽回而热不退，咳嗽气粗，鼻扇口燥，胸闷不舒，神识不清，加以腹痛拒按，耳下漫肿。丙医有识，曰：宜通腑气。径用生大黄三钱，元明粉一钱，并合透发之药，以达其余邪。其夜大便既行，神烦即安，鼻扇耳肿悉渐退。复诊，依然用硝黄，直至粪色转黄，方予调理而安。由本案观之，凡肺热之转为肠热者，苟不设法去其肠中热结，但知透表生津，岂有济乎？

然则麻杏甘石、白虎、葛根芩连三汤证皆能化热而为承气汤证，在病所方面言，三汤证之病所为较上，承气汤证之病所偏于肠，为较下，由此吾人得外感疾病传变之第三原则，曰"由上传下"是也。大论曰："阳明居中，主土也，万物所归，无所复传。"其斯之谓乎？

吾人研究上列九方，有一事当注意及者，即此九方中用甘草者竟达七方是也。麻桂葛上列三汤既不离甘草，中列三汤又不脱甘草，下列调胃承气汤亦用甘草。因知甘草安肠一说，不为无见。盖疾病由上传下，由表入里，由寒化热，既为必然之趋势，今安和其肠，即所以保其在里在下之津者，自为着要之法矣。至于大小二承气汤证因病已传肠，邪已内实，故不必用甘草。及其邪去肠虚，又当重用甘草以益之，不待再计者也。余治小儿病，喜用甘草自一钱至三钱，既取其有和中之能，更乐其有调味之功。小儿服吾药之后，乃不喜他医之剂。寄语儿科郎中，善用甘草，可以使天下父母省强药之烦也。

我今姑舍甘草一味之小者近者不论，而论九首汤方之大者远者。学者当知此九方者处同等重要之地位，各有专功，不容漠视。集此九方，即成《伤寒论》中太阳阳明二经之骨干。识此九方，即能治伤寒，亦能治温病。学者将疑吾言之夸乎？吾敢实陈读者，历来大医竟无有能尽识此九方者。或但识其一，而莫识其二。或能识其二，而莫识其三。谓予不信，请略论之。

尤氏在泾曰："无汗必发其汗，麻黄汤所以去表实，而发邪气。有汗不可更发汗。桂枝汤所以助表气，而逐邪气。学者但当分病证之有汗无汗，以严麻黄桂枝之辨，不必执营卫之孰虚孰实，以证中风伤寒之殊。是无汗为表实，反云卫虚，麻黄之去实，宁独遗卫？能不胶于俗说者，斯为豪杰之士！"柯氏韵伯曰："桂枝汤证惟以脉弱自汗为主耳。粗工妄谓桂枝汤专治中风，印定后人耳目，而所称中风者又与此方不合，故置之不用。愚常以此汤治自汗、盗汗、虚疟、虚痢，随手而愈。"又曰："予治冷风哮与风寒湿三气合成痹等证，用麻黄汤辄效，非伤寒证可拘也。"其言何等精辟！然则尤氏、柯氏皆能识麻桂二汤者也。陆氏九芝曰："葛根芩连一方独见遗于阳明者，以人必见下利始用之，不下利即不用，而不以为是阳明主方也。孰知此方之所用者宏，而所包者广也。"然则陆氏能识葛根芩连汤者也。又曰:"无人知温热之病,本隶于《伤寒论》中,而温热之方,并不在《伤寒论》外。"然则陆氏又能看破伤寒温病之画地为牢者也。

吴氏又可曰:"应下之证,见下无结粪,以为下之早,或以为不应下之证,误投下药。殊不知承气本为逐邪而设,非专为结粪而设也。必俟其粪结、血液为热所搏,变证迭起,是犹养虎遗患,医之咎也。况多有溏粪失下,但蒸作极臭,如败酱,或如藕泥,临死不结者。但得秽恶一去,邪毒从此而消,脉证从此而退,岂徒孜孜粪结而后行哉?"此言超拔非凡,然则吴氏能识诸承气汤者也。叶氏天士曰:"温邪上受,首先犯肺。"吴氏鞠通曰:"凡病温者,始于上焦,在手太阴。"法曰辛凉轻平,方号桑菊、银翘。虽无麻杏甘石之名,而有泛治肺热之实。苟吾人不求酷论,谓叶氏吴氏能识麻杏甘石汤可也。而吴氏之用白虎,或以化斑,或以解暑,颇具变化之观。苟吾人不吝誉语,可称之曰微有仲圣用桂枝之风,然则吴氏亦能识白虎汤者也。由是言之,诸氏皆仲圣之功臣也。

九方中惟葛根汤未得知己,彼垂青于葛根芩连汤之陆公九芝且勿能道之。陆公选温病方二十有二首,以葛根芩连为首选,而独遗葛根汤,亦不及麻杏石甘汤(本汤反附温法麻黄汤下),又曲解"太阳病,发热而渴,不恶寒者,为温病"条为太阳阳明合句,曰:"太阳病发热"五字为句,是太阳;"而渴不恶寒者"六字为句,即阳明,不免牵强附会,于是知陆公误矣。尤公在泾以葛根汤主太阳阳明合病,不知葛根芩连汤(即大论小注所谓一云用后第四方)方是合病之主方,于是知尤公误矣。柯公韵伯释太阳温病条,引麻杏甘石汤为主方,不知太阳温病非阳明病,特近阳明,故其所释乃与陆公所引者相类,总未免似是而实非,于是知柯公误矣。

然而以上所误犹不甚,独鞠通曰:"按仲景《伤寒论》原文,太阳病,但恶热,不恶寒,而渴者,名曰温病,桂枝汤主之。"是乃惊人之语!夫能发仲圣之秘,即使易仲圣之辞,容何伤?今乃不然。以吾观之,此中有太阳病(原文），有阳明病（但恶热不恶寒），有太阳温病（不恶寒而渴者名曰温病），有太阳中风（桂枝汤主之），鞠通乃悉合之为一，犹如并牛头马脯猪腿羊脚于一器，得毋滑天下之大稽，荒宇宙之大唐。又既知麻杏甘石汤证为上焦当清之热饮，何以反列入下焦篇里、寒湿门中？鞠通善辩，何以自解？回视上焦篇第八条所谓"太阴温病，脉浮大而芤，汗大出，微喘，甚至鼻孔扇"者，显是急当救肺，宜麻杏甘石之候，乃偏偏用白虎加人参汤代之。当知脉芤汗出，不至即死，鼻扇肺闭，命乃立倾。故即使应用参米救逆，亦当在喘平鼻定之后，乃万无可疑者。鞠通当此日暮途穷，竟欲倒行逆施，以此教人，贻害曷穷？于是知鞠通误矣。至又可，明明以伤寒表里之法，伤寒和下之方，治温治疫，乃偏曰，"伤寒温病自是两途，未有始伤寒而终变为温病者。若果温病，自内达外，何有传经？若能传经，即是伤寒，而非温病明矣。"于是知又可误矣。至香岩《指南》捏造河间温热须究三焦，藉抗伤寒之分六经，陆公已揭其非。又曰："伤寒多有变证，温热虽久，在一经不移，以此为辨。"又曰："温邪手经为病，今世多以足六经主治，故致此。"（此，言坏病也。）又曰："初病手经，不当用足经方。"赆其意，盖谓伤寒属足经，温病属手经，伤寒之足经以太阳为首，温病之手经以太阴为首。又曰："再论三焦不得从外解，必至成里结。里结于何？在阳明胃与肠也。"夫胃既为足阳明，何得曰传手不传足？三焦既能传胃，何得曰久在一经不移？于是知香岩误矣。（参考谢著《温病论衡》）。由是观之，诸家所言，皆未能尽合仲圣意也。

今更舍人而论方，麻桂二汤拥庞大之美名，人皆知其为伤寒中风之主人，实则仅有少数伤寒家与之交纳，一般温热者流恒敬而远之，故其名弥彰，而其实弥亡。麻杏甘石汤因得叶吴等向平淡方面发挥，故其名愈湮，而其用反宏。白虎承气诸汤，坐不改姓，行不易名，温热家莫奈之何。虽或加养阴之品，以资点缀，徒见其掩盗而已。葛根芩连汤得陆公为知己，堪慰生平。所叹者，葛根一汤，在《伤寒论》中，不埋于形，而埋于神；千古万人，读《伤寒论》者，不盲于睛，而盲于心。推原其故，有可得而言者：本汤证为期至暂，因其化热至速，瞬入阳明，病家延医稍缓，医者即不及见，非若麻黄汤证竟有延至一月之久者，此其一。仲圣述此，出之以隐笔，后人读此，依然用大意，此其二。成氏无己首注大论，功次叔和，其注太阳温病条曰："发热而渴，不恶寒者，阳明也。"自此一"也"，竟误尽仲圣奥旨，引起无底纷争。使当日成氏添用一字，作"近阳明也"，方毫厘不失，千里无差乎，此其三。有此三因，竟使葛根汤之治太阳温病，莫明于世。噫！

　　上表九方，范围本小，以六经言，不过三之一，以一百一十三方言，不及十之一。设以伤寒诸方为一大圈子，则此九方者，不过大圈子中之一小圈子耳。不意在此小圈子中，任尔伤寒鸿儒，任尔温热大家，孰为五十步，孰为百步，悉已如绘如画，莫能遁形，异哉！伤寒家尊其师承，笃其礼貌，我无间言。独彼温热家者，每傲然自得，曰：我能跳出伤寒圈子。呜呼！天下之人，非尽盲者，孰能信之？邵子餐芝曰：彼谓能跳出伤寒圈子者，将折足伤胫也。我则曰：遑论不折足伤胫，任伊添千翅百翼，又安能越雷池一步哉？陆士谔先生曰："余方求跳入伤寒圈子而未得"，是又岂滑稽之言哉？

　　温病别于伤寒之说，不始于叶、吴，前乎叶、吴者多家，说解不一，诚如陆公所谓如弈棋然，直无一局之同者，但以叶、吴为甚。今日一般市医之佼佼者，又每以叶、吴为宗，故我即以叶、吴之说为讨论之对象。我今以细密之眼光，分析叶、吴之学说，不外阳袭温病之名，阴统阳明之实，杜撰湿温之论（彼辈所谓湿温非古医家所谓湿温），撷取少阳之华（说详本书第二集），如是而已。是故今日之医遇白虎承气证，指是温病无论矣；遇麻杏甘石、葛根芩连等肺热血热之证，亦曰温病。遇葛根汤证，虽不识，同曰温病。遇桂枝汤证，犹曰温病（见《温病条辨》）。遇麻黄汤证，心知其为伤寒，无可说矣，却曰，不久即成温病。果也，病既不解于轻剂，而已于太阳，遂逐渐化热，转入阳明，而成彼之所谓温病。于是凡人之病皆是温病，不是伤寒。庸工噩噩，人云亦云，不禁居常叹曰："当今之世，何温病之多，而伤寒之鲜也？"不知彼之所谓温病，正仲圣所谓伤寒耳！我今退一步言，使彼能用验方，一一愈之，即呼之为火病炎病，容何伤？奈何一律豆豉豆卷，桑叶菊花，但知计日用药，不审辨证疏方，毋怪谵语神昏，"逆传心包"，以至于死，可哀也已！夫病家之病一也，温热派之医至，曰：此温病也。伤寒家之医至，曰：此伤寒也。病家曚曚，莫知适从。不知伤寒为雅士之称，温热乃田舍之号。伤寒为仲圣之大论，温热乃后贤之附骥。然则后者何如前者美？舍温热而从伤寒可矣！

虽然，《伤寒论》六经之说亦安得无小疵？依《伤寒论》六经提纲，"太阳之为病，脉浮，头项强痛而恶寒"，桂枝麻黄葛根三汤得分据之。"阳明之为病，胃家实是也"，白虎承气诸汤得分据之。若夫葛根芩连，遂无所依附，不得已目之为太阳阳明合病。至麻杏甘石汤所主，既为肺家实，不关胃家事，不能附于阳明，又以不头项强痛，甚不恶寒，不能附于太阳。其被摈于二经之外，彰彰明甚，更无论于少阳三阴矣。况条文仅存其二，若去其疑似，将仅存其一。毋怪后贤少有用意及之，是诚一绝大罅漏之处。彼叶氏天士聪明绝顶，得此遗宝，惊喜若狂。乃曰："温邪上受，首先犯肺"，即以此为新温热病之总纲。然则与人以隙，使人易乘者，又宁非六经说之小疵也耶？惟小疵含于大纯，小疵将绝不损于大纯。

抑学者当知，水至清则无鱼，人至明则无朋。学至精则无书可读，理至澈则大智若愚。格致不已，则返为老子之无为。心存无为，则《经方实验录》将自毁。自毁陋籍，了不足惜。惟念此又非爱吾励吾者之所期。无已，姑止吾格医之言，而作本卷之结论曰：

伤寒温热之争辨，至有清一代为最烈，伤寒家之斥温热，犹严父之逐劣子，认为不屑教诲。温热家之排伤寒，如蛮族之抗敌国，指为不共戴天。窃意则殊不尔。夫伤寒温热同属中医，一则陈义较高，范围较广；一则述理稍浅，范围稍小，其浅者小者悉从高者广者化出。故我不惜笔墨，悉指出其真凭实据，使无遁辞，又表彰其片长只善，俾有足录。一言以蔽之，我将融温热于伤寒之中，而不拒温热于伤寒之外。此乃余数年来私人整理中医学术之原则，亦即吾一家学说之鲜明旗帜也！

夫中医之在今日，危岌极矣。外有西医之侵，内有寒温之争，中难得民众之信赖，上未获政府之优视。正似山雨欲来，疾风将起。忧时之士，早效杞人。然佐景不敏，颇具自信之力，信吾此旗帜一出，定可息狂风，止暴雨，而永永飘扬于光天化日之下者也！

曹颖甫曰 丰城之剑，埋光气于尘沙，荆山之璞，被猜嫌于燕石。伤寒温病之聚讼，惟有历年，非经剖析分明贯通融会，不惟仲师立方之功不能大白，而又无以钳温热家之口，使不敢抗衡于先圣。无怪近代庸工读仲圣之书，阳尊之而阴弃之也。佐景此论实能发仲圣之藏，使用古方者不迷于骈枝邪说，夫而后可以治伤寒，可以治温病，而泛应曲当，可以免聚讼矣。

经方实验录

第一集中卷

江阴曹颖甫先生医案

门人瑞安姜佐景编按

第三六案　桂枝二麻黄一汤证 其一　颖师医案

王右　六月二十二日　寒热往来，一日两度发，仲景所谓宜桂枝二麻黄一汤之证也。前医用小柴胡，原自不谬，但差一间耳！

川桂枝五钱　　白芍四钱　　生草三钱　　生麻黄二钱

光杏仁五钱　　生姜三片　　红枣五枚

佐景按　病者服此，盖被自卧，须臾发热，遍身漐漐汗出，其病愈矣。又服药时，最好在寒热发作前约一二小时许，其效为著。依仲圣法，凡发热恶寒自一日再发（指发热二次，非谓合发热恶寒为二次）。以至十数度发，皆为太阳病。若一日一发，以至三数日一发，皆为少阳病。少阳病多先寒而后热，太阳如疟证却有先热而后寒者，观大论称少阳曰寒热往来，称太阳如疟曰发热恶寒，热多寒少，不无微意于其间欤。以言治法，少阳病宜柴胡剂，太阳病宜麻桂剂，证之实验，历历不爽。若反其道以行之，以柴胡剂治寒热日数度发之太阳如疟，每每不效；以麻桂剂治寒热一作之少阳病，虽偶或得效，究未能恰中规矩。盖少阳病之病所偏于淋巴，太阳病之病所偏于汗腺，表里互异，此方剂之所由分也。

方极云："桂枝二麻黄一汤治桂枝汤证多，麻黄汤证少；桂枝麻黄各半汤治桂枝汤麻黄汤二方证相半者。"此言似是而非，将令人有无从衡量之苦。余则凭证用方，凡发热恶寒同时皆作，有汗者用桂枝汤，无汗者用麻黄汤；发热恶寒次第间作，自再发以至十数度发者，择用桂二麻一等三方，层次厘然，绝无混淆。若欲求其详细病理药理，且可言之有据，不受科学医之攻驳者，恕我未暇，抑未能也！

曹颖甫曰 少阳病之所以异于太阳者，以其有间也。若日再发或二三度发，则为无间矣。太阳所以异于阳明者，以其有寒也；若但热不寒，直谓之阳明可矣，恶得谓之太阳病乎？固知有寒有热，一日之中循环不已者为太阳病；寒热日发，有间隙如无病之人者为少阳病，此麻桂二汤合用与柴胡汤独用之别也。病理既明，随证用药可矣。时医妄言科学，乃与五行八卦纠缠不清者同类而共笑之乎！

第三七案　桂枝二麻黄一汤证其二　佐景医案

施右 住唐家湾肇周路仁德里二号

佐景按 本年七月十五日，予施诊于广益中医院，有施姓妇者蹙頞告诉曰："先生，我昨服院外他医之方，病转剧，苦不堪言。"余为之愕然，令陈其方，照录如下：

"经事淋漓，入夜寒热，胸闷泛恶，苔灰腻，治宜荆芩四物汤加味。

炒荆芥钱半	炒条芩钱半	全当归二钱	大川芎八分
炒丹皮钱半	赤白芍各钱半	金铃子二钱	制香附钱半
元胡索钱半	贯仲炭三钱	荷叶一角"	

余曰：方未误，安得转剧？妇曰：否。初我夜寐粗安，大便如常，自进昨药，夜中心痛甚剧，辗转不能成寐，且大便转为泄泻，乞先生一治之。予按例首问其病历，妇曰：半月矣。次问其寒热，妇曰：倏冷倏热，不计其次。余闻其言，若有所得焉。妇自陈其异状，汗出自首至胸而止，既不达于胸下，亦不及于两臂。予思论有"剂颈而还"之语[1]，此殆"剂胸而还"乎[2]？察其舌，黑近墨而不焦，口奇干。余疑其方进陈皮梅、松花蛋之属。妇曰，非是，日来苔黑，常作此状。按其脉，幸尚不微细。两肩至臂颇麻木。加以经事淋漓不止，妇几不能悉陈其状。予对此错杂之证，亦几有无从下笔之苦。使从西医所谓对症治法，琐琐而治之，则用药得毋近数十味？然而此非我所能也，因书方曰：

初诊七月十五日　寒热往来，每日七八度发，已两候矣。汗出，剂胸而还，经事淋漓，法当解表为先，以其心痛，加生地，倍甘草。

净麻黄一钱　　川桂枝二钱　　生甘草三钱　　生苡仁一两
杏　仁三钱　　生白芍钱半　　生　地五钱　　制川朴一钱
生　姜二片　　红　枣六枚

二诊七月十六日　昨进药后，汗出，遍身漐漐，心痛止，经事停，大便溏薄瘥，麻木减，仅自臂及指矣。黑苔渐退，口干渐和，夜中咳嗽得痰，并得矢气，是佳象。前方有效，不必更张。

净麻黄一钱　　川桂枝钱半　　生甘草二钱　　生白芍钱半
大生地五钱　　制小朴一钱　　杏　仁三钱　　生　姜二片
红　枣六枚

---

[1][2] 剂颈而还、剂胸而还："剂"通"齐"，今仍保留原貌未作改动。

佐景按 予遵仲圣脉证治法，而疏昨方，心未尝不惴惴也！以为次日复诊，能得寒热略除，即是大功，乃喜出望外，非但热退神振，抑且诸恙并差，有如方案所云，斯亦奇矣！试求其所以能愈病之理，以证状学之立场言之，必曰：能治其主证，斯一切客证或副证不治自愈也。此言不误，然而无补于病理之了解。幸有博雅君子，阅吾此案，赐予说明其中一切病理。如苔黑口干，何以反宜麻桂？发汗伤津，何以反除心痛？经水淋漓，大便溏泄，犹风马牛之不相及，何以戛然并止？寄惠数行，佐景之愿也！

时施妇更示我以一方，盖即初得病时，就诊于海上伤寒名家所得之方笺也。笺云："右 丙子五月廿四日

温邪，身热，呕吐，口干，坐卧不安，防其昏厥，候高才正。

炒香豉三钱	前 胡二钱	桑 叶钱半	藿 香钱半
砂 仁五分（打）	赤 苓三钱	苏 梗钱半	朱茯神三钱
姜山栀二钱	姜竹茹钱半	佛 手钱半"	

上方盖即伤寒名家治伤寒之标准方或模范方也，余获见者屡，故毫不以为奇。试问本方竟可防昏厥乎？大论之用栀子豉汤，必曰"发汗吐下后"，今人乃用之于发汗吐下前，得毋大谬？容在本书第二集中详述其理。

曹颖甫曰 太阳水气留于心下，则津不上承而渴，此意丁甘仁先生常言之。舌黑不焦，大便又溏，知非阳明热证，而黑色亦为水气，水气凌心，心阳不振，故痛。大便溏，则为条芩之误，不用条芩，溏薄自止，非本方之功也。水气不能化汗外泄，故脾阳不振，而指臂麻。经水淋漓，亦水分多于血分，为水气所压故也。知病之所从来，即知病之所由去，不待烦言矣。

三诊七月十七日 寒热如疟渐除，大便已行，舌苔黑色亦淡，麻木仅在手指间。惟余咳嗽未楚，胸胁牵痛，有喘意，参桂枝加厚朴杏子法。

杏　仁四钱　　厚　朴钱半　　川桂枝二钱　　生　草三钱

白　芍二钱　　大生地六钱　　丝瓜络四钱　　生　姜一片

红　枣六枚

佐景按　服此大佳，轻剂调理而安。

第三八案　桂枝麻黄各半汤证 其一　颖师医案

顾左　住方斜路　十月二十一日　寒热交作，一日十数度发，此非疟疾，乃太阳病，宜桂枝麻黄各半汤。

桂　枝三钱　　甘　草钱半　　杏　仁五钱　　麻　黄钱半

白　芍钱半　　生　姜二片　　大　枣四枚

佐景按　桂枝麻黄各半汤方，原法分为三服；桂枝二麻黄一汤方，原法分为再服。取前方原量三之一，后方原量二之一而较之，得麻杏同量，而后方之桂芍姜草枣悉比前方约多一倍，故前方名各半，而后方名桂二麻一也。然而近代煎服法，率分二次煎服，与古者不同，况其分量上下，又甚微细，故吾人但知此二方之应用足矣，初不必过分斤斤于铢两之间也[1]。

曹颖甫曰　此证甚轻，故轻剂而病易愈，不徒与铢两不合已也。

---

〔1〕　铢两：原书误为"株两"，显系刊误，今据文义改。

第三九案　桂枝麻黄各半汤证 其二 颖师医案

朱右　住小北门福佑路　十月九日　自坠胎后，即病寒热往来，日夜五度发，此本麻桂各半汤证，可以一汗而愈。乃经西医用止截疟病之针，寒热之交作遂止，变为但热不寒。西医因验其血，谓无疟虫。病本非疟，安得有疟虫乎？自此以后，一身尽痛，经王仲奇先生用通络疏风之剂，身痛愈其大半。而大便否塞不通[1]，今晨已发痉厥，证甚危笃。脉实大有力，血分热度甚高，加以日夜渴饮，阳明燥热显然，治宜调胃承气汤，佐以凉血通络，或可侥幸于万一。

生川军三钱　枳　实三钱　芒　硝二钱　生　草二钱

丹　皮五钱　大小蓟各三钱　丝瓜络一条（剪，先煎，去渣，入前药）

佐景按　吾师一二诊后，即因故辞谢，由他医续治。后闻卒不起，惜哉！然而卒不起者，非后医之过，坏病之治实难也！推本病之源，殆因坠胎之后，正气虚弱，因得太阳病。凡太阳病，当从汗解，绝无止截之理。竟止截之，故遂变为深一层之坏病。我更不知用以止截者为何药，使其为奎宁之属，则吾知有服金鸡纳霜数十粒，因热极而死者，故截后之化燥，奎宁不无嫌疑。设此说非是，化燥实本乎病者在里之伏热，则吾以为初起病时，桂枝二越婢一汤当较桂麻各半汤为胜一筹。

复次，大论桂枝二越婢一汤条曰："太阳病，发热恶寒，热多寒少（脉微弱者，此无阳也，不可发汗），宜桂枝二越婢一汤。"诸家或以本条为有缺文，

─────────────

[1]　大便否塞不通："否"，通"痞"。

或以为是倒笔，余则谓但加一括弧如上式，以示例外之意，即得，初不必议论纷纷也。又括弧并可用于他条。

曹颖甫曰 历来病家最忌有钱，有钱则药石纷投，予每见富家子弟妇为杂医所误，甚有至死不悟者，可悲也已。

第四〇案　桂枝加大黄汤证 颖师医案

庆孙 七月二十七日　起病由于暴感风寒，大便不行，头顶痛，此为太阳阳明同病。自服救命丹，大便行，而头痛稍愈。今表证未尽，里证亦未尽，脉浮缓，身常有汗，宜桂枝加大黄汤。

川桂枝三钱　　生白芍三钱　　生　草一钱　　生川军三钱
生　姜三片　　红　枣三枚

佐景按 治病当先解其表，后攻其里，此常法也，前固言之稔矣。余依临床所得，常有表解之后，其里自通，初不须假药力之助者。缘先表束之时，病者元气只顾应付表证，不暇及里，及表解之后，则元气自能反旆对里。夫元气之进退往返，谁能目之者，然而事实如此，勿可诬也。故余逢表束里张之证，若便闭未越三日者，恒置通里于不问，非不问也，将待其自得耳。

若本汤之合解表通里药为一方者，又是一法。然其间解表者占七分，通里者占三分，不无宾主之分。以其已用里药，故通里为宾，以其未用表药，故解表为主。双管齐下，病魔遁乌有之乡，彼元气主帅乃高枕而无忧。

由是观之，仲圣书中，活法重重，惟在人善自取之。设更求法外之法，请再研究厚朴七物汤。

第四一案　白虎加桂枝汤证　颖师讲授　佐景笔记

师曰　余二十五岁时，能读医书，而尚不善于治病。随表兄陈尚白买舟赴南京应秋试。陈夫妇同宿中舱，余宿前舱。天方溽暑，骄阳如炽，舟泊无锡，陈夫妇相偕登陆，赴浴惠泉，嘱余守舱中。余汗出浃背，又不便易衣，令其自干。饮食起居又不适，因是心恒悒悒然。舟泊五日，方启碇。又五日，乃抵镇江。下榻后，部署初定，即卧病矣。延医疏方，不外鲜藿香、鲜佩兰之属，服之数日，病反加剧，汗出，热不清，而恶寒无已。当夜乘轮赴京，时觉天昏地黑，不知人事。比抵石城，诸友扶住堂子巷寓所。每小便，辄血出，作殷红色，且觉头痛。时为八月初五日，距进场之期仅三天矣。是时，姻丈陈葆厚先生已先余到南京。丈精于医，诊脉一过，即亲出市药，及荷叶露三大瓶，生梨十余枚以归。并嘱先饮露，饮已，口即不干。顷之又渴，复啖生梨，梨皮不遑削，仅弃其心，顷刻尽十枚。迨药煎成，即进一大碗，心中顿觉清朗，倦极而睡。醒后，头已不痛，惟汗未出。更进二煎，浓倍于前。服后又睡。醒时不觉周身汗出，先小汗，后大汗，竟至内衣夹袄被褥上下皆湿，急起更易，反被以盖。于是方觉诸恙悉除，腹中知饥，索热粥。侍者曰：粥已备，盖陈丈所预嘱者也。初啜一小碗，觉香甜逾恒。稍停，又续进，竟其夜，竟尽二大碗。初七日，即能进场。试期达九日夜，毫无倦容。余乃惊陈丈医术之神。叩其药，则桂枝石膏二味同捣也。问其价，曰：适逢新开药铺，共费钱六文而已。遂相与大笑。丈，江阴人，邑庠生，精医之外，又能诗词。

佐景按　头痛而恶寒，此太阳病未罢也，法当令其汗出而解。然小便已见血出，安复有余液可以作汗？故先饮荷叶露及生梨者，增其液以为作汗之张本也。于是与石膏以清其内蕴之热，与桂枝以祛其外束之寒。寒因汗解，热因凉除。醒来索粥，是即白虎汤之粳米，向之饮露，亦犹加参汤之人参。看其啖梨啜露之顷，像煞儿戏。孰知六文二味之中，已含圣法。呜呼，化仲圣方活而用之，非陈老孰有此巧也！

曹颖甫曰 救命之恩，所不敢忘。表伯葆厚先生已于八十四岁归道山，迄今又四五年矣，清灯夜雨，为之泫然！

佐景又按 白虎加桂枝汤证多见于夏日，诚以炎暑蒸人，胃肠本已热化，入夜凉风习习，未免贪享，故致表里交病。表为寒束，则热无外泄之机，势必愈炽。热既内炽，则更易伤津，使无从作汗以解表。惟有投白虎汤以治其本（肠胃之热），同时加桂枝以治其标（表证之寒），标本并治，方可热除津复，汗出表解。依余经验，桂枝轻至一钱，生石膏轻至三钱，亦可有效。设不尔者，但用白虎以清热，则表证将愈甚，但用桂枝以解表，则内热将愈炽，终不免坏病之变。此理较深，请以弈棋为喻。围棋繁密，请以象棋为喻。夫棋法，必也双砲直列，或也双车并驰，或也砲马互峙，或也双马连环，方可制敌将之死命。否则，单枪匹骑，孤掌难鸣，敌方非但可从容他逸，抑且易事反攻。桂枝石膏二药之合作而不可分离者，理亦犹是。或曰：君前谓石膏凉胃，桂枝温胃，何能温凉并进，反获奇功耶？曰：仲圣方温凉并用者，诸泻心汤即在其例。若桂枝与石膏，犹其始焉者尔。盖人体之机构复杂繁沓，灵敏万分，及其病时，作用尤显。各部机构每自能吸取其所需，而放任其所不需者。若论本汤证，则胃取石膏之凉而消热，动脉取桂枝之散而致汗，故二者非但不相左，抑且相成。吾人若惊仲圣之神，何能到此造诣？敢答曰：此尚为仲圣大道之藩篱耳，欲尽赏奇花异卉，请细读《伤寒》《金匮》。

前桂枝加大黄汤为七分太阳，三分阳明。今白虎加桂枝汤为七分阳明，三分太阳。二汤之对仗，堪称工整。医者能合用仲圣诸方，即可曲应万变之病，兹二汤特发其凡耳。

第四二案　麻黄附子甘草汤证　佐景医案

佐景曰　余尝治上海电报局高鲁瞻君之公子，年五龄，身无热，亦不恶寒，二便如常，但欲寐，强呼之醒，与之食，食已，又呼呼睡去。按其脉，微细无力。余曰：此仲景先圣所谓少阴之为病，脉微细，但欲寐也。顾余知治之之方，尚不敢必治之之验，请另乞诊于高明。高君自明西医理，能注射强心针，顾又知强心针仅能取效于一时，非根本之图，强请立方。余不获已，书：

熟附片八分　　净麻黄一钱　　炙甘草一钱

与之，又恐其食而不化，略加六神曲、炒麦芽等消食健脾之品。次日复诊，脉略起，睡时略减。当与原方加减。五日而痧疹出，微汗与俱，疹密布周身，稠逾其他痧孩。痧布达五日之久，而胸闷不除，大热不减，当与麻杏甘石重剂，始获全愈。一月后，高公子又以微感风寒，复发嗜寐之恙，脉转微细，与前度仿佛。此时，余已成竹在胸，不虞其变，依然以麻黄附子甘草汤轻剂与之，四日而瘥。

佐景按　麻黄能开肺气，附子能强心脏，甘草能安肠胃，三者合则为麻黄附子甘草汤，能治虚人之受邪而力不足以达邪者。若麻黄附子细辛汤则以细辛易甘草，其力更伟。盖细辛芳香，能蠲痰饮而辟秽浊故也。夫脉微细但欲寐如本案所云固为少阴病，若更进而兼身热、恶寒、踡卧，亦为少阴病，不过有轻重缓急之分尔。而东人山田氏必欲补恶寒二字，使成"少阴之为病，脉微细，但恶寒欲寐也"一条，其可以已乎？

曹颖甫曰　予治脉微细但欲寐者，往往以四逆汤取效。然姜生所治高姓小儿，实由太阳表证内伏少阴。故非麻黄不能奏功，断非四逆汤所能治。盖四逆汤仅能由少阴外达肌腠，以干姜、炙草能温脾胃，脾胃固主肌肉也。若改干姜为麻黄，方能由少阴直达肺部，而皮毛为之开泄，以肺主皮毛故也。观其证治三变，而始终不脱麻黄，其用心之细密，殆不可及。况身热而不恶寒，似无用麻黄之必要，此证竟毅然用之，其识解尤不可及乎。盖呼之则醒，听其自然则寐，有蒙蔽之象，故可决为非少阴本病，而为太阳内陷之证。且以小儿纯阳之体，不当有此少阴病故也。以此意叩姜生，定当相视而笑，以为不意闷葫芦竟被打破也。

佐景又按 友人周巨中君之二女公子，年三龄，患恙沉迷不醒，手足微厥。余诊之，脉微细，承告平日痰多，常有厥意，必剧吐而后快。余曰：诺。疏麻黄附子细辛汤，加半夏、生姜与之。嘱服一剂再商。及次日，周君睹孩精神振作，不复沉迷。又值大雨滂沱，遂勿复邀诊，仍与原方一剂。三日往诊，手足悉温，唇口干燥，由阴证转为阳证。余曰：无妨矣。与葛根，花粉，桑叶，菊花轻剂，连服二日，全愈。以后余逢小儿患但欲寐者多人，悉以本法加减与之，无不速愈。人见本方药味之少，窃窃以为怪，是皆未读经书、未从名师之故也。

更有友人李君，某日深夜值余，曰：吾之幼孩病，可虑否？询其详，曰："旬日以前，吾房内四壁新漆未干，睡其中，寒气凛然。吾孩亦宿于比，未免受寒，自后精神不振，但欲睡，呼之吮乳，亦无喜乐之状，痰多，身不发热。适值阴历岁尾，家事纷繁，内人以其不烦躁，无所苦，不甚以为虑，仅与生梨、莱菔及生姜汁数次，无效。请同居之医士某君诊之，医亦谓无妨，药后殊不见进步。睡时口中有痰涌出。"余曰：中医治病，当辨寒热，得毋寒痰为祟乎？当嘱速就海上著名儿科徐先生诊，当尚有救，徐先生善治此证，众所素知也。闻次日以事阻，勿果往。第三日，改延某年老之推拿女医士诊，医士诊务栗六，至病家，已晚上九时，用姜汁、葱白汁沾指，推拿约十余分钟，并与丸药，谓病不妨事，勿必惊惶。至夜十二时许，喉中作痰阻状者凡二次，遂殇。呜呼，惜哉！

杭州汤士彦先生作《酣睡篇》曰："稔友林源卿少君，年只四龄。于霉后患症，他无所苦，惟昏迷沉睡，永日不苏，呼之不应，推之不醒。医者以积滞挟痰论治，凡三剂，渺效。越日，乃迓彦趋视〔1〕，曾反复诊察，了无异证。指纹苔色一似常孩，身既不热，便亦通畅〔2〕，无痰而不咳，口润而不饮，呼吸平均，能食知饥。骤视之，盖与正式之睡眠无以异也。每日惟在侵晨，略有一句钟短时之清醒，在清醒时，固一毫无疾病之小儿也，呼父呼母，一如平常。遇此，则熟睡如泥，虽簸颠震撼，多方逗引，终无法使之清醒而不睡焉。证象如是，治之奈何？予意此必湿浊为祟，阻碍机窍所致。盖湿本阴晦之邪，得秽浊则迷漫散布，蒙蔽神明，既失清晨于初起，更无形质之可攻，淹绵不去，至为纠缠。法当开上郁，佐中运，投藿香、木香、苏叶、薄荷、省头草、全青蒿、石菖蒲、郁金、川朴、广皮、苓块，送服神香苏合丸半粒。外更以桂心、附子、淡萸、均姜、白芷、陈艾为末，炒热，交换以布包熨其腹际上下，取其温香通调，以助药势。果不须臾，微闻腹中漉漉作鸣，移时，竟渐渐苏来。家人睹状，竟欣然色喜。该儿亦咿唔笑语，顿复常态。时方下午，坐伴天明，亦不欲睡，闻街有贩卖食物者，且欲购食，因进焦饭煮化之稀粥与之，交午，犹张眸无倦意。讵下午二时后，又颓然入睡乡去矣。因再施前法，效稍减。翌日，施之亦然。彼家亲友俱窃窃相告，众口哓哓，佥曰魅祟。因就卜焉。聆术者言：鬼凡三，二大一小，小者弱，叱之可去，惟大者悍耳，且皆新市场之枭首鬼也！妇妪闻之，毛骨悚然，亟焚帛致祭，夜相送，不获也。乃倩变相羽士数辈（阴阳生），作保福（俗称拜斗）而解禳之，锣鼓喧天，膏粱泼地，斗室中居然给主事之法师，请得杭城所有之土地尊神而来（法师跪念遍城之土地及神名），循序朗诵，铙钹相闻，音调别具，亦颇悦耳。最后并以八仙桌高掀，架于二桌之上，作桥形，上更置有预制之纸门一，是为关。法师前导，家人抱病儿随之，俯首绕桌下，凡三匝，卒破其纸门，大呼一切灾难尽消

---

〔1〕 迓彦趋视："迓"，读 yà，迎接。

〔2〕 便亦通畅："畅"同"畅"。

灭而去。是役也，所费为十余袁老，历时可三数小时，而病者戄然起，能言矣，群方诧为神奇。讵不旋踵，复如故，盖小儿亦因方才之惊扰使然也，岂真验乎？时予固在旁，方默筹愈之之道，对于此等胡闹，只一笑置之，盖势然也，习然也，亦无可如何也。翌日，病犹是，复恳设法，乃重聚其家人，更商治策。予曰：迷信种种，殆试遍矣，今请为约，嗣而后惟药饵为是。在证象测之，实无大害，当可挽救，且郁久蒸发，渐见佳象，有由募原中道弥漫，及至中下之势，湿甚生热，气窒不宣，脉滞苔黄，更衣不行，烟雾缭绕，可望展舒，无形变为有形。因轻宣以开郁，芳香而通神，温运中枢，渗导秽浊。用苏叶、薄荷、佩兰、连翘心、石菖蒲、郁金、木香、枳壳、炒黄川贝、元明粉、栝蒌子、六一散，一剂，而大小解泻如酱色状，再剂，而睡兼旬之证豁然矣。后以六君加减，调治半月康复。综计孩病凡二旬，自六月三十日起，迄七月二十日止，计清醒时平均每日一时半，合计约三十小时，以小儿睡眠十时为衡，每日越睡时凡十二时半，二十日共计越睡时凡二百五十小时，诚一有趣之睡眠病也。"（录《医界春秋》五十九期）。读有趣之医案，每令人乐而忘倦，余读本案至"而病者戄然起，能言矣，群方诧为神奇，讵不旋踵，复如故，盖小儿因方才之惊扰使然也"句，不禁为之捧腹者竟日。按本案初起，确属麻黄附子细辛汤证，故汤熨交施，渐得苏醒。惜其药力嫌薄，故醒而又睡。最后苔黄便闭，寒证渐转热证，佳象也。汤先生主轻宣以开郁，是麻黄之任也，主芳香而通神，是细辛之职也，主温运中枢，是附子之能也，更主渗导秽浊，是临证所宜加减也。故虽不用经方之药，却尽合大论之法。退病魔，胜术士，汤先生可谓匠心独运者矣。

曹颖甫曰 手足厥，但欲寐，全是少阴寒证，以太阳寒水陷入少阴，故宜麻黄附子细辛汤，而于水肿一证尤宜。

第四三案　小青龙汤证 其一　佐景医案

张志明先生　住五洲大药房

初诊十月十八日　暑天多水浴，因而致咳，诸药乏效，遇寒则增剧，此为心下有水气，小青龙汤主之。

净麻黄钱半　川桂枝钱半　大白芍二钱　生甘草一钱

北细辛钱半　五味子钱半　干　姜钱半　姜半夏三钱

佐景按　张君志明为余之好友，尝患疔毒，自以西药治之，增剧，因就余以中药治愈，乃叹中药之神。自后恙无大小，每必垂询，顾余以事冗，居恒外出，致常相左。某晨，君又贲临，曰：咳嗽小恙耳，何中医久治不差？并出方相示，则清水豆卷、冬桑叶、前胡、杏仁、赤苓、枳壳、桔梗、竹茹、牛蒡、贝母、瓜蒌皮、冬瓜子、枇杷叶之属。因询之曰：君于夏月尝习游泳乎？曰：然。君之咳遇寒则增剧乎？曰：然。余乃慰之曰：此证甚易，一剂可愈，幸毋为虑。因书上方与之。越二日，来告曰：咳瘥矣，何中医亦有上下床之别也。余笑而颔之，并徇其请，书下方调理焉。

二诊十月二十日　咳已全愈，但觉微喘耳，此为余邪，宜三拗汤轻剂，夫药味以稀为贵。

净麻黄六分　光杏仁三钱　甘　草八分

佐景按　张君之尊甫颇精医理，颐居四明，闻君久咳未愈，惧其伤肺，乃买舟来视，及至，则恙已瘳矣。欣喜之余，极赞经方之妙。

余屡用本方治咳，皆有奇效。顾必审其咳而属于水气者，然后用之，非以之尽治诸咳也。水气者何？言邪气之属于水者也。如本案张君因习游泳而得水气，其一例也。又如多进果品冷饮，而得水气，其二例也。又如远行冒雨露，因得水气，其三例也。更如夙患痰饮，为风寒所激，其四例也。凡此种水气之咳，本汤皆能优治之。顾药量又有轻重之分，其身热重，头痛恶寒甚者，当重用麻桂。其身微热，微恶寒者，当减轻麻桂，甚可以豆豉代麻黄，苏叶代桂枝。其痰饮水气甚者，当重用姜辛半味，因此四者协力合作，犹一药然，吾师用五味尝多至三钱，切勿畏其酸收。其咳久致腹皮挛急而痛者，当重用芍草以安之。否则，轻用或省除之，奏效如一。要之小青龙证。在里为水气，在表为咳（咳之前喉间常作痒），其表证之重轻，初可勿拘，其舌苔亦不必限于白腻。遑论其他或喘或渴或利或噎哉？此皆经验之谈，不必泥于书本者也。本年夏，友好多人皆习游泳，耽之不倦，虽雨天不已，一月前后，十九患咳，余悉以本汤加减愈之。人每誉我为治咳圣手，孰知我之妙药，不过仲圣之一轻方而已哉！

朱阜山先生医案云："刘聘贤孙六岁，住刘行乡南潘泾宅，十一月下旬，夜间随祖父冔水捕鱼，感冒风寒，咳嗽痰黏，前医投旋覆代赭汤，咳嗽陡止，声音嘶嗄，涎壅痰鸣，气急鼻煽，肩息胸高，烦躁不安，大小便不利，脉右伏，左弦细。乃予仲圣小青龙汤原方：桂枝六分，杭白芍五钱，仙半夏五钱，北细辛五分，炙麻黄四分，炙甘草七分，干姜五分，五味子五分。一剂而喘平，再剂咳爽，而咯痰便利矣。"（录《国医杂志》）然则本汤证之误治转剧者，本汤亦能救其逆。

曹颖甫曰 予近日治丁姓妇十年痰饮，遇寒即剧，日晡所恶寒而喘，亦用此方。方用麻黄三钱，细辛二钱，干姜三钱，白术三钱，半夏三钱，桂枝四钱。服经二剂，咳喘略减，而无汗恶寒如故。再加麻黄二钱，合五钱，细辛加一钱，合三钱，外加杏仁四钱，炮附子四钱，效否待明日方知。然则姜生治张君，两用轻剂而即效者，实由本年新病，不同宿疾之未易奏功也。若《国医杂志》所载，治刘孙案尤不足道矣。

第四四案　小青龙汤证 其二　佐景医案

张挚甫先生　据函述，悬拟方，无脉案。

净麻黄一钱　　川桂枝钱半　　细　辛一钱　　干　姜一钱

大白芍钱半　　五　味一钱　　半　夏三钱　　生　草一钱

谷麦芽（炒）各四钱

佐景按　前案张君志明之兄挚甫，向居海上，于今岁三月间奉命调任重庆某局要职。一日飞函来陈，谓患咳嗽甚剧，惧成肺病，已请当地名医赵君诊治，断为肺寒。药为金沸草、菊花、杏仁、蝉衣、枇杷叶、川贝、陈皮、桔梗、知母等味，未知合否，请拟方备用云云。余以重庆多雨，难见天日，况挚甫病前又曾就浴温泉，冒雨游山，此水气为病，乃绝无可疑者。更据述咳声如瓮中出，此非水湿而何？当不假思索，径拟小青龙汤加味，飞函报之。孰知方到后，张君不敢服，仍请赵医调治。先后诸方略略加减，匝月将届，竟未得愈。久之，方获张君续讯曰："弟之咳疾，服赵方终不断根，不得已于五月十四日改服兄方，竟一帖见效，十五日续服一帖，即见断根。兄治弟病于数千里之外，效如桴鼓，亦太神奇矣！苟不服兄方，目下恐真要变成肺病，则弟之感恩，固非笔墨所能道其万一。交友如兄，诚弟终身之幸也"云云。按此乃铁一般之事实，胜于雄辩。余非好炫己能，不过欲表圣方之功已耳（挚甫感医药之保身济世，年来勤读医书，且能作医论矣。其认识之精确有非吾侪可及者，士别三日，刮目相待，信然）。

虽然，余能治小青龙汤证于千里之外，独不能释小青龙汤证之病理于寸纸之上。使有读者不谅，必欲以此责难，则惟有鞠躬皲颜而已。姑取颠顶之语以塞责，曰：小青龙汤证之病所虽似在肺，而其病源实属于胃。大论中所谓"心下"，即是指"胃"，"心下"二字当连读，成一名词，不必谓心之下，犹"胃中"二字每连用，代一"肠"字，并非谓胃之中，否则，胃之中安得有燥矢？故云"心下有水气"犹言"胃有水气"。余以自身实地经验言，尝因多进果品茶汤致咳，必设法探吐，尽出白色痰涎，咳方随止，此事实之可以证明经文者也。更考本方所用之药，属胃者多，属肺者少，故本证病理实属胃邪犯肺，加表寒以激之，若是而已。若推问胃邪取何道以犯肺？颇难解答。吴兄凝轩谓胃欲逐邪上出，不时掀动，因而扰肺生咳，此殆近物理作用云云，颇具巧思。余意肺因生理互助作用，故意作咳，以辅胃之排邪，亦未可知。究属若何？姑留待识者考证。要之，我不愿以个人颠顶之臆语，阻学者灵活之巧思。但我愿以忠诚之疑问，启学者切实之发明。

恽氏铁樵当医学晦盲之日，揭伤寒之大纛，发世人之瞢瞆，著书授徒，厥功甚伟。及今拜读遗文，虽与本录所言每多出入。是犹见仁见智，无关大体也已。姑以本汤言，恽氏谓条文必有讹字，余则谓当无讹字。恽氏谓伤寒表不解而咳，殆无有不喘者，"喘"字上之"或"字，必系衍文，以喘乃必见证，非或然证也。余则谓伤寒表不解而咳，正多不喘者，故"咳"字居"而"字之下，为主证，而"喘"字居"或"字之下，为或然证，即使有或然之喘，推其量，不过"微喘"而已。恽氏谓本汤证即"肺伤寒"，余则谓所谓"肺伤寒"者究移之于麻黄汤证为切。恽氏谓凡人之呼吸停匀者，因肺气能降，肾气能升，肺肾失职则喘。余则谓本汤证与肾毫不相干，肺之外当责之胃。恽氏谓本汤为《伤寒论》中第一等大方，与十枣大建中相伯仲，些微误用，可以立刻致命。余则谓本汤为《伤寒论》中第一类和平方（详后大陷胸汤证按内），与小柴胡小建中相颉颃，稍稍辨证，即不致误用，更决不至于死。余用本方，不啻家常便饭，甚有但咳毫无他病者，余苟稔其属于水气，无不以本汤愈之，与恽氏之如临大敌者迥异。然而余有治验，恽氏亦多治验，此又异途而同归者。学者于此等异同之处，如依旧不肯轻易放过，当从临床实验中求解答。所谓以人体为标本，万无一误，据体工之变化，可以改正经文之讹误，可以分晓诸家之得失，有不容以口舌笔墨争者，是正遵恽氏之遗教也。

以上自上卷桂枝汤至本卷小青龙汤凡十五证，皆有发热之状。此十五种发热各自不同，使医者不能辨别，得主方以治之，其热皆不退。必须能一一细辨，病方就范。即能辨其发热之属于中风，用桂枝汤，属于伤寒，用麻黄汤，属于温病，用葛根汤，属于肺热，用麻杏甘石汤，属于胃热，用白虎汤，属于神经热，用葛根芩连汤，属于肠热，用诸承气汤，属于太阳一日数度发，用桂枝二麻黄一汤，或桂枝麻黄各半汤，属于表里不解，用桂枝加大黄汤，或白虎加桂枝汤，属于心阳衰弱，用麻黄附子甘草汤，属于心下有水气，用小青龙汤，方奏肤功。而此十五种热不过热之至常者，本集以下所述诸证诸病亦每兼有发热，下集所述诸证诸病亦皆不脱发热之范围。惟其热将悉异于是，未许等视。医者又当辨其病证，觅其主方，绝不许固执一方，以治诸热。是故经方家退热之效綦捷，退热之方綦多，而其辨热用方之技则殊，非朝夕所可得而几也。今有医者于此，曰：我能以一针退热，病形万变，吾针不改。不拘此为中医冷热之针，抑属西医注射之管，使其属事实胜雄辩，我甘拜下风，使其为欺世之大言，我不暇责焉！

人每以病之能传染者为伤寒，或以传染为伤寒之主要条件，实则《伤寒论》广义之伤寒。决不如是狭仄[1]。今求通俗说法，可曰凡病之发热者皆伤寒也。谓予不信，任君所发何热，论中皆有主方以治此热。所虑者，验方重重，还待明眼之选取耳。《经》曰："今夫热病者，皆伤寒之类也。"然则通俗云乎哉？直古圣人之遗意矣！

---

[1] 狭仄：即狭窄。

第四五案　射干麻黄汤证其一　颖师医案

冯仕觉　七月廿一日　自去年初冬始病咳逆，倚息，吐涎沫，自以为痰饮。今诊得两脉浮弦而大，舌苔腻，喘息时胸部间作水鸣之声。肺气不得疏畅，当无可疑。昔人以麻黄为定喘要药，今拟用射干麻黄汤。

射　干四钱　　净麻黄三钱　　款冬钱三花　　紫　菀三钱

北细辛二钱　　制半夏三钱　　五味子二钱　　生　姜三片

红　枣七枚　　生远志四钱　　桔　梗五钱

拙巢注　愈。

曹颖甫曰　有张大元者向患痰饮，初每日夜咯痰达数升，后咯痰较少，而胸中常觉出气短促，夜卧则喉中如水鸡声，彻夜不息。当从《金匮》例投射干麻黄汤，寻愈。又有杨姓妇素患痰喘之证，以凉水浣衣即发，发时咽中常如水鸡声，亦用《金匮》射干麻黄汤应手辄效。又当其剧时，痰涎上壅，气机有升无降，则当先服控涎丹数分，以破痰浊，续投射干麻黄汤，此又变通之法也。

第四六案　射干麻黄汤证其二　佐景医案

沈贤襄先生住辣斐德路玉振里三十五号　案缺

射　干钱半　　麻　黄二钱　　细　辛钱半　　紫　菀钱半

款　冬钱半　　姜半夏二钱　　五味子一钱　　生　姜二钱

大　枣四枚

佐景按　有友人庄君国坤者，病呃逆，患之三日，勉饮滚热之开水，则可止呃一分钟许。既治之不差，就诊于余。细察之，计每分钟作呃一十三次，甚均停，夜间亦然。稍入睡，辄因呃而醒。如是合计其三日夜之呃，竟已达五万六千余次之多，此宁非惊人之数。余略按其脉，视其舌，抚其额，即疏一方以与之，合计诊察及疏方时间，前后不出五分钟。庄君即电告药铺，嘱遣人来迎方送药。半小时后，药已煎就送到，立饮之，杯未复，而宿呃顿止。庄君初疑此为热饮之功，非药力之效，勿信焉。既而一分钟后，二分钟后，十分钟后，一点钟后，呃永不发，庄君乃惊为神奇。余曰：何神奇之有哉？此乃古圣人之遗泽，余不过窃其一二耳。余因检《金匮》橘皮汤方后文示之曰："右二味，以水七升，煮取三升，温服一升，下咽即愈。"并告之曰：古圣人用药二味，已能下咽即愈，况余今所用者，不止此二味哉！

时有友人沈君贤襄亦在侧，睹此变戏法式之治病术，不禁窃怪。曰：我有十余年之宿恙，君亦能愈之，若是其速乎？曰，何病？曰：老咳嗽也。曰：是亦不难。因按脉，察苔，抚额，依旧至迅，而上方随成，盖即射干麻黄汤原方是也。次日，沈君服此，恙减其半，续进二剂，咳永除，又岂非下咽即愈之谓乎？

我知阅者必将愿闻沈君宿恙之经过及服药后之反应，则与其由余陈述，迹近于夸，曷若由沈君自言，事属乎真？故沈君径自笔述如下，以告世之同病者：

"鄙人体素健，但自幼即有咳嗽之疾，每届初秋，天气骤凉，必按时举发。初则换衣之时，稍受风寒，即喷嚏不止，继则喉中生痰，呼吸不畅。疾剧时，夜间难以成寐，时需坐起，气方稍苏。而气管因痰阻碍，一呼一吸，声如锯木。往往头晕目眩，坐卧不安，痛苦殊甚。饮食方面，如肉类等固不敢染指，并烟酒等刺激物品亦在屏绝之例。十数年来，虽经诊治，间或购服西药，终鲜效果。因是每年例须受苦二月许。今秋又渐后发，幸经服姜君方数剂，立即遏止。现已隆冬，仍康好健啖如恒。惟偶闻浓厚之煤气，或略感寒凉，喉中亦立即呼吸有声，但片刻即愈，不须药治。且今晨间起身时，必有浓痰一口，自能吐出，甚称快适。前在病时，此痰阻塞喉间，不复能出，其苦不堪言状。回忆缠绵宿疾，恍然若失，多年沉疴，一旦根除，诚令人感佩不止也。

沈贤襄谨志二十六年一月十五日"

射干麻黄汤有其药理在，射干麻黄汤证有其病理在。使吾一一畅发之，诸君安坐而得之，将觉淡然无味，不值一嚼。君若不惜清神而自求之，则兴之所至，可以忘君餐，可以废君寝。此中之乐乐无穷，有不足为外人道者！

第四七案　苓甘五味加姜辛半夏杏仁汤证 颖师医案

叶瑞初君丽华公司化妆部

初诊二月十七日　咳延四月，时吐涎沫，脉右三部弦，当降其冲气。

茯　苓三钱　生甘草一钱　五味子一钱　干　姜钱半
细　辛一钱　制半夏四钱　光杏仁四钱

二诊二月十九日　两进苓甘五味姜辛半夏杏仁汤，咳已略平，惟涎沫尚多，咳时痰不易出，宜与原方加桔梗。

茯　苓三钱　生　草一钱　五味子五分　干　姜一钱
细　辛六分　制半夏三钱　光杏仁四钱　桔　梗四钱

佐景按 叶君现服务丽华公司化妆部，昔与史惠甫君为同事，患咳凡四阅月，问治于史。史固辞之，以习医未久也。旋叶君咳见痰中带血，乃惧而就师诊。服初诊方凡二剂，病即减轻。服次诊方后，竟告霍然。

第四八案　皂荚丸证其一　颖师亲撰

师曰 《要略》曰："咳逆上气，时时吐浊，但坐，不得眠，皂荚丸主之。"按射干麻黄汤证但云咳而上气，是不咳之时，其气未必上冲也。若夫本证之咳逆上气，则喘息而不可止矣。病者必背拥叠被六七层，始能垂头稍稍得睡。倘叠被较少，则终夜呛咳，所吐之痰黄浊胶黏。此证予于宣统二年，侍先妣邢太安人病亲见之。先妣平时喜进厚味，又有烟癖，厚味被火气薰灼〔1〕，因变浊痰，气吸于上，大小便不通。予不得已，自制皂荚丸进之，长女昭华煎枣膏汤，如法昼夜四服。以其不易下咽也，改丸如绿豆大，每服九丸。凡四服，浃晨而大小便通，可以去被安睡矣。后一年，闻吾乡城北朱姓老妇，以此证坐一月而死，可惜也！

曹颖甫曰 有黄松涛者，住城内广福寺左近，开设玉器店，其母年七旬许，素有痰饮宿疾，数年未发，体甚健。某秋，忽咳嗽大作，浊痰稠黏，痛牵胸胁，夜不能卧，卧则咳吐，胀痛更甚，前所未见。病发三日，乃延余诊，其脉弦数，气急促，大便三日未行，力惫声嘶，喘不能续，证已危险。余乃告其家人曰：此属痰饮重证，势将脱，若不急救，再延片刻，无能为矣。于是急取控涎丹一钱五分，以开水冲元明粉三钱吞送。不久，咳减，气急稍定。至晚大便下，作黑色，能安眠。达旦，诸恙尽失。于是始知控涎丹系十枣汤变其体制，用以备急者也。然考此病本皂荚丸证。《金匮》所谓咳

---

〔1〕 薰灼："薰"与"熏"同，本书此字一律保留原貌不作改动。

逆上气，时时吐浊，但坐不得眠，皂荚丸主之是也。但此证来势暴厉，病体已不支，恐皂荚丸性缓，尚不足以济急耳。

第四九案　皂荚丸证 其二　颖师讲授　佐景笔记

师曰　门人卢扶摇之师曹殿光，芜湖人，年五十所，患痰饮宿疾，病逾十载，扶摇不能治，使来求诊。其证心下坚满，痛引胸胁，时复喘促，咳则连声不已，时时吐浊痰，稠凝非常，剧则不得卧。余谓其喘咳属支饮，与《伤寒论》之心下有水气，《痰饮篇》之咳逆不得卧，证情相类，因投以小青龙汤，不效。更投以射干麻黄汤，合小半夏汤，又不效。而咳逆反甚，心殊焦急。更思以十枣汤攻之，而十枣又为胸胁悬饮之方。思以葶苈大枣降之，而泻肺系为肺胀肺痈而设，皆非的对之剂。纵投之，徒伤元气，于病何补？因念其时吐痰浊，剧则不得卧，与《金匮》所载皂荚丸证，大旨相同。遂以皂荚炙末四两，以赤砂糖代枣和汤，与射干麻黄汤间服之。共八剂，痰除喘平，诸恙尽退。

第五〇案　皂荚丸证 其三　颖师讲授　佐景笔记

师曰　余尝自病痰饮，喘咳，吐浊，痛连胸胁，以皂荚大者四枚炙末，盛碗中，调赤砂糖，间日一服。连服四次，下利日二三度，痰涎与粪俱下，有时竟全是痰液。病愈后，体亦大亏。于是知皂荚之攻消甚猛，全赖枣膏调剂也。夫甘遂之破水饮，葶苈之泻痈胀，与皂荚之消胶痰，可称鼎足而三。惟近人不察，恒视若鸩毒，弃良药而不用，伊谁之过欤？

曹颖甫曰　余治张大元喘咳不得卧，亦用控涎丹法，一下而愈。近数年来大元染有烟癖，浓痰和水而出，一夜得一大玻璃杯。诸痰饮方绝无功用，皂荚灰亦无济。大约水气太甚者，既不当用涤除油垢之法，而中有浓痰者又非温药所能治乎？

佐景按　鸦片本为大药，彼以大药为家常便饭，宜乎他药之不能奏功。故任何病证发于嗜烟之体，较常人为难治，不啻倍蓰者，常历试不爽也。

第五一案　皂荚丸证其四　颖师医案

郑左　住方浜路口　年八十二岁　湿痰之体，咳嗽，四肢浮肿，病情属溢饮，原当发汗利小便。但以浊痰阻于胸膈，咳而上气，但坐不眠，痰甚浓厚。病急则治其标，法当先用皂荚丸以下胸膈之痰，俾大小便畅行，得以安睡，方是转机。今按两脉结代，结代之脉，仲景原以为难治。药有小效，方议正治。

> **土皂荚**去黑皮，去子，去弦，酥炙研细，蜜丸如桐子大。
> 每服三丸，日三服，以黑枣二十枚，浓煎去渣送丸

拙巢注　病家将此方询诸他医，医以剂峻，劝勿服。其后究竟如何，不可得而知矣。

曹颖甫曰　皂荚丸之功用，能治胶痰，而不能去湿痰。良由皂荚能去积年之油垢，而不能除水气也。然痰饮至于嗽喘不已，中脘必有凝固之痰，故有时亦得取效。惟皂荚灰之作用乃由长女昭华发明。彼自病痰饮，常呕浓厚之痰，因自制而服之。二十年痰饮竟得剿除病根。予服之而效。曹殿光适自芜湖来诊，病情略同，故亦用之而效也。

佐景按　《金匮》本方云："皂荚八两，刮去皮用，酥炙。右一味末之，蜜丸桐子大，以枣膏和汤，服三丸，日三夜一服。"刮去皮用者，刮去其外皮之

黑衣也。酥炙者，用微火炙之，使略呈焦黄即得，勿成黑炭也。服三丸者，每服三丸也。日三夜一服者，日中三服，夜间一服，竟日共四服，计十二丸也。故或云本药荡涤刺激之力甚大，一日用量不得过梧子大三丸者，非也。枣膏和汤者，言预用枣肉煎熬成膏，及应用时，取膏加热水，使混和成汤，送本丸也。尤氏云：饮以枣膏，安其本也。此说甚是。伸言之，即恐皂荚入胃，非但去浊痰，并将殃及胃中宝贵之津液，故必用枣膏以固护之，此吾友吴凝轩之说也。吾师代枣膏以砂糖，无非取其便捷，然其保津之功，恐不及枣膏远甚。顾二者皆属甘味，与甘草之安肠生津，饴糖之建中定痛，有异曲同工之妙。

综计以上本汤四案，第一案邢太安人先一日四服，共进如梧子大者十二丸，次一日共进如绿豆大者三十六丸。今案凡蜜丸如梧子大之丸药，每钱约得十余丸，则如梧子大十二丸者，量仅钱许耳。第二案曹殿光用皂荚末四两者，乃其八日间之总量也。即先一日服皂荚末一两，次日改服射干麻黄汤一剂，以后第三、第五、第七日同第一日，第四、第六、第八日同第二日。按每日服末一两较第一案之钱许，量已大增，但此为皂荚焦黑之灰，彼为同品炙黄之质。黑者力微，黄者力巨，故其量为反比，而二者病情又有重轻之分，故量虽迥异，并非矛盾。第三案吾师自以皂荚大者四枚炙末，盛之得一小半碗。余尝试择大皂荚一枚，不去皮弦与子，衡之，得新秤一两许。又取大者二枚，炙之使焦，研之为末，衡之，得六钱许。是四枚末约为一两二钱许，与第二案所称之两许，亦尚相合。第四案如古法，与第一案同。按本药究属峻品，无经验之医生初次试用，宁自每服五分递加，较为妥当。

又按用皂荚无非取其荡涤胶痰，而其能荡涤胶痰者，盖即赖其中含有石碱素。余云岫先生曰：吾辈所用之驱痰剂，西药如西尼加根，中药如远志、桔梗、皂荚，中皆含有石碱素，所谓刺激性驱痰剂是也。故用牙皂之荚，可以代西尼加根云云。中西学说相通，信哉。

曹颖甫曰 除痰之药以有碱性者为长，故咯痰不出者，用桔梗甘草汤，无不克日取效，以桔梗含有碱性故也。痰黏胸膈而不出，则用有碱性之桔梗以出之，所谓"在高者引而越之"也。胶痰在中脘，则用有碱性之皂荚以下之，所谓"在下者引而竭之"也。凡用药有彻上彻下之异，可因此而观其通矣。

第五二案　泽泻汤证 颖师医案

管右　住南阳桥花场　九月一日　咳吐沫，业经多年，时眩冒，冒则呕吐，大便燥，小溲少，咳则胸满，此为支饮，宜泽泻汤。

泽　泻一两三钱　　生白术六钱

佐景按　本案病者管妇年三十余，其夫在上海大场莳花为业。妇素有痰饮病，自少已然。每届冬令必发，剧时头眩，不能平卧。师与本汤，妇服之一剂，既觉小溲畅行，而咳嗽大平。续服五剂，其冬竟得安度。明年春，天转寒，病又发。师仍与本方，泽泻加至二两，白术加至一两，又加苍术以助之，病愈。至其年冬，又发。宿疾之难除根，有如是者！

《伤寒》《金匮》中小方甚多，吾师亦常用之。佐景因笔墨不闲，未暇一一详举。神而明之，存乎其人。

以上自小青龙汤至泽泻汤凡五证，皆治痰饮。小青龙汤以心下有水气为主，射干麻黄汤以喉中水鸡声为主，苓桂五味加姜辛半夏杏仁汤以吐涎沫为主，皂荚丸以胶痰为主，泽泻汤以眩冒为主，此其大较也。

第五三案　桂枝加龙骨牡蛎汤证其一　颖师医案

周左　早年精气不固，两足乏力，头晕目花，证属虚劳，宜桂枝加龙骨牡蛎汤。

川桂枝三钱　　生白芍三钱　　生甘草二钱　　龙　骨一两（先煎）

左牡蛎三两（先煎）　大黑枣十二枚　生　姜八片

佐景按　《要略》云："男子失精，女子梦交，桂枝加龙骨牡蛎汤主之。"故本汤之治遗精，医者所尽知也。顾知之而不能用之，其所用者，每偏于肾气丸一方，加补益之品，如续断、杜仲、女贞子、菟丝子、核桃肉之属。吾师治此种病，一二剂即已。余依师法而行之，其效亦然。时事新报馆黄君舜君患遗精已久，多劳则剧，不喜服重剂药，为疏桂枝白芍各钱半、炙草一钱、生姜一片、大枣四枚、龙骨牡蛎各三钱，三服而瘥。另有邹萍君年少时，染有青年恶习，久养而愈。本冬遗精又作。服西药，先二星期甚适，后一星期无效，更一星期服之反剧。精出甚浓，早起脊痛头眩，不胜痛苦。自以为中西之药乏效，愁眉不展。余慰之曰，何惧为，予有丹方在，可疗之。以其人大胆服药，予桂枝白芍各三钱、炙草二钱、生姜三大片，加花龙骨六钱、左牡蛎八钱，以上二味打碎，先煎二小时。一剂后，当夜即止遗，虽邹君自惧万分，无损焉。第三日睡前，忘排尿，致又见一次。以后即不复发，原方加减，连进十剂，恙除，精神大振。计服桂枝芍药各三两，龙骨六两，牡蛎八两矣。其他验案甚多，不遑枚举。

曹颖甫曰 此方不惟治遗精，并能治盗汗。十余年中，治愈甚众，但以数见不鲜，未录方案，并姓名居址而忘之矣。按桂枝汤本方原为营弱卫强，脾阳不振，不能令汗出肌腠而设。故辛甘发散以助脾阳，令肌腠中发出之汗液与皮毛中原有之汗液混合而出，然后营气和而自汗可止。盗汗常在夜分，营气夜行于阳，则其病当属肌腠不密，汗随营气而外泄。营病而卫不病，亦为卫不与营和，故用桂枝汤本方，以和营卫二气，加龙骨牡蛎以收外浮之阳，故盗汗可止。若营卫未和，而漫事收敛，吾知其必无济也。吴生凝轩盖亲验之。

第五四案　桂枝加龙骨牡蛎汤证其二　颖师医案

季左　十月十二日　夜寐喜盗汗，脉阳浮阴弱，宜桂枝加龙骨牡蛎汤。

川桂枝四钱　生白芍三钱　生　草一钱　龙　骨四钱

左牡蛎一两　生　姜八片　红　枣十二枚

佐景按　《要略》云："男子平人，脉虚弱细微者，喜盗汗也。"《巢源·虚劳盗汗候》云："盗汗者，因眠睡而身体流汗也。此由阳虚所致，久不已，令人羸瘠枯瘦，心气不足，亡津液故也。诊其脉，男子平人脉虚弱微细，皆为盗汗脉也。"丹波氏云："《金鉴》云，此节脉证不合，必有脱简，未知其意如何。盖虚劳盗汗，脉多虚数，故有此说乎？"吾师则曰：此证桂枝加龙骨牡蛎汤所得而主之也。如本案所示，即其一例。服药后，每每周身得微微热汗出，以后即不盗汗矣。余用本方者屡，得效与治失精同。吴兄凝轩昔尝患盗汗之恙，医用浮小麦，麻黄根，糯稻根以止其汗。顾汗之止仅止于皮毛之里，而不止于肌肉之间，因是皮肤作痒异常，颇觉不舒。后自检方书，得本汤服之，汗止于不知不觉之间云。

本汤既可治盗汗，又可治遗精，更可治盗汗之兼遗精者，所谓虚劳人是也。以中医之旧理释之，必曰，汗者，津液之散于表者也；精者，津液之注于下者也，虽有表下之不同，而本汤能保津液则一。此种抽象之说理，原属不错，但实在之病理变化决不如此简单。余更见一病者，先患盗汗，医以糯稻根、浮小麦等品以止之，于是遗精作。医又以熟地、五味、术、杞以补之，于是盗汗又起。二者更替为病，诸名医竟无术以疗之。缠绵数月，病者发狂，自楼上向街跃下。医院惧其生事，婉劝出院，后不知究竟。尚忆其人以服药日久，多看载药用说明之包药纸，亦能稍明药性。因是医下一药，彼必曰此药太热，或曰此药过凉。余按其人之病不足虑，而其评药之习却可畏，卒不得良医以起之者，非无因也！

曹颖甫曰 一知半解为近世病家通病，而时医又从而恐吓之，谓某药不可轻试，故遇方治稍重者往往弃而弗服，一遇重证，多至不救。伧楚之生命固不足惜，其如医学之晦盲何哉！

佐景又按 陆自量先生作《桂枝龙骨牡蛎汤之治验篇》云："中表某君有四岁女，患小便频数，日夜无度，然无其他症状。夜必遗尿数次，彼母深恶之，遂求治于余，以疗此恶疾。余沉思之，窃念遗尿之病，世多此疾，而无此方，在小儿则为司空见惯。在大人亦为秘密暗疾，故世少特效方，此亦破题儿之治证也。俄顷，悟得《金匮》桂枝加龙骨牡蛎汤为治男女失精梦交之良方，曾有人施治于膀胱咳证，且日人以此汤疗久年遗尿，每得特效，虽未亲历，实验所载，谅不我欺，乃处以整个的桂枝加龙骨牡蛎汤（桂枝、芍药各二钱，生姜二片，红枣四枚，龙牡各五钱），令试服之，竟二剂，遗尿已愈，溲数亦调。于服药时，彼母伴为枣子汤与之，故该孩颇为欢迎，益系纯属甘味，绝无苦口之药，虽有生姜之辛，尽为甘味所掩。服后亦无反射影响，故该孩屡索枣子汤不已也。考遗尿证系肾脏泌尿作用兴奋，膀胱尿道括约肌麻痹而弛缓，致患尿意频数。投此汤，大枣、甘草正能缓和肾脏泌尿之兴奋，桂枝、生姜含有挥发油，能直达生理变常之所在地——病处——刺激括约肌之麻痹，使之兴奋，同时以龙骨、牡蛎含有石灰质，芍药含有单宁酸，能为之收敛，遗尿病遂由是而愈也。此汤之能愈失精者，亦从而知之矣"（录《苏州国医杂志》）。余亦曾仿此用本汤治高年妇人遗尿，其结果大致甚佳。惜其报告系由人辗转传来，故不甚详明耳。读者如遇此证，大可一用此汤，盖以补治虚，以涩治遗，乃吾中医之大法，复何疑为？

第五五案　炙甘草汤证其一　颖师讲授　佐景笔记

师曰　律师姚建，现住小西门外大兴街，尝来请诊，眠食无恙，按其脉结代，约十余至一停，或二三十至一停不等，又以事繁，心常跳跃不宁，此仲师所谓心动悸，脉结代，炙甘草汤主之之证是也。因书经方与之，服十余剂而瘥。

炙甘草四钱　　生　姜三钱　　　　桂　枝三钱　　潞党参二钱

生　地一两　　真阿胶二钱（烊冲）　麦　冬四钱　　麻　仁四钱

大　枣四枚

佐景按　大论原文煎法，用清酒七升、水八升合煎；吾师生之用本汤，每不用酒，亦效。惟阿胶当另烊冲入，或后纳烊消尽，以免胶质为他药黏去。余用阿胶至少六钱，分二次冲，因其质重故也。

曹颖甫曰　阳气结涩不舒，故谓之结，阴气缺乏不续，故谓之代，代之为言，贷也，恒产告罄，而称贷以为生，其能久乎？固知《伤寒·太阳篇》所谓难治者，乃专指代脉言，非并指结脉言也。

第五六案　炙甘草汤证其二　颖师医案

唐左　史惠甫介绍

初诊十月二十日　脉结代，心动悸，炙甘草汤主之。此仲景先师之法，不可更变者也。

炙甘草四钱　　川桂枝三钱　　潞党参三钱　　阿胶珠二钱

大麻仁一两　　大麦冬八钱

大生地一两　　生　姜五片

红　枣十枚

佐景按　唐君居春申，素有心脏病，每年买舟到香港，就诊于名医陈伯坛先生。先生用经方，药量特重，如桂枝、生姜之属动以两计。大锅煎熬，药味奇辣，而唐君服之，疾辄良已。今冬心悸脉结代又发，师与炙甘草汤，服至三五剂，心悸愈，而脉结代渐稀，尚未能悉如健体。盖宿疾尚赖久剂也。君又素便秘，服药则易行，停药则难行，甚须半小时之久，故师方用麻仁一两之外，更加大黄三钱。

二诊十月二十三日　二进炙甘草汤，胃纳较增，惟口中燥而气短，左脉结代渐减，右脉尚未尽和，仍宜前法加减。加制军者，因大便少也。

炙甘草五钱　川桂枝四钱　潞党参五钱　阿胶珠二钱

大熟地一两　大麻仁一两　麦　冬四钱　紫苏叶五钱

天花粉一两　生　姜三片　红　枣七枚　制　军三钱

第五七案　炙甘草汤证 其三　颖师讲授　佐景笔记

师曰　昔与章次公诊广益医院庖丁某，病下利，脉结代，次公疏炙甘草汤去麻仁方与之。当时郑璞容会计之戚陈某适在旁，见曰：此古方也，安能疗今病？次公忿与之争。仅服一剂，即利止脉和。盖病起已四十余日，庸工延误，遂至于此。此次设无次公之明眼，则病者所受苦痛，不知伊于胡底也。

佐景按　本案与前案同例，惟一加麻仁，一去麻仁，均具深意，岂流俗庸工之所知哉？古方不能疗今病，逼肖时医口吻，第不知何所据而云然，何怪江南无正伤寒之论调犹盛于今日也。黄钟毁弃，瓦釜雷鸣，付之一叹！

曹颖甫曰　玉器公司陆勋伯寓城隍庙引线弄，年逾六秩，患下利不止，日二三十行，脉来至止无定数。玉器店王友竹介余往诊。余曰：高年结脉，病已殆矣。因参仲圣之意，用附子理中合炙甘草汤，去麻仁，书方与之。凡五剂，脉和利止，行动如常。

按古方之治病，在《伤寒》《金匮》中，仲师原示人加减之法，而加减之药味，要不必出经方之外，如阴亏加人参而去芍药，腹痛加芍药而去黄芩，成例具在，不可诬也。如予用此方，于本证相符者则用本方，因次公于下利者去麻仁，遂于大便不畅者重用麻仁，或竟加大黄；遇寒湿利则合附子理中；于卧寐不安者，加枣仁朱砂，要不过随证用药，绝无异人之处，仲景之法，固当如此也。

佐景又按　余用本方，无虑百数十次，未有不效者。其证以心动悸为主。若见脉结代，则其证为重，宜加重药量。否则，但觉头眩者为轻，投之更效。推其所以心动悸之理，血液不足故也，故其脉必细小异常。妇女患此证之甚者。且常影响及于经事。动悸剧时，左心房处怦怦自跃，不能自已。胆气必较平时为虚，不胜意外之惊恐，亦不堪受重厉之叫呼。夜中或不能成寐，于是虚汗以出，此所谓阴虚不能敛阳是也。及服本汤，则心血渐足。动悸亦安，头眩除，经事调，虚汗止，脉象复，其功无穷。盖本方有七分阴药，三分阳药，阴药为体，阳药为用。生地至少当用六钱，桂枝至少亦须钱半，方有效力。若疑生地为厚腻，桂枝为大热，因而不敢重用，斯不足与谈经方矣。余治验过多，不暇尽数证引，姑简述一二如下：

有卢氏妇经事淋漓不清，其夫忧之，虑成漏证，与本汤一剂，经即止，神即安。有王氏妇足肿不良于行，每日下午三四时许，背脊酸痛，不可名状，服本汤三剂，肿者退，而痛者除。有马姓女郎患失眠，又易怒，服此汤后，日间亦欲眠，不与人忤矣。病家无识，以为服药之后，何反神愈也？不知今日之多眠即所以代偿前此之失眠（与病愈后之多食同例），迫偿负既足（有偿至旬日之久者），安用昼寝为？有沈姓教师，经西医诊断，患心脏病，而治心脏病之特效药尚未发明，戚然来问计。余曰，君所需之特效药早已发明，其发明之日至少在距今一千七百年以前，君特不自知耳！教师愕然，服本汤而心脏病除。有吴姓老妇两手臂筋挛，服本汤得屈伸自如。夫经漏、足肿、脊楚、失眠、易怒、心病、筋挛，病象万千，余何能一方而愈之？实告读者，辨证之功也。

本汤证在男子多发于病后，在女子每见于平日。但吾国妇女最喜讳疾忌医，君如告之曰病，彼不信也。试服汤而精神焕发，兴趣倍增者，彼曰我前此体虚也。果依此说，炙甘草汤能补虚，然则《伤寒》方又岂惟专治伤寒而已哉？柯氏谓《伤寒论》中多杂病方，信然。

神交邵子餐芝贻书教曰，本录脉诊一项似欠详明。余拜聆之下，无任感铭。爱特添述本证脉象一二如下，以补前愆。按本汤证脉象数者居多，甚在百至以上，迟者较少，甚在六十至以下。服本汤之后，其数者将减缓，其缓者将增速，悉渐近于标准之数。盖过犹不及，本汤能削其过而益其不及，药力伟矣。又血亏甚者，其脉极不任按，即初按之下，觉其脉尚明朗可辨，约一分钟后，其脉竟遁去不见，重按以觅之，依然无有。至此，浅识之医未有不疑虑丛生者。但当释其脉，稍待再切，于是其脉又至。试问脉何以不任按，曰血少故也。迫服本汤三五剂后，脉乃不遁，可以受按。此皆亲历之事，绝非欺人之语。依理，一人二手，其脉当同，然而事实上不尔，左右二脉每见参商。脉理之难信，有如是者。抑吾国同胞不甚讲究健康，尤以妇女为甚。试执一无病之人而切其脉，辄多病象，或至数不合，或洪细无度，以医学之目光衡之，悉是病体，而同胞不自以为病。一旦发热卧床，病上加病，其病脉又加异象，几至不可究诘，直有难以言语形容之者，即使勉事形容，而人亦难能了解者。脉象之难言，又有如是者。故拙按中言脉象略简者，未尝无苦衷于其间也。

第五八案　小建中汤证其一　颖师医案

王右　腹痛，喜按，痛时自觉有寒气自上下迫，脉虚弦，微恶寒，此为肝乘脾，小建中汤主之。

川桂枝三钱　　大白芍六钱　　　生草二钱　　生姜五片

大枣十二枚　　饴糖一两

佐景按　大论曰："伤寒二三日，心中悸而烦者，小建中汤主之。"又曰："伤寒，阳脉涩，阴脉弦，法当腹中急痛，先与小建中汤。"《要略》曰："虚劳，里急，悸，衄，腹中痛，梦失精，四肢酸疼，手足烦热，咽干，口燥，小建中汤主之。"似未言有寒气上自胸中下迫腹中之证，惟吾师以本汤治此寒气下迫之证而兼腹痛者，其效如神。

推原药理，有可得而言者，盖芍药能活静脉之血故也。详言之，人体下身静脉之血自下上行，以汇于大静脉管，而返注于心脏。意者本证静脉管中必发生病变，有气逆流下行，故痛。须重用芍药，以增静脉回流之力。而消其病变，故病可愈。昔吴兄凝轩患腹中痛，就医久治不愈。自检方书，得小建中汤，乐其能治腹痛，即照录原方，用白芍至六钱，桂枝至三钱。自以为药量仅及古人什之一，轻甚，且未用饴糖。服后，腹中痛随除，惟反觉其处若空洞无物，重按更适。盖其时腹中静脉血向上回流过盛，动脉血不及调剂，又无饴糖以资补充故也。凝轩曾历历为吾言，可为明证。学者可暂识此理，更与下卷奔豚各案合考之，自得贯通之乐。

今之医者每不用饴糖，闲尝与一药铺中之老伙友攀谈，问其历来所见方中，有用饴糖者乎？笑曰，未也，可见一斑。先贤汪讱庵曰："今人用小建中者，绝不用饴糖，失仲景遗意矣。"然则近古已然，曷胜叹息。夫小建中汤之不用饴糖，犹桂枝汤之不用桂枝，有是理乎？

第五九案　小建中汤证其二　颖师医案

顾右　十月二十六日　产后，月事每四十日一行，饭后则心下胀痛，日来行经，腹及少腹俱痛，痛必大下，下后忽然中止，或至明日午后再痛，痛则经水又来，又中止，至明日却又来又去，两脉俱弦。此为肝胆乘脾脏之虚，宜小建中加柴芩。

桂　枝三钱　　生白芍五钱　　炙　草二钱　　软柴胡三钱
酒　芩一钱　　台乌药钱半　　生　姜五片　　红　枣十二枚
饴　糖三两

拙巢注　一剂痛止，经停，病家因连服二剂，全愈。

佐景按　余初疑本证当用温经汤加楂、曲之属，而吴兄凝轩则力赞本方之得。师曰，大论云："伤寒，阳脉涩，阴脉弦，法当腹中急痛，先与小建中汤，若不差者，小柴胡汤主之。"我今不待其不差，先其时加柴、芩以治之，不亦可乎？况妇人经水之病，多属柴胡主治，尔侪察诸云云。翌日据报，病向愈矣。

第六○案　当归建中汤证 颖师医案

宗嫂　十一月十七日　月事将行，必先腹痛，脉左三部虚，此血亏也，宜当归建中汤。

全当归四钱　　川桂枝三钱　　赤白芍各三钱　　生甘草钱半

生　姜三片　　红　枣七枚　　饴　糖二两（冲服）

佐景按　当归建中汤，即桂枝汤加味也。姑以本方为例，甘草之不足，故加饴糖；白芍之不足，故加赤芍；桂枝之不足，故加当归。《本经》表桂枝治上气咳逆，表当归治咳逆上气，然则其差也仅矣。我今用简笔法，略发其义于此，而贻其详畀读者。

第六一案　黄芪建中汤证 佐景医案

王女士

初诊　经停九月，咳呛四月，屡医未效。刻诊脉象虚数，舌苔薄腻，每日上午盗汗淋漓，头晕，心悸，胸闷，胁痛，腹痛喜按，食少喜呕，夜寐不安，咳则并多涎沫。证延已久，自属缠绵。拟先治其盗汗，得效再议。

川桂枝一钱　　大白芍二钱　　生甘草八分　　生　姜一片

红　枣四枚　　粽子糖四枚　　全当归二钱　　花龙骨四钱（先煎）

煅牡蛎四钱（先煎）

佐景按　观本案所疏药量之轻，案文之俗，一望而知非吾师之方矣。病者王女士为友人介绍来诊者，芳龄二八，待嫁闺中。经停始于今春，迄今约九月矣。诘其所以，答谓多进果品所致。察其皮色无华，咳呛不已，缓步上梯，竟亦喘息不止。他状悉如脉案所列，盖流俗所谓干血痨也。曾历访中西名医，遍求村野丹方，顾病势与日俱增，末如之何焉。余初按其脉，即觉细数特甚，按表计之，每分钟得一百四十余至，合常人之脉搏恰强二倍。依旧说，此为木火刑金，凶象也。依新说，肺病贫血甚者，脉管缩小故也，其预后多不良云云。据述在家终日踡卧被中。如是则恶寒稍瘥。余何人斯，乃敢当此重证？相对之顷，实难下药。乃默思本证之癥结有三：经停不行，其一也；肺病而咳，其二也；腹痛恶寒而盗汗，其三也。将用攻剂以通其经乎，则腹无癥瘕，如虚不受劫何？将用肺药以止其咳乎，则痨菌方滋，如顽不易摧何？无已，姑治其腹痛恶寒而盗汗，用当归建中汤合桂枝龙骨牡蛎法，疏极轻之量以与之。粽子糖者，即饴糖所制，糖果店所售，较用饴糖为便捷，此吾师法也。病家持此方笺以购药，药铺中人又笑曰：糖可以为药，此医可谓幽默矣。越三日，病者来复诊，喜出望外，欣然告谢。其详请阅二诊案。

二诊　三进轻剂当归建中汤加龙骨牡蛎，盗汗已除十之三四，腹痛大减，恶风已罢，胸中舒适，脉数由百四十次减为百二十次，由起伏不定转为调匀有序，大便较畅，咳嗽亦较稀，头晕心悸略瘥。前方尚合，惟量究嫌轻。今加重与之，俟盗汗悉除，续谋通经。

炙黄芪三钱	川桂枝钱半	肉桂心二分	炙甘草钱半
大白芍三钱	全当归四钱	生 姜二片	红 枣八枚
粽子糖六枚	龙 骨六钱（先煎）	牡 蛎八钱（先煎）	

佐景按 病者曰："吾初每夜稍稍动作，即觉喘息不胜，自服前方三小时后，喘息即定，虽略略行动，无损矣。三服之后，恙乃大减。向吾进饭半盅，今已加至一全盅矣。"余初以为腹痛稍定，即为有功，不意咳嗽亦差，脉搏反减而调。呜呼！圣方之功伟矣。

又越三日，病者来三诊，神色更爽于前，扶梯而上，已无甚喘急之状。询之，答谓盗汗悉除，恶风已罢，日间喜起坐，不嗜卧矣。饭量由一盅加至一盅有半。而其最佳之象，则尤为脉数由百二十至减为百十有四至，咳嗽亦大稀，舌苔渐如常人。余乃改用润肺养阴宁咳化痰之剂，如象贝、杏仁、款冬、紫菀、麦冬、沙参之属。五剂竟无进退。后有老医诏余曰：子之弃建中而用贝杏者，误也。若是之证，当换笺不换方，虽服之百日，不厌其久也。余谨志而谢之。后此证变化如何，自在阅者诸君雅注之中，第以不在本证范围，姑详他案后。

于此有一重要问题之发生，不容搁置而勿论焉。问题维何？即所谓阳虚虚劳、阴虚虚劳之辨是也。后贤多谓古者民风朴素，惟勤劳是务，故其所患虚劳多属阳虚虚劳，宜建中剂。今者世风卑下，男女授受相亲，故其所患虚劳，多属阴虚虚劳，宜养阴剂。二者误用，祸如反掌云云。而《兰台轨范》之说，则较为近理。《轨范》曰："古人所云虚劳，皆是纯虚无阳之证，与近日之阴虚火旺、吐血咳嗽者正相反，误治必毙。今日吐血、咳嗽之病，乃血证，虽有似虚劳，其实非虚劳也。"又曰："小建中汤治阴寒阳衰之虚劳，正与阴虚火旺之病相反，庸医误用，害人甚多，此咽干口燥，乃津液少，非有火也。"又汤本氏云："余往年误认师论及诸家学说，用黄芪建中剂于肺结核，常招失败。当时学识尚浅，不知其故。及读《兰台轨范》诸书，乃始晓然。惧后之人蹈余覆辙，故表而出之，盖胶饴性大温，有助长炎症之弊；芍药之收敛，又有抑遏皮肤肺肠肾脏排泄机能之作用。故误用本方于肺结核时，一方面助长炎症，他方面阻止结核菌毒素之排泄，故令病势增恶耳。"

按以上诸家之说，诚足为吾人参考之资，请重以余浅薄之经验衡之。本案王女士所患之病，确为肺结核，使汤本氏之说而信，又安能六服轻剂建中汤而得大效耶？推求其得效之故何在，亦无非此肺结核者，适有建中汤之证耳。使其无建中汤证，则其不效，当如汤本氏所期矣。诚以结核之范围至广，结核之病期至久，其间变化万端，岂某一方所能主治，又岂必无某一方所适治之证？故曰建中汤不得治肺结核，犹曰桂枝汤不能治太阳病（适为脉紧无汗之麻黄证），其失惟一。

至《轨范》所云阴虚火旺，吐血咳嗽，确为肺痿，为肺痈，为血证，要略自有正治。请检本书肺痈案所载，即可得其一隅。其案内附记之曹夫人恶寒盗汗，与阳虚虚劳几无以异。然卒能以甘寒之药愈之，其不混淆为一者，辨证之功也。后人误称此等证亦曰虚劳，于是有阳虚虚劳、阴虚虚劳之辨。实则古今人同有此所谓二种虚劳之证，后人既误其名称，复化其药味，驯至古今判然，学者大惑。负整理中医之责者，又安可不揭其秘也哉？

曹颖甫曰 通俗医界莫不知培土生金之说，然往往不能用之适当者，不通仲师之医理故也。夫阳浮阴弱则汗自出，汗常出则脾病，而肺亦病。肺病则气短矣，汗常出则恶风矣。故桂枝汤本方原为扶脾阳作用，仲师不曰系在太阴乎？病积既久，脾阳益虚，肝胆之气乘之，乃至胸胁腹中俱病，故加饴糖以补脾，饴糖者麦精所煎也。但使脾阳既动，饮食入胃，自能畅适。当归黄芪亦补脾之药也，加龙骨牡蛎，则《金匮》虚劳盗汗之方治也。要而言之，不过是培土生金之用。苟得其精理所在，幸无为群言所乱也。

佐景又按 本案拙见意谓肺痨病者确有时属建中汤证，而谭次仲先生之卓识则更进一步，确定建中汤为治虚痨之主方，且阐述其义，无不与西医学相吻合。其言曰："盖治肺痨，近世尚未有特效药。最重要的对症疗法为健胃与营养，以使体重增加，肺之局部症状因而轻快之一法。考《金匮·虚劳篇》，首立小建中汤。本汤以桂枝、生姜为君，此即西药中所谓芳香辛辣之健胃剂也。方中配以饴糖，即西药中之滋养品也。三味均西医所同备者。而证以中医之解释，亦无丝毫违异焉。陈修园云：建中者，建立其中气也。尤在泾云：治虚劳而必以建中者，何也？盖中者，脾胃也（脾乃消化机关之胰，而非造血脏器之脾。详证拙著《中医与科学》一书，书本此字俱误）。盖虚劳不足，纳谷者昌，故必立其中气，中气之立，必以建中也。余谓古人以建中汤谓健胃剂，此非其明证欤？且桂枝之芳香，能缓解气管支神经之痉挛，有排痰镇咳之效，已于《痰饮篇》之苓桂术甘汤开其端，所以仲景立小建中汤为治虚劳之主方也（但痰多者嫌其太甜，燥多者嫌其太热，可用他药代之，而师其健胃营养之法可也）。其余若发热盗汗、失精梦交，则有二加龙牡汤及桂枝加龙牡汤，失眠则有酸枣仁汤，腰痛有肾气丸，补虚有黄芪建中汤，此皆仲圣治虚劳之正法，俱载《金匮·虚劳篇》中。考科学医对肺结核之药物疗法，皆完全若合符节者焉。"（录《中西医药》二卷二期，谭著《论国医非科学化则必亡及略举科学整理之方法》）。高瞻远瞩，弥足钦也！

第六二案 芍药甘草汤证 其一 颖师医案

四嫂 十一月十三日 足遇多行走时则肿痛，而色紫，始则右足，继乃痛及左足。天寒不可向火，见火则痛剧。故虽甚恶寒，必得耐冷。然天气过冷，则又痛。眠睡至浃晨，而肿痛止，至夜则痛如故。按历节病足亦肿，但肿常不退，今有时退者，非历节也。惟痛甚时筋挛，先用芍药甘草汤以舒筋。

赤白芍各一两　　生甘草八钱

拙巢注　二剂愈。

第六三案　芍药甘草汤证其二　佐景医案

老妈　二月七日　右足行步不良，此有瘀滞也，宜芍药甘草汤以疏之。

　　　京赤芍八钱　　生甘草四钱

佐景按　挚友张君挚甫客居海上，雇有年老女佣一人，方来自原籍浙江黄岩，未越半月，而病已七日矣。其病右足拘急，不能行，行则勉强以跟着地，足尖上向，如躄者然。夜则呼痛达旦，阖家为之勿寐。右足踝骨处又因乘轮擦伤，溃烂不能收口。老媪早年尝有所谓疯气之疾，缠绵三年方愈，自惧此番复发，后顾堪虞，嗒然若丧，哭求归里。挚甫怜之，亟来请诊。余细察之，右胫之皮色较左胫略青，乃疏上方。方成，挚甫以为异，亲为煎煮。汤成。老媪不肯服。曰：服之无济也，吾年前之恙略同于此，三年而后已，今安有一药而瘥者？强而后进。翌日复诊，媪右足已能全部着地，惟溃烂处反觉疼痛。余即就原方加生甘草二钱，使成六钱。炙乳没各八分，外用阳和膏及海浮散贴之。又翌日访之，老媪料理杂务，行走如健时。及见余，欢颜可掬。察之，右胫青色略减，溃处亦不痛矣。挚甫率之，长揖共谢。曰：君之方，诚神方也，值廉而功捷。余逊辞曰：我不能受君谢，君当致谢于吾师，吾师尝用此而得效也。然吾师将亦曰，我不能受君谢，君当致谢于仲师。仲师曰：作芍药甘草汤与之，其脚即伸也。挚甫略知医，曰：有是哉！执此观之，今人以本汤为小方，不屑一用之者，非也。或姑信而用之，而药量欠重，不效如故，致用而失望者，亦未达一间也。然则究竟芍药之功用为如何？吾友吴君凝轩曰：芍药能活静脉之血，故凡青筋暴露、皮肉挛急者，用之无不效。善哉！一语破千古之奥谜，酸收云乎哉？若言酸收，余另有新说，已详桂枝汤按中，虽未得为定论，要胜于俗说多多焉。

芍药能令足部之静脉血上行，使青筋隐退，步履如旧者，此芍药甘草汤中芍药之功也。患桂枝汤证者服桂枝汤后，其动脉血既畅流于外，使无芍药助之内返，岂非成表实里虚之局，此桂枝汤中芍药之功也。虽有自下达上、自表返里之异，其属于静脉一也。

抑芍药甘草汤不仅能治脚挛急，凡因跌打损伤，或睡眠姿势不正，因而腰背有筋牵强者，本汤治之同效。余亲验者屡，盖其属于静脉瘀滞一也。缘动脉之血由心脏放射于外，其力属原动而强，故少阻塞。静脉之血由外内归于心脏，其力近反动而较弱，故多迟滞。迟滞甚者，名曰血痹，亦曰恶血。故《本经》谓芍药治血痹，《别录》谓芍药散恶血。可知千百年前之古语，悉合千百年后之新说，谁谓古人之言陈腐乎？

曹颖甫曰 辛未之秋，予家筱云四弟妇来诊，无他病，惟两足酸疼拘急三年矣。其子荫衢问可治与否，予告以效否不可必，药甚平稳，不妨姑试之。乃为用赤白芍各一两，生草八钱。至第三日，荫衢来告曰，服经两剂，今已行步如常矣。而佐景所用，效如桴鼓者乃又如此，此可为用经方者劝矣。

芍药一味，李时珍《本草》所引诸家之说率以为酸寒。历来医家以讹传讹，甚有疑桂枝汤方中不应用芍药。予昔教授于石皮弄中医专校，与马嘉生等向药房取赤白芍亲尝之。白芍味甘微苦，赤芍则甚苦。可见《本经》苦平之解甚为的当。予谓苦者善泄，能通血络之瘀，桂枝汤为解肌药，肌腠为孙络所聚，风袭肌理则血液凝闭而不宣，故必用芍药以通之。然予说但凭理想，今吴生凝轩乃有芍药活静脉之血一解，足证予言之不谬。读《伤寒论》者可以释然无疑矣。

佐景又按 以上自桂枝加龙骨牡蛎汤至当归建中汤凡四证，皆从桂枝汤加减。桂枝加龙骨牡蛎汤以盗汗失精为主，炙甘草汤以心动悸为主，小建中汤以腹中痛为主，当归建中汤以妇人经产为主，黄芪建中汤以虚劳诸不足为主，皆大补之方。余曾揭桂枝汤为补方之义于上卷，彼时读者或不置信，今也能毋释然？仲圣于桂枝汤之加减示范独详者，留他汤为后人作隅反，不徒省笔墨已也。至芍药甘草汤与桂枝甘草汤同为组成桂枝汤之母方，并表之以彰其功。

第六四案　大陷胸汤证其一　颖师讲授　佐景笔记

师曰　沈家湾陈姓孩年十四，独生子也。其母爱逾掌珠，一日忽得病，邀余出诊。脉洪大，大热，口干，自汗，右足不得伸屈。病属阳明，然口虽渴，终日不欲饮水，胸部如塞，按之似痛，不胀不硬，又类悬饮内痛。大便五日未通。上湿下燥，于此可见。且太阳之湿内入胸膈，与阳明内热同病。不攻其湿痰，燥热焉除？于是遂书大陷胸汤与之。

制甘遂一钱五分　　大黄三钱　　芒硝二钱

返寓后，心殊不安。盖以孩提娇嫩之躯，而予猛烈锐利之剂，倘体不胜任，则咎将谁归？且《伤寒论》中之大陷胸汤证，必心下痞鞭而自痛，其甚者，或有从心下至少腹鞭满而痛不可近为定例。今此证并未见痞鞭，不过闷极而塞，况又似小儿积滞之证，并非太阳早下失治所致。事后追思，深悔孟浪。至翌日黎明，即亲往询问。据其母曰：服后大便畅通，燥屎与痰涎先后俱下，今已安适矣。其余诸恙，均各霍然。乃复书一清热之方以肃余邪。嗣后余屡用此方治愈胸膈有湿痰、肠胃有热结之证，上下双解，辄收奇效。语云：胆欲大而心欲小，于是益信古人之不予欺也！

佐景按　读者诸君阅此惊心骇目之医案，至"深悔孟浪"一语，得毋提心吊胆、惧孩之殇乎？迫见乃母笑颜呈现眼前，又得毋转忧为喜、乐人之乐乎？

佐景以曲折文字，迷惑诸君心目，罪过罪过。爰述本案之趣语一则，以为诸君解颐。缘本案病者之父为一沙发洋椅店之主人。初，孩病方剧，主人惊惶莫措，慌恐万状。逆其意，若曰，谁能愈孩之病者，虽重酬不吝也。故当吾师按脉之时，即自陈病愈之日，愿献精美之沙发一座以为寿。次日疾瘳，而沙发杳然。近世人情大抵如此，亦何怪乎此小小主人也，一笑！

佐景未从师前，曾遇一证。病者为一肥妇，自谓不病则已，病则恒剧。时当炎暑，初起，微恶风寒，胸闷，医者予以解表祛暑之方，二剂而病增。改就伤寒专家诊治，予淡豆豉、黑山栀等药。三日病更剧，专家拒而勿治。病家计无所出，乃问道于余。细审病状，胸中闷热特甚，以西药消炎膏涂其胸部，则热气腾腾上冒，如蒸笼然。且苦咯痰不出，得少许，皆黏腻不堪，以二指引之，不断如线。大便不行，全身壮热，口渴引饮，病殊棘手。因思前医既汗之不解，乃予大剂白虎以清之。服后，成效渺然，胸中闷热如故。遂亟请更医，投以化痰之剂，若枳实、竹茹、象贝、杏仁之属，都为一方。服竟，得寐片刻，醒则依然。病家迫不得已，乃费重金，敦延负时誉之名医某。医至，持脉不二分钟，辄详言病状，历历如绘，旁听者咸惊为神。于是展纸书案，洋洋大篇，积满二笺，得数百言。其大意曰：湿温为病，汗之不解，清之不愈，仅可用辛平一法，以宣泄之。倘发白㾦，则吉，否则危。其方药第一味，为枇杷叶三钱，去毛包煎，余如象贝、杏仁、蝉衣、丝瓜络等，悉属王道和平之品，量亦绝轻。方成，其家人持以请教最初之医，医曰：诊金几何？曰：以稔友介绍故，减收十元零八角。医愕然持方者睹状，惊问曰：药不可服乎？医曰：否，此方和平，任何人，任何时，服均无损。于是病家遂与服。服后效否，自在阅者明鉴之中，无庸赘陈。然病家笃信名医，名医自为悉心调治。果出白㾦，悉如预言，先后四十余日，病乃渐瘥。余深惭从前学植疏浅，及今追忆，此妇之疾，实大陷胸汤证也！观其胸中苦闷之状，如顽敌负固而守，恰无二致，不有劲旅，如甘遂硝黄等将军者，安能披坚陷阵，而底于平哉？然则陷胸二字，其义亦深长矣。

《王孟英医案》云："陈赤堂令正患感，面赤不眠，烦躁谵语，口甘渴腻，溲涩而疼，顾听泉多剂清解未应。孟英切其脉，左弦洪而数，右滑而溢，胸次痞结，大解未行。肝阳上浮，肺气不降，痰热阻痹，邪乃逗留。与小陷胸汤，合温胆雪羹，加旋薤投之，胸结渐开。乃去半薤，而送当归龙荟丸，谵语止且能眠，参以通幽汤，下其黑矢。三次后，始进养阴和胃而全。"陆士谔先生按云："面赤不眠，烦躁谵语，口甘渴腻，溲涩而疼，脉左弦洪而数，右滑而溢，胸次痞结，大解未行，显然邪热熏灼，顽痰阻滞。与小陷胸合温胆雪羹加旋薤，破结舒气化痰，实为吃紧之治。当归龙荟丸乃是钱氏方，当归、龙胆草、山栀、川连、川柏、黄芩、大黄、芦荟、青黛、木香、麝香专治肝轻实火者。通幽汤则东垣方也，当归身、升麻梢、桃仁、甘草、红花、生熟地。参其法者，吾意升麻熟地当必去也。"以上名案名按相得益彰，与上述肥妇案之名医用枇杷叶蝉衣者，实有霄壤之别。然此案设逢吾师诊治，其必用大陷胸汤无疑。其奏效之捷，吾知必较小陷胸汤加味更胜一筹也。呜呼！当病势险急之候，以一剂克奏肤功，此其所以为"疾医"也！

细考本汤证，显属阳明，其由太阳传来者居多，不必定由误下所致。盖太阳发汗不畅，表证虽罢，而宿水积浊，留恋膈上，又加阳明之燥热闭结于下，炎炎上熏，致湿浊凝为痰涎，欲吐不能，故胸闷特甚。细考其完全见证，厥为发热，不恶寒，但恶热，面目赤，喉中有痰声，痰黏而稠，苦咯之不出。胸闷之外，甚者微痛，不欲饮，即饮而不多，脉大而实，大便三日以上未行，苔黄腻，不咳者多，其胁或痛或不痛。故必用甘遂方能祛膈间之浊痰；必用硝黄方能除上炎之阳热；若但用硝黄，不用甘遂，则湿浊上据，下热得其掩护，将不肯去。否则，徒以白虎清之，则釜底之薪火未除，热无由减；徒以温胆化之，则平淡之药力嫌轻，痰无由化。若汗之，则更不合，所谓清之不愈，汗之不解，于是转为白痦之变，而所谓湿温之病成矣。

以上所论结胸之证，似犹为结胸之一式，若《伤寒论》所言结胸，其义更广。大论曰："伤寒六七日，结胸热实，脉沉而紧，心下痛，按之石鞭者，大陷胸汤主之。"此结胸之以心下石鞕为主证者也。又曰:"伤寒十余日,热结在里,复往来寒热者,与大柴胡汤;但结胸,无大热者,此为水结在胸胁也,但头微汗出者,大陷胸汤主之。"此结胸之以胸胁水结为主证者也。又曰:"太阳病,重发汗,而复下之,不大便五六日,舌上燥而渴,日晡所小有潮热,从心下至少腹鞕满而痛不可近者,大陷胸汤主之。"此以少腹痛为主证者也。若是诸式结胸,吾信本汤皆能疗之,与五苓散之治水,能治水之壅在下焦者,亦能治水之壅及中焦者,更能治水之壅及上焦者,实有异曲同工之妙。

大论本汤方下云:"右三味,以水六升,先煮大黄,取二升,去滓,内芒硝[1],煮一二沸,内甘遂末,温服一升,得快利,止后服。"至吾师之用本方,病者常将三药同煎,不分先后,亦不用末,服后每致呕吐痰涎,继而腹中作痛,痛甚乃大便下,于是上下之邪交去,而病可愈。窃按甘遂用末和服,其力十倍于同量煎服,吾师常用制甘遂钱半同煎,以治本证。若改为末,量当大减,切要切要。甘遂服后之反应,互详下卷悬饮案。

陆渊雷先生按云:"结胸既由误下而得,复以大陷胸汤峻下。舒驰远既疑之,铁樵先生亦谓大陷胸不可用。太炎先生云:'结胸有恶涎,此有形之物,非徒无形之热也。非更以下救下,将何术哉?然江南浙西妄下者少,故结胸证不多见,而大陷胸汤之当否,亦无由目验也。吾昔在浙中,见某署携有更夫。其人河北人也,偶患中风,遽饮皮硝半碗,即大下,成结胸。有扬州医以大陷胸下之,病即良已,此绝无可疑者。'"按以下救误下,是犹将计就计,良工之谋,奚用疑为?故每读医书,辄佩太炎先生之伟论,非无因也。

先贤余听鸿云:"泰兴太平洲王姓妇,始而发热不甚,脉来浮数,舌苔薄白,因其发热,投以二陈、苏叶等,其舌即红而燥,改投川贝、桑叶等,其舌又白。吾师兰泉见其舌质易变,曰:此证大有变端,使其另请高明。王姓以为病无所苦,起居如常,谅无大患。后延一屠姓医诊之,以为气血两虚,即服补

---

[1] 内芒硝:"内"通"纳"。

中益气两三剂，愈服愈危，至六七剂，即奄奄一息，脉伏气绝。时正酷暑，已备入木。吾师曰：王氏与吾世交，何忍袖手。即往视之。见病人仰卧正寝，梳头换衣，备入木矣。吾师偕余细视，面不变色，目睛上反，唇色尚红，其形似未至死。后将薄纸一张，盖其口鼻，又不见鼓动。气息已绝，按脉亦绝。吾师左右踌躇，曰：未有面色不变，手足尚温而死者！后再按其足上太冲太谿，其脉尚存。曰：未有见足脉尚存，而手脉已绝者！必另有别情，即将其衣解开，按其脘中，石硬而板重；力按之，见病人眉间皮肉微动，似有痛苦之状。吾师曰：得矣，此乃大结胸之证也！非水非痰，是补药与热邪抟结而成，医书所未载也。即书大黄一两、芒硝三钱、厚朴三钱、枳实三钱、莱菔子一两、瓜蒌皮一两，先煎枳朴莱蒌，后纳大黄滤汁，再纳芒硝滤清。将病人牙关挖开，用竹箸两只，插入齿中，将药汁渐渐灌入，自午至戌，方尽一剂。至四更时，病人已有气息，至天明，稍能言语，忽觉腹中大痛。吾师曰：病至少腹矣，当再服原方半剂。腹大痛不堪，下燥矢三十余枚，而痛即止。后调以甘凉养胃。"（录《诊余集》）。按此乃大陷胸证之变局，大陷胸汤之活用，神而明之，竟能起九死于一生，为医者不当若是乎！

吾师自治本案用大陷胸汤得效，其后屡屡用之，率奏奇功。余尝亲见师家一房客，母女三人患病相似，师疏大陷胸汤与之，令三人合饮，次日均瘳。夫以此告人，人能信之乎？

信笔漫书，费纸已多。诚以本汤乃仲圣救世之方，亦吾师独得之秘。是犹项籍刘邦鸿门之会，着要万分，太史公虽欲简笔记之，不可得也！

曹颖甫曰 太阳之传阳明也，上湿而下燥。燥热上熏，上膈津液悉化黏痰。承气汤能除下燥，不能去上膈之痰。故有按之不硬之结胸，惟大陷胸汤为能彻上下而除之。原不定为误下后救逆之方治也。治病者亦观其通焉可耳。

佐景又按 王季寅先生作《同是泻药》篇曰"民十八四月某日，狂风大作，余因事外出，当时冒风，腹中暴疼。余凤有腹疼病，每遇发作，一吸阿芙蓉，其疼立止。不料竟不见效，服当归芍药汤加生军一剂，亦不应。时已初更，疼忽加剧，家人劝延针医。余素拒针，未允所请。至午夜，疼如刀绞，转侧床头，号痛欲绝。无何，乃饮自己小便一盅，始稍安。已而复作，状乃如前。黎明家人已延医至矣，遂针中脘，以及各穴，凡七针。行针历五小时，痛始止。据该医云，腹部坚硬如石，针虽止疼一时，而破坚开结，非药不克奏功。因拟顺气消导之方。余不欲服，家人再三怂恿，勉进一剂，病不稍减。翌日，家人仍欲延前医。余坚辞曰：余腹坚硬如石，决非顺气化痰所能奏效，惟大承气或可见功，因自拟生军三钱、枳实二钱、厚朴三钱、芒硝五分。服后时许，下积物甚多，胸腹稍畅。次日，胸腹仍觉满闷硬疼，又进二剂，复下陈积数次。元气顿形不支，因改服六君子汤三剂。后元气稍复，而胸腹满疼仍自若也。更服大承气二剂，不惟疼痛丝毫未减，腹中满硬如故，而精神衰惫，大有奄奄欲毙之势。因念攻既不任，补又不可，先攻后补，攻补兼施，其效犹复如此。生命至是，盖已绝望矣！谈次，忽忆伤寒小结胸病，正在心下，按之始痛，大结胸则从心下至少腹硬满，不待按，即痛不可近。余之初病，即胸腹坚硬如石，号痛欲绝者，得毋类是？惟大结胸以大陷胸汤为主治，此汤之药仅大黄、芒硝、甘遂三味。硝黄余已频服之矣。其结果既如上述，加少许甘遂，即能却病回生耶？兴念及此，益旁皇[1]无以自主。既思病势至此，不服药即死，服之或可幸免，遂决计一试。方用生军二钱、芒硝五分、甘遂末一分。药既煎成，亲友群相劝阻，余力排众议，一饮而尽。服后，颇觉此药与前大不相同，盖前所服硝黄各剂，下咽即觉药力直达少腹，以硝黄之性下行最速故也。今服此药，硝黄之力竟不下行，盘旋胸腹之间，一若寻病者然。逾时，忽下黑色如棉油者碗许，顿觉胸中豁朗，痛苦大减。四五剂后，饮食倍进，精神焕发。古人所谓用之得当，虽硝黄亦称补剂者，于斯益信。惟此汤与大承气汤，只一二味出入，其主治与效力有天渊之别，经方神妙，竟有令人不可思议者矣！嗣又守服十余剂，病已去十分之九，本可不药而愈。余狃于前服此汤，有利无弊，更服一

---

〔1〕旁皇：同"彷徨"

剂，以竟全功。讵药甫下咽，顿觉心如掀，肺如捣，五脏鼎沸，痛苦不可名状。亟以潞参一两、黄芪五钱、饴糖半茶杯，连服二剂始安。余深奇同是泻药，初服硝黄，则元气徒伤，继加甘遂，则精神反形壮旺。故详述颠末，而为之记。"（录《医界春秋》）。细按本篇实有无上之价值。何者？病人服医者之药，每不能详言服后之变化，惟有医者服自疏之药，乃能体察周详，言之有物。观王先生之言，"今服大陷胸后，硝黄之力竟不下行，盘旋胸腹之际，一若寻病者然。"可谓一言发千古之秘，胜于后世注家之书，徒以空谈为依归者万卷！此实验之所以尚，而本录之所由作也。

曹颖甫曰　药不由于亲试，纵凭思索理解，必有一间未达之处。予昔服生附子，一身麻痹，至于洞泄秽浊之水，不能自禁，久乃沉沉睡去，比觉，而二十余日之泄泻竟尔霍然。若夫大陷胸汤，予但知令上膈湿痰，并中下燥矢俱去耳，且甚不解下后之更用硝黄，今观王君自记，始知硝黄与甘遂同煎，硝黄之性即与甘遂化合，而为攻治上膈湿痰之用，固不当失之毫厘也！

第六五案　　大陷胸汤证 其二　颖师医案

袁茂荣　六月十九日　病延一月，不饥不食，小便多而黄，大便阙，但转矢气，脉形似和，脏无他病，下之当愈，上膈有湿痰，宜大陷胸汤。

生川军五钱，后入　制甘遂二钱，先煎　元明粉三钱，冲

佐景按　有名袁茂荣者，南京人，年四十四，以卖面为业，其面摊即设上海民国路方浜桥顺泰当铺前人行道旁。体素健，今年六月间忽病，缠绵床笫者达一月之久，更医已屡，迄未得效。胸闷异常，不能食，两旬不得大便，一身肌肉尽削，神疲不能起床。半月前，胯间又起跨马疽，红肿疼痛，不能转侧，

163

至是有如千斤重量负系其间。自问病笃，无可为已。曰：有能与我峻剂剧药者，虽死无怨也！史君惠甫与茂荣居相近，怜其遇，慨然邀师诊。师至，按脉察证，曰：此易耳。不能食者，湿痰阻于上膈也；不大便者，燥矢结于大肠也。湿痰阻于上者，我有甘遂以逐之；燥矢结于下者，我有硝黄以扫之。一剂之后，大功可期，勿虑也。故师径用大陷胸汤如上载，但嘱服初煎一次已足。

茂荣以经营为生，性甚敏悟，虽不明医理，顾知此为剧药，必难下咽。因俟药汁稍凉，闭目凝睫，满欲一口而尽饮之。但药汁气味过烈，勉啜二口，辄不能续进，余其小半而罢。服后，呕出浓痰，且觉药力直趋腹部，振荡有声，腹痛随作，欲大便者三四次。卒无所下。至夜三鼓，腹痛更剧，乃下燥矢五六枚，随以溏粪。据云矢粪积于纸制香烟匣中，满二匣。予尝诘之曰：何不用便桶耶？曰：际此衰疲之时，尚有何能力起床耶？况家无长物，故权假烟匣作便桶耳。予为之莞尔。

翌早，茂荣一觉醒来，方入妙境。向之胸闷如窒者，今则渐趋清明；昨之腹痛如绞者，今则忽转敉平。而胯间之疽亦崩溃而脓出，重痛大除，盖内证愈而外疽无所附丽也。于是思食，能进粥一碗，喜悦之情无以复加，盖其与粥饭绝缘者，已一月有余，不意得重逢时也。后溃疽由西医调治十日，即告收功，不劳吾师之再诊矣。茂荣性情诚恳，而言语滑稽，予与惠甫崇景曾共访之，故知其病情稔。读者有暇，亦大可一往晤之，彼必供君以研究之资料，而解君之疑团。且彼所售炒面，香脆可口，亦大堪一嚼云。

夫大陷胸汤号称峻剂，世人罕用之，抑亦罕闻之，而吾师则能运之若反掌，抑亦何哉？曰：此乃四十年临诊之功，非初学者所可得而几也。苟强求之，非惟画虎不成，类犬贻讥，而人命之责实重也。予尝谓仲圣方之分类，若以其峻否别之，当作为三大类。第一类为和平方，补正而可去邪者也。姑举十方以为例：则桂枝汤、白虎汤、小柴胡汤、理中汤、小建中汤、炙甘草汤、吴茱萸汤、小青龙汤、五苓散、当归芍药散等是。若是诸汤证，遇之屡，而辨之易，故易中而无伤。第二类为次峻方，去邪而不伤正者也。并举十方以为例：

则麻黄汤、大承气汤、大柴胡汤、四逆汤、麻黄附子细辛汤、大建中汤、大黄牡丹皮汤、桃核承气汤、葛根芩连汤、麻杏甘石汤等是。若是诸汤证亦遇屡而辨易，但当审慎以出之，为其不中则伤正也。第三类乃为峻方，是以救逆为急，未免伤正者也。举例以明之：则大陷胸汤、十枣汤、三物白散、瓜蒂散、乌头汤、皂荚丸、葶苈大枣泻肺汤、甘草半夏汤、甘草粉蜜汤、抵当汤等是。若是诸汤证，遇之较鲜，而辨之难确。用之而中，已有伤正之虞，不中，即有坏病之变，可不畏哉？佐景侍师数载，苦心钻研，于第一类和平方幸能施用自如，绰有余裕；于第二类次峻方则必出之以审慎，亦每能如响斯应；独于第三类峻方，犹不敢曰能用。即遇的证，亦必请吾师重诊，方敢下药。此乃治医者必经之途径，不必讳饰。是故医士有能用第一类方，而不能用第二类、第三类方者，有能用第一类第二类方，而不能用第三类方者，未闻有能用第三类方，而不能用第一类第二类方者也。然则今有初学医者焉，毫无用方经验，见本案大陷胸汤证，惊其神而识其效，越日，偶遇一证，与本证相似，乃遽投以重剂大陷胸汤，可乎？顷之，病者变证矣，或号痛而呼天，或大吐而剧下，观其神形，去死非远。尔时医者在侧，既已目眩心惊，未免手忙脚乱。将佯作镇定，空言以慰藉乎？将临渴掘井，翻书以觅方乎？抑将额汗涔涔，抱头而鼠窜乎？吾知其均未可也。嘻，是故治医之道，法当循序而渐进，切勿躐等以求功[1]。多下一分苦工夫，方增一分真本事。阅者能体斯旨，方为善读吾书。若有人焉，平素过习平淡轻剂，视余所谓第一类和平方，即以为天下第一流峻药，畏而却走者，则非我之徒，不足与言大道也。

曹颖甫曰 世人读仲景书，但知太阳误下成结胸，乃有大陷胸汤证，而不知未经误下，实亦有结胸一证，而宜大陷胸汤者。夫伤寒六七日，热实，脉沉紧，心下痛，按之石鞕；及伤寒十余日，热结在里，无大热，此为水结在胸胁。二条皆示人以未经误下之结胸，读者自不察耳。予谓太阳传阳明之候，上湿而下燥，苟肠中燥火太重，

---

〔1〕 躐等以求功："躐"，读 liè。"躐等"，超越等级，不按次序。

上膈津液化为黏痰，结胸之病根已具，原不待按之石鞕，然后定为结胸证。即水结在胸胁，胸中但见痞闷，而不觉痛者，何尝非结胸证也？此方予十年来验案甚多，一时不能追忆，暇时当检出之，以供快览。

第六六案　桃核承气汤证其一　颖师医案

罗夫人　七月二十三日　腹满胀，转矢气则稍平，夜不安寐。大便行，则血随之而下。以证状论，有似脾虚不能统血。然大便鞕，则决非脾脏之虚，以脾虚者便必溏也。脉弦，宜桃仁承气汤。

桃仁泥三钱　　生川军二钱（后下）　　川桂枝三钱　　生　草一钱
芒　硝钱半（冲）

佐景按　病者服二剂后，大便畅而血止矣。

大论曰："太阳病不解，热结膀胱，其人如狂，血自下，下者愈。其外不解者，尚未可攻，当先解其外。外解已，但少腹急结者，乃可攻之，宜桃核承气汤。"本条即后人所据，指本汤为太阳府病蓄血之方治也。盖膀胱为太阳之府，本条之首见"太阳病"三字，条文又在《太阳篇》中，有此三证，得毋可信？佐景下愚，愿辟其非。

本条条文诸本稍有出入：原注曰："后云解外宜桂枝汤。"《玉函》"自"上有"必"字，"愈"上有"即"字。成氏本"解"下无"其"字。脉经"其外"下有"属桂枝汤证"五字，千金翼同。窃意凡此种种出入，皆无关大要。惟条中"膀胱"二字，诸本无异，窃引为大疑。今试先问蓄血证之小便如何？按桃核承气汤条未言，但抵当汤丸三条则已三复言之，曰："以热在下焦，少腹当鞭满，小便自利者，下血乃愈。"又曰："少腹鞭，小便不利者，为无血也。小便自利，其人如狂者，血证谛也。"又曰："少腹满，应小便不利，今反利者，为有血也。"然则蓄血证之小便利也。夫小便从膀胱出，今小便既利，彼膀胱何病之有？反是，凡膀胱热者，其小便必不利，甚或刺痛，宜猪苓、五苓之属，此为任人所知。然则以蓄血证言，膀胱实无热结，而膀胱二字之误，人每熟视不觉者，盖习非成是故耳。膀胱二字既误，反不若"下焦"二字为妥。下焦，犹言少腹之里也，其义虽太浑涵，假之为代名可也。学者欲知其真切病所，余今尚无辞以答，惟与其谓病所属膀胱，无宁谓属大肠与子宫。盖考诸实例，女子之瘀血有从前阴下者，有从大便下者，男子则悉从大便下。桃核承气汤煎服法中，又曰"当微利，"亦可以为证。抑谓病所在大肠与子宫，犹未尽妥，未竟之义，姑留待高明发之。而热结不在膀胱，要可断言。后人乃欲依此"膀胱"二字，附会《内经》经络以立说，是犹建塔于沙，其可稳乎？又大论《厥阴篇》曰："病者手足厥冷，言我不结胸。'小腹'满，按之痛者，此冷结在'膀胱'关元也。"知"膀胱"二字原用以代小腹之里，不可过于拘呆，否则，膀胱既属太阳，又何能再属厥阴乎？

余今解释桃核承气汤条文，可见文冠以"太阳病"三字者，汤不必限于太阳方也。本条之意若曰："有人患太阳病，或延不医治，或医不如法，以致太阳病不解。同时其人又作他病，即热结于下焦少腹之里，发为动作如狂。设其人正气旺盛，自能逐下瘀血，如是，血自下者其病得愈。设其人正气不旺，无力逐邪者，当用药以攻之。但此时如其外太阳病依然未解，尚未可攻，当先解外。外解已，但少腹急结者，乃可用桃核承气汤攻之。"盖"外不解尚未可攻"云者，谓"太阳未罢，尚未可用阳明攻法"也。"外解已，但少腹急结者，乃可攻之"云者，谓"太阳已罢，但存阳明急结，乃可用硝黄攻下"也。夫"解外宜桂枝汤，"人知桂枝汤为太阳方，"攻之宜桃核承气汤，"人何不知桃核承气汤为阳明方？故本条全文可谓是"从太阳说到阳明"。奈何前人但见"太阳病"之冠辞，遂不见阳明病之方治耶？至于本条列在《太阳篇》中，不妨指本汤为太阳方，又何值一驳？缘仲圣之走笔若游龙，又岂浅学者所可想像而及之哉！

本汤中有桂枝一味。又是前人误解之源，曰：桂枝所以解太阳之表者也。不知桂枝汤中之桂枝功在解表，桃核承气汤中之桂枝功在助下。一药二用，有说在乎？曰：我前不云乎，桂枝能活动脉之血者也。动脉之血，自里达表，桂枝助之，可以作汗解表，此桂枝汤中桂枝之功也。动脉之血自心脏出，分作上行下行，然上行者少，下行者多，少腹之热结血瘀，又远居心脏之下，使不有桂枝以助动脉之血下行，瘀何由去？此桃核承气汤中桂枝之功也。夫桂枝为血分药，桃核承气汤证为血分病，以血分药治血分病，何疑之有？其不关太阳事也明矣！

曹颖甫曰　胞中蓄血部位，即在膀胱两角。昔年在红十字会，有男子少腹胀痛，用桃核承气下后，虽未彻底，而少腹渐软。然瘀血则由大便出，将毋服此汤后，胞中瘀血亦能被吸上行，使从大便出耶？太阳病三字，原不可泥，在《太阳篇》中，要不过辨其为蓄水否耳，此其所以当从小便有无为辨也。

第六七案　桃核承气汤证 其二　颖师讲授　佐景笔记

师曰　住毛家衖鸿兴里门人沈石顽之妹，年未二十，体颇羸弱。一日出外市物，骤受惊吓，归即发狂，逢人乱殴，力大无穷。石顽亦被击伤腰部，因不能起。数日后，乃邀余诊。病已七八日矣，狂仍如故。石顽扶伤出见。问之，方知病者经事二月未行。遂乘睡入室诊察，脉沉紧，少腹似胀。因出谓石顽曰：此蓄血证也，下之可愈。遂疏桃核承气汤与之。

桃　仁一两　　生　军五钱　　芒　硝二钱　　炙甘草二钱

桂　枝二钱　　枳　实三钱

翌日问之，知服后下黑血甚多，狂止，体亦不疲，且能啜粥，见人羞避不出。乃书一善后之方与之，不复再诊。

佐景按 狂止体不疲者，以病者体弱不甚，而药复适中病也。即使病者体气过虚，或药量过剂，致下后疲惫者，不妨用补剂以调之。病家至此，慎勿惊惶，反令医者不克竟其技也。

第六八案　桃核承气汤证其三　佐景医案

曹右 住林荫路

初诊十月二十二日　经事六七月不来，鼻衄时作，腹中有块，却不拒按，所以然者，鼻衄宣泄于上故也。阙上痛，周身骨节烘热而咳，此病欲作干血，以其体实，宜桃核承气汤加味，上者下之也。

川桂枝二钱　　制川军三钱　　枳　实二钱　　桃仁泥四钱

生甘草钱半　　牛　膝二钱　　全当归二钱　　大白芍二钱

佐景按 桃核承气汤亦余所惯用而得效之方也。广益中医院中，每多藜藿之妇女，经停腹痛而乞诊。其甚者更见鼻衄或吐血，所谓倒经是也。余苟察其非孕，悉以本方加减投之，必下黑污之物而愈，本案特其一例耳。

曹右约三十余岁，面目黧黑，一望而知为劳苦之妇人也。妇诉其苦，备如案述。干咳不得痰，其块在少腹之左，久据不移，腹中痛，却喜按。假令腹中有块而拒按，此为本汤的证，绝无可疑者。今却喜按，则本汤之中否，实须细考。余以其鼻衄之宣泄为亡血家，法当导之使下，乃径与本方，盖处方之前，未尝不踌躇审顾也！

二诊十月二十三日　骨节烘热已减，咳嗽亦除，癥块已能移动，不如向之占据一方矣。服药半日，见效如此，非经方孰能致之？

川桂枝三钱　　　枳　　实三钱　　当　　归三钱　　制川军四钱

牛　　膝三钱　　白　芍三钱　　桃　　仁四钱　　甘　草三钱

佐景按　服药半日云者，盖妇于昨日下午五时服药，迄今日下午五时，方为一日，而今日上午九时妇即来二诊故也。妇谓其块自原处略向上中方向移动，大便畅而未察其色。欬与烘热均减，而夜寐以安。夫不治其咳而咳差，不治其骨蒸而骨蒸减者，何也？所谓治病必求其本，今主病去，而客病随除也。

三日，妇未来。四日，续来，曰：服二诊方后，饭量增，体随舒快，其块更向上中方向移动，渐在腹之中道矣。余曰：若是甚佳，中道犹通衢，其块易下矣。曰：昨以便故，丐他医施诊，顾服药后，今日反觉不舒，块亦不动。阅其案，曰："经闭，腹中痞块，日晡潮热，宿瘀内阻，胞脉不利，宜祛瘀为治。"药为桃仁泥六钱，花槟榔三钱，两头尖二钱，大白芍三钱，青、陈皮各钱半，川桂枝一钱，醋炒三棱、莪术各三钱，紫丹参二钱，泽兰叶三钱。余曰：案甚佳，方亦合，量又不轻，安得无效？妇坚请疏方。余曰：服二诊之方可矣，安用多事为？五日，妇竟不复来。阅者将虞其殆乎？余则敢必其向愈。或者块下之后，稍稍倦惫，休养一二日，转辄健步如飞，劳人草草，不遑谢先生矣。阅者博雅，能信吾言乎？

顾本汤之用，必以病者之体实为前提，假令其人体虚，粗率投之，将得不偿失，而贻后悔。阅者请检本卷第六一案黄芪建中汤一案，容续陈其经过。其案病者王女士自服治肺之药乏效，坚请设法根治。余曰：根在干血，当下之。姑试以最轻之量，计桃仁泥二钱，制川军一钱半，元明粉钱半（分二次冲），加其他和平扶正之品。二剂后，果下黑如河泥之物。依理，此为病根之拔，正为佳兆。然而病者因是不能起床，胃纳转呆，精神又颓。虽云可用补益之药以善其后，然而病家恐惧，医更难于措手。所谓得不偿失者是也，阅者鉴之。

曹颖甫曰 桃核承气作用正在能攻下耳。二诊后他医所立方治攻而不下，安能奏效？时医畏大黄若蛇蝎，真是不治之痼疾。若王女士既下如污泥之恶物，病根已拔，虽胃呆神倦，不妨再用小建中以调之。即不服药，亦断不至死，可以片言决也！

佐景又按 陆自量先生作《桃核承气汤之治验》篇云："张姓之女，年方二九，患病匝月，仍未少差。延余诊治，证得形瘦色白，神识虽清，两耳失聪，入夜则神昏谵语，日间则其状若失。如此见象，盖已旬日。盗汗自汗，日夜无间，舌无苔。余以阳虚证治，处以附子、桂枝、龙骨、牡蛎、芍药等。明日复诊，病无进退，惟自汗较少。病家反加责难，盖欲病迅愈，人同此心。思至此，不禁叹为医之难矣。是时实无词应付，惟有敷衍主义聊以为慰。继而转辗思维，难得病之真谛。筹思再三，乃悟得热结膀胱，始有此种见证。因此目的吃紧于腹诊，且念医生以愈病为天职，设存瓜李之嫌，实有阻我学术之进步。结果，诊得腹腔软瘪，在少腹部分，得有坚硬之物质，隆然若块石，同时病者亦诉痛，乃认定为热结膀胱、少腹急结之腹证。并询得旬日前病盛之际，曾患便血，为某名医所治愈。其蓄血之证益形露骨。乃毅然处以桃核承气汤加龙骨、牡蛎、白芍、茯苓，令服二剂。此后遂未往诊，久久沉音，心自惴测，几疑此人已不食人间烟火矣。后得邻人谓：现已起床照镜，开窗看菊。此昔年九秋事也。后又邀余谓新患咯吐紫血，精神尚未恢复，想系蓄血未净，反动上冲使然也。再与前方去芒硝，入泡姜、三七，渐次向愈。余以为该病之便血时，正是热结膀胱，血自下，下者愈之良好机会。无奈某医不察，反加堵塞，而反多此一番手续。然则病家亦未尝不欢迎也，病人苦极已，一叹！"（录《苏州国医杂志》）。陆先生见理透彻，立言平正，堪作病家之明镜。

第六九案　抵当汤证 其一　颖师讲授 佐景笔记

师曰　余尝诊一周姓少女，住小南门，年约十八九，经事三月未行，面色萎黄，少腹微胀，证似干血劳初起。因嘱其吞服大黄䗪虫丸，每服三钱，日三次，尽月可愈。自是之后，遂不复来，意其差矣。越三月，忽一中年妇人扶一女子来请医。顾视此女，面颊以下几瘦不成人，背驼腹胀，两手自按，呻吟不绝。余怪而问之：病已至此，何不早治？妇泣而告曰：此吾女也，三月之前，曾就诊于先生，先生令服丸药，今腹胀加，四肢日削，背骨突出，经仍不行，故再求诊！余闻而骇然，深悔前药之误。然病已奄奄，尤不能不一尽心力。第察其情状，皮骨仅存，少腹胀硬，重按痛益甚。此瘀积内结，不攻其瘀，病焉能除？又虑其元气已伤，恐不胜攻，思先补之。然补能恋邪，尤为不可。于是决以抵当汤予之。

　　虻　虫一钱　　水　蛭一钱　　大　黄五钱　　桃　仁五十粒

　　明日母女复偕来，知女下黑瘀甚多，胀减痛平。惟脉虚甚，不宜再下，乃以生地、黄芪、当归、潞党、川芎、白芍、陈皮、茺蔚子，活血行气，导其瘀积。一剂之后，遂不复来。后六年，值于途，已生子，年四五岁矣。

　　佐景按　丸药之效否，与其原料之是否道地，修合之是否如法，储藏之是否妥善，在在有关，故服大黄䗪虫丸而未效者，不能即谓此丸竟无用也。

　　蜀渝邹趾痕老医士曰："虻虫、水蛭二物为仲圣书中起沉疴愈大病最有大力之神药。然而自仲景迄今一千七百余年，历年久，圣道失传，而今竟无人能用此药。遂使一切瘀血入于血室之发狂腹硬证，及瘀血入于血室结成坚硬大块之干血痨病，可生而不得生者，不知凡几，曷胜浩叹！何以知无人能用此药，趾痕在四川重庆多年，目睹重庆药铺不办虻蛭。愚遇须用此二物之病，必特派人到四乡农村寻求之。民国十七年，为三小儿再举在北平卧病于德国医院，因自四川来平，见北平药铺皆有二物，知北平之医能用二物，诚堪佩也。及愚用二物时，往往无效。愚乃注意考察，乃知药铺所售之虻虫非牛虻，乃屎虻尿虻耳；所用之水蛭非钻脚蛭，乃不吮血之长蛭大蛭耳。推原其故，皆由采办二物之人未闻医生说明二物分别之法，以为无须分别，只要是虻虫、水蛭，便可充数。不知虻虫必用牛虻，屎虻尿虻无用；水蛭必用钻脚蛭，不钻脚之长蛭大蛭无用。此二物生于夏秋暑热强烈之时，采二物者当在炎暑肆威时，专人到四乡采之。采牛虻于畜牛家之牛房中，此中吮血之虻飞翔成群，虻声聒耳，虻嘴有吸血之针专嚼牛肤之血，其针刺入牛肤，能令牛不胜痛，跳跃鸣嚎者良。去其翅足，微火烤干，藏于高燥之处，可以久藏不坏。采钻脚蛭于有蛭之水田或水池中，其中水蛭千百成群，蠕动蜎蠉，浮沉跳跃于水中。采蛭之人以脚入水中，则未满一寸长之水蛭爬满于脚胫之上，皆钻脚蛭也。从脚胫上抹下，微火烤干，藏于高燥之处，可免腐坏。凡水蛭能爬脚者皆能吮血，若长二三寸之水蛭，皆不爬脚，不吮血，故不得为钻脚蛭也。此物在四川，俗名蚂蟥，因此物两头有嘴，其爬上脚胫时，两头钻入肉中，有似两头有锋之铁钉，故称此钉为蚂蟥绊。在北平，俗名水鳖；在山海关，俗名肉钻子。愚以其名多易淆，故以钻脚蛭一其名，以免与不钻脚之水蛭混淆，乃可见诸实功。俗医不知虻蛭之善恶，竟敢糊涂轻用，见有诊治单上用虻虫二分、水蛭一分者，谬之甚矣。不知此二物不用则已，用则只计个数，不以两钱分厘计也。愚每用牛虻二十个；用钻脚蛭亦必二十个；用牛虻三十个，用钻脚蛭亦必三十个。其个数必相等，不得参差也。所以必用相等之个数者，因要用此二物合力以攻一个坚硬之瘀块。……使破为细碎砂粒。若夫用二十个或用三十个者，则视其瘀块之大小坚柔而决定也。若夫用其大毒以成功，而又能避其猛峻而无害者，则在乎良医辨证精明，临险不惑，见可而进，知难而退，进退适宜之运筹也。良医善用，故能起沉疴，愈大病，粗工无学无识，冒昧从事，不惟无益，而反害之，于是相戒以不可用，久而不用，用法失传，辨别采药之法亦失传，遂使起死回生有大力之神药，搁于无用之地，讵非大可惜哉！今余作《圣方治验录》二卷将脱稿，第一卷追录愚在重庆治愈之病，载有用虻蛭治愈刘玉成妇干血痨瘵之奇验；第二卷纪录愚在北平用虻蛭治愈岳项氏腹癥腿寒二十年不受孕，今忽受孕之奇验……"（录《圣方治验录》）。经验之言至足钦仰。今海上药铺间有备虻虫者，辨之确系牛虻，非屎虻尿虻。但水蛭一味，则鲜有备之者。盖医家药商同视此为禁品，不敢以之列方，不敢以之售人。积习不返，良药坐湮，为可惜也。

第七〇案　抵当汤证_{其二}　颖师讲授　佐景笔记

师曰　蓄血一证，见于女子者伙矣，男子患者甚鲜。某年，余诊一红十会某姓男子，少腹胀痛，小便清长，且目不识物。论证确为蓄血，而心窃疑之。乃姑投以桃核承气汤，服后片时，即下黑粪，而病证如故。再投二剂，加重其量，病又依然，心更惊奇。因思此证若非蓄血，服下药三剂，亦宜变成坏病。若果属是证，何以不见少差，此必药轻病重之故也。时门人章次公在侧，曰：与抵当丸何如？余曰：考其证，非轻剂可瘳，乃决以抵当汤下之。服后，黑粪挟宿血齐下。更进一剂，病者即能伏榻静卧，腹胀平，痛亦安。知药已中病，仍以前方减轻其量，计虻虫二钱、水蛭钱半、桃仁五钱、川军五钱。后复减至虻虫、水蛭各四分，桃仁、川军各钱半。由章次公调理而愈。后更询诸病者，盖尝因劳力负重，致血凝而结成蓄血证也。

第七一案　抵当汤证其三 颖师亲撰

师曰　丁卯新秋，无锡华宗海之母经停十月，腹不甚大而胀。始由丁医用疏气行血药，即不觉胀满。饮食如常人。经西医考验，则谓腹中有胎，为腐败之物压住，不得长大，欲攻而去之，势必伤胎。宗海邀余赴锡诊之，脉涩不滑，不类妊娠。当晚与丁医商进桃核承气汤，晨起下白物如胶痰。更进抵当汤，下白物更多。胀满悉除，而腹忽大。月余，生一女，母子俱安。孙子云：置之死地而后生，亶其然乎？

曹颖甫曰　《金匮·妊娠篇》："宿有癥病，当下其癥，桂枝茯苓丸主之。"方中丹皮、桃仁、芍药极破血攻瘀之能事。丹皮、桃仁为大黄牡丹汤治肠痈之峻药，芍药为痈毒通络之必要，今人之治外证用京赤芍，其明验也。桂枝合芍药能扶统血之脾阳，而疏其瘀结。观太阳病用桂芍解肌，非以脾主肌肉乎；用茯苓者，要不过去湿和脾耳。然方治平近，远不如桃核承气抵当丸之有力。然当时非经西医之考验，及丁医用破血药之有效，亦断然不敢用此。而竟以此奏效，其亦"有故无殒，亦无殒也"之义乎？

佐景按　余前表桃核承气汤为阳明攻下之方矣，若抵当汤比前汤更进一步，自亦为阳明之方。盖前汤治血之新瘀者，本汤治血之久瘀者。故二者见证显分轻重。彼曰"小腹急结"，此曰"少腹鞭满"，"鞭满"原较"急结"为重。彼曰"如狂"，此曰"发狂"，"发狂"原较"如狂"为重。彼有"血自下"者，此则须下其血乃愈，较血能自下者为重。彼不曰脉，当在浮而数之例，此曰"脉微而沉"，原较前为重。彼用植物性药，此用动物性药，动物性药之功原较植物性药为烈。此皆其彰明较著者也。

本汤条文曰："太阳病，六七日，表证仍在，脉微而沉，反不结胸，其人发狂者，以热在下焦，少腹当鞭满，小便自利，下血乃愈。所以然者，以太阳随经瘀热在里故也，抵当汤主之。"试以此与桃核承气汤条文同读，当得一新义，有为前人所未及者。盖二条均属太阳阳明同病，惟前条先治太阳，后治阳明，为经。本条先治阳明，后治太阳，为权。所以有经权之分者，以血证有缓急之异也。前条血证不过急结如狂而已，故虽属阳明病，犹当先治太阳。本条血证已至鞭满发狂，甚或击人上屋，其候已急，故暂舍太阳，先治阳明，正符"急当救里"之例。大论曰："本发汗而复下之，此为逆也；若先发汗，治不为逆。本先下之，而反汗之，为逆；若先下之，治不为逆。"此即桃核承气汤及抵当汤二条之提纲也。汪琥注曰："大约治伤寒之法，表证急者，即宜汗；里证急者，即宜下，不可拘拘于先汗而后下也。汗下得宜，治不为逆。"何其明澈允当也！

由是观之，仲圣假桃核承气汤及抵当汤二条，示人以太阳、阳明经权之治，同时引出阳明之方，实无疑义。在仲圣当日临床，原有此种实例，但吾人居今日而读大论，却不可固执此例，以为用二方之法门。使其过于胶执，恐二方将永无可用之时，而患二方证者反永不得主治之方，宁不可哀乎？读者试察本卷二方各案，其有太阳病者乎？无有也，斯可知二方实专属阳明无疑矣。窃以太阳经府之说盛行，贤者不发其非，而反惑焉用，是不殚辞费而辨之。

第七二案　抵当丸证　颖师讲授　佐景笔记

师曰　常熟鹿苑钱钦伯之妻，经停九月，腹中有块攻痛，自知非孕。医予三棱、莪术多剂，未应。当延陈葆厚先生诊。先生曰：三棱、莪术仅能治血结之初起者，及其已结，则力不胜矣。吾有药能治之。顾药有反响，受者幸勿骂我也。主人诺。当予抵当丸三钱，开水送下。入夜，病者在床上反复爬行，腹痛不堪，果大骂医者不已。天将旦，随大便，下污物甚多，其色黄白红夹杂不一，痛乃大除。次日复诊，陈先生诘曰：昨夜骂我否？主人不能隐，具以情告。乃予加味四物汤调理而瘥。

曹颖甫曰 痰饮证之有十枣汤，蓄血证之有抵当汤丸，皆能斩关夺隘，起死回生。近时岐黄家往往畏其猛峻而不敢用，即偶有用之者，亦必力为阻止，不知其是何居心也。

第七三案 白头翁汤证 颖师医案

米右 住方浜路肇方弄十四号 高年七十有八，而体气壮实，热利下重，两脉大，苔黄，夜不安寐，宜白头翁汤为主方。

白头翁三钱　　秦　皮三钱　　川　连五分　　黄　蘗三钱

生川军三钱(后下)　　枳　实一钱　　桃仁泥三钱　　芒　硝二钱(另冲)

佐景按 米姓妇家贫。有一子，现年三十余龄，卖旧货为业，不娶妻，事母至孝。邻里咸呼之曰"孝子阿三。"母病卧床匝月，无力延医，安奉汤药！便器秽物悉孝子亲洁之。史君惠甫有姑母居相近，闻妇苦病，慨代延师出诊。本案方系初诊方，即系末诊方。何者？老妇服此之后，得快利，得安寐，复何求者？依法病后当事调理，但妇以劳师远驾，心实不安，即任之。竟复健康如中年人。

崇保氏序《世补斋医书》曰："今年春，保病温，群医束手，先生（指陆九芝先生）以大承气汤下之，一药霍然。保年七十矣，栀芩苦寒也，朴硝峻下也，乃力排众议，毅然行之。非有真知灼见，不惑于补阴补阳之说者，曷能若此？"故保曰："仲景医中之圣，先生医中之贤以佐圣者也。"窃于吾师亦云。

余尚忆曾治一杨左白头翁汤证，其脉案曰："利下，色鲜红，日二十行，无表证，渴欲饮水，脉洪大。"《论》曰："热利下重者。"又曰："下利欲饮水者，以有热故也，白头翁汤主之。"其药味为白头翁三钱，秦皮三钱，枳实二钱，黄连五分，生甘草钱半，黄芩钱半，黄檗三钱，复诊大效。

夫肠中热而有燥矢者，此为实热，宜承气汤；肠中热而无燥矢者，此为虚热（在比较上言，犹言空虚之意），宜白头翁汤。胃里有实邪者，宜吐法，用瓜蒂散；胃里有虚热（亦在比较上言）者，宜清法，用白虎汤。故胃之有白虎，无异肠之有白头翁；肠之有承气，无异胃之有瓜蒂。然而胃患虚热时多，患实邪时少；肠患实热时多，患虚热时少。仲圣取其多者常者为法，故立白虎承气为阳明正治，而以瓜蒂白头翁为阳明辅治。若问肠何以患实时多，胃何以患虚时多？曰：胃居肠上，肠生胃下，上者可以传之下，下者莫能还之上也。经旨点穿，令人微笑。

第七四案　猪胆汁导证　颖师亲撰

师曰　门人张永年述其戚陈姓一证，四明医家周某用猪胆汁导法奏效，可备参究。其言曰：陈姓始病咯血，其色紫黑，经西医用止血针，血遂中止。翌日病者腹满，困顿日甚，延至半月，大便不行。始用蜜导不行，用灌肠法，又不行。复用一切通大便之西药，终不行。或告陈曰：同乡周某，良医也。陈喜，使人延周，时不大便已一月矣。周至，察其脉无病，病独在肠。乃令病家觅得猪胆，倾于盂，调以醋，借西医灌肠器以灌之。甫灌入，转矢气不绝。不逾时，而大便出。凡三寸许，掷于地，有声，击以石，不稍损。乃浸以清水，半日许，盂水尽赤。乃知向日所吐之血，本为瘀血，因西医用针止住，反下结大肠，而为病也。越七日，又不大便，复用前法，下燥矢数枚，皆三寸许，病乃告全。予于此悟蜜煎导法惟证情较轻者宜之，土瓜根又不易得，惟猪胆汁随时随地皆有。近世医家弃良方而不用，为可惜也。

佐景按 本案见《伤寒发微》，以其可备一格，故特转录于此。凡大便多日未行，甚且在十日以上，又不下利清水者，是盖燥矢结于直肠部分。矢与肠壁黏合甚切，故愈结愈不能下。此时倘用硝黄以治之，不惟鞭长莫及，抑将徒损胃气，伐其无辜，此导法之所由作也。蜜煎导法为轻，但能用之合度，亦每克奏肤功。友人黄君有祖母，年已九十余龄矣。遘病旬日，不大便，不欲食，神疲不支。群医束手，不敢立方。卒用灌肠器，灌入蜜汁。粪秽既下，诸恙竟退，获享天年，此其例也。近者药房制有甘油锭，施用较便，可以为代。倘用二三锭后，依然无效者，不妨续施。因肠壁热甚者，二三锭尚不敷濡润用也。若蜜汁或锭皆不胜任，则须用猪胆汁。盖人之胆汁本有润肠之功，今以猪胆为代，亦所谓藏器疗法之变局也。月前范石生先生治黄氏肝癌案，亦用胆汁导法。惜乎一般中医恒喜以清净为高，不肯亲犯粪矢，坐视良法湮灭，能不浩叹！

猪胆汁须和醋少许者，似欲藉醋以刺激其肠壁，而促进其蠕动。故蜜锭之制，有时亦加以少许皂角末，实同此意。皂角粉少许吹入鼻孔中，即作喷嚏，其刺激之功为何如？

至于行导法用之器具，以西医所备者为简洁适用，价不昂，中医应同样采用。奈闻有法令焉，中医不许采用西医器具，是何意旨，令人莫测高深。而宝贵之中药，若大黄也，当归也，麻黄也，桔梗也，彼洋医洋商反可以恣意采取，制为所谓西药，以反售国人。嗟乎，天下事之不平，宁有甚于此者？

第七五案　麻子仁丸证 颖师医案

徐左 能食，夜卧则汗出，不寐，脉大，大便难，此为脾约。

脾约麻仁丸一两

作三服开水送下

佐景按 麻子仁丸原方为麻子仁二升、芍药半斤、枳实半斤、炙大黄一斤（去皮）、厚朴一尺（炙，去皮）、杏仁一升（去皮、尖，熬别作脂）等六味，蜜和丸，如梧桐子大。今药铺中通称曰脾约麻仁丸者，即是也。本方以麻子仁为君，凡仁中皆有油质，功能润下，故借之以通便，施于虚弱体质之不胜攻伐者允宜。

以上自大陷胸汤至麻子仁丸凡七证，虽有缓急之分，皆不离下法。或以结胸为主，或以瘀血为主，或以蓄血为主，或以热利为主，或以肠燥为主，其病所或偏于上，或偏于中，或偏于下。夫下则通，通则不痛，此治阳明热结之总诀也。

经方实验录

第一集下卷

江阴曹颖甫先生医案
门人瑞安姜佐景编按

第七六案　神志恍惚 　佐景笔记

佐景曰　友人施君朝贵，崇明人也，服务上海电报局。甲戌孟秋某晚，匆匆邀诊乃弟病。入其室，见病者仰卧榻上。叩其所苦，绝不应。余心异之。私谓施君曰：乃弟病久耳聋，无所闻乎，抑舌蹇不能言乎？则皆曰：否。余益惊异。按其脉，一手洪大，一手沉细，孰左孰右，今已莫能记忆。因询家人以致病之由。曰：渠前任某军电职，因事受惊，遂觉神志恍惚。每客来，恒默然相对；客去，则歌唱无序。饮食、二便悉如常人，惟食时阙上时有热气蒸腾，轻则如出岫朝云，甚则如窑中烟，状颇怪特。前曾将渠送往本市某著名医院诊治，经二十余日，医者终不识其为何病，既无术以疗，翻称其无病以塞责。故于昨日迁出，请先生一断。余细按其腹，绝不胀满，更不拒按。沉思良久，竟莫洞其癥结。于是遂谢不敏，赧然告辞。越日，施君告余曰，舍弟之病，昨已延曹颖甫先生诊治。服药后，大泄，阙上热气减。余闻而愕然，遂急访之，并视所服方。忆其案尾略曰：此张仲景所谓阳明病也，宜下之，主以大承气汤。方为：

生大黄三钱　　枳实二钱　　芒硝三钱（冲）　　厚朴一钱

又越数日，余再晤施君，谂其弟服药后，已能起床，且不歌唱。惟两胁胀痛，经曹师诊治，顷又愈矣。审其方，乃小柴胡汤也。

柴胡三钱　　黄芩三钱　　党参三钱　　半夏三钱
生姜三片　　大枣十二枚　　甘草二钱

嗣是施君之弟似可告无恙矣，顾尚苦自汗，精神不振。又经曹师投以桂枝加龙牡汤，一剂而愈。

川桂枝三钱　　大白芍三钱　　生　草二钱　　生　姜三片
大　枣十二枚　　花龙骨五钱　　煅牡蛎五钱。以上二味先煎

自此以后，健康逾常人。一日与兄俱出，值余于途，各微笑颔首以过。翌日遇施君，问其弟昨日途间作何语。施曰：无他。固诘之，乃笑曰：彼说吾兄脉理欠精耳。余不禁重为赧然。于是深服吾师医术之神，遂执赞而列门墙焉。

佐景按　本案病者所患似系所谓精神病，或神经病。顾西医用神经药治之，绝不见效。中医用经方治之，反奏肤功。其理深奥，莫可究诘，殆所谓治病必求其本欤？按初方系阳明方，次方系少阳方，末方系太阳方。以三方疏其三经之阻滞，诸恙乃全，殆当日受惊之时，周身筋络器官，即因惊而有所滞乎？顾饮食二便如常，腹不痛，又不拒按，谁复有胆，敢用承气？乃吾师独以阙上热气之故，遂尔放胆用之，殆所谓但见一证便是，不必悉具之意乎？噫！天下怪病滔滔，微吾师其谁与归？

曹颖甫曰　此证予亦不能识，惟诊其脉，则右极洪大，左极微细，阴不足而阳有余，意其为少阴负跌阳之脉，而初非逆证。加以热气出于阙上，病情正属阳明，与右

脉之洪大正合。故决为大承气汤的证，而不料其应乃如响也。

佐景又按 本案属三阳同病，本编入本书第二集中。因邵餐芝先生大序中道及，且本案又为余从师之因，故特提前列此，以作纪念。

第七七案　肠痈 其一　颖师医案

史惠甫先生 住上海城内方浜路七七五号三楼

佐景按 史惠甫君前以病来诊，曰：我时患腹痛，药则少瘥，隔日辄发，医者以为疝气，常用理气之剂云云。余细诊之，乃肠痈也，即西医所称盲肠炎、腹膜炎之类是。当用药攻之，稍瘥，数日又发，案及处方如下：

"腹痛偏右，瘥而复发，便燥结，拟大黄牡丹汤。

生川军钱半　元明粉三钱（冲）　桃　仁二钱　丹　皮二钱

败酱草三钱　生苡仁四钱　　熟附块一钱　枳实炭二钱

大白芍二钱　佛　手钱半"

此四月十八日方也，服三剂，所下甚多，腹痛大减。至二十五日，仅觉患处隐隐作痛矣。易医治之，与以疏泄厥气之剂，方为：

"软柴胡钱半　枳实炭二钱　大白芍二钱　青陈皮各钱半

云　苓三钱　香　附二钱　金铃子三钱　炙乳没各八分

小茴香八分　炙枸桔[1]三钱　青桔叶[2]钱半　路路通三钱"

---

[1][2] 枸桔、青桔叶："桔"字应为"橘"，以往两字混用，暂予保留。

服后一日，病无进退。二日，腹胀转剧，又来请诊。察之，向之腹偏右胀痛者，今则满腹左右皆胀矣。按之不甚有反抗力，经文中"腹皮急，按之濡"六字，确是形容尽致，不能更易。病者戚额相告曰：将如之何？余曰：无虑，前方尚可用。乃书曰："肠痈旋瘥旋发，刻诊小腹四围作胀，按之濡，隐隐痛，大便不爽，再拟原法：

生川军三钱　　粉丹皮三钱　　冬瓜子四钱　　芒　硝三钱（冲）

桃　仁三钱　　败酱草三钱　　熟附块钱半　　大白芍四钱

焦楂炭三钱　　细青皮钱半"

此方午刻服下，下午无动静，至夜半方欲便，下秽物甚多。次日又来诊，曰：下后腹中略舒矣。余视之，病虽减其一二，殊不了了。曰：昨方虽合，尚嫌轻也。史君曰：然则如之何？曰：当请吾师用重方，君有胆量服之否？曰：愿听命。乃谒师，作初诊。

初诊　肠痈屡经攻下，病根未拔。昨由姜君用大黄牡丹汤，腹胀略减。以证情论，仍宜攻下，仍用原法加减。

生川军五钱（后入）　　冬瓜仁一两　　桃仁八十粒　　粉丹皮一两

当　归五钱　　芒硝三钱（冲）　　杜赤豆四两（煎汤浓，后入前药）

佐景按　史君持本方至药铺配药，铺中人有难色。曰：安用若许剧药耶？史君曰：毋虑，此种药予已屡服之矣。铺中人曰：然则此郎中年几何矣？曰：七十余龄矣。曰：然，是诚有经验学问之医也。乃慨予药。据史君言，服后四小时即得便下，较向之服予方用大黄三钱，须逾十小时方得下者，爽快多矣。其夜所下最多，皆黑色臭秽之物。更衣频数，至不可数。而快下之后，腹痛大减，肿胀亦消，次日乃来二诊。

二诊　昨用大黄牡丹汤，加当归、赤豆。所下黏腻赤色之物，非脓非血。此种恶浊久留肠中，必化为黑色之河泥状。服汤后，肠中有水下行，作漉漉声。盖此证肠中必有阻塞不通之处，故谓之痈。痈者，壅也。然则不开其壅，宁有济乎？病根未拔，仍宜前法减轻。

生川军三钱　　丹皮五钱　　桃仁五十粒　　　当　归五钱

冬瓜仁一两　　赤芍五钱　　芒硝二钱（冲）　败酱草五钱

杜赤豆四两（煎汤，后入前药）

佐景按　史君服此方凡二日，计二剂，夜间皆大下，甚至疲于奔波床笫与便具之间。所下除河泥状污物外，更有白色之脓水。下此水时，每作剧痛。史君自曰：计吾三日夜所下之物，当已满一器有半。吾腹虽大，乃何来若许污物，斯亦奇矣！

第三日史君服此原方，余亲访之于其私宅。史君曰：我昨未告老师以所下之物如河泥状，而老师立案，乃径曰："必化为黑色之河泥。"噫，何其神也！余笑颔之。因忆某日有徐先生（先生亦尝从师游）者尝来谒师，曰："家慈以肠病弃养矣。时余以事远羁他方，未克侍侧。中医以药攻之不下。西医剖开肠之一角，见肠中所蓄，非为燥矢，乃尽属如河泥状之物。于是施术取去污物，病暂愈。乃不幸又二月余而弃养。"于此可见西医之治疗肠痈，虽见效于一时，而终不足恃，忽其本而务其末，倘死者有知，能不饮恨九泉乎？

坐谈有顷，因询史君以得病之由。曰："昔年患病，常不服药。家严笃信仙佛，每以香灰令服，病因其在此乎？"但斯时史君所下者，已由黑色渐变为紫红之咖啡色矣。

三诊　两进加味大黄牡丹汤，肠中宿垢渐稀。惟脐右斜下近少腹处按之尚痛，则病根尚未尽去也。仍用前法减硝、黄以和之。

粉丹皮一两　　冬瓜子一两　　生苡仁一两　　桃仁泥五钱

败酱草五钱　　京赤芍六钱　　生甘草二钱　　当　归五钱

桔　梗三钱　　杜赤豆四两（煎汤代水）

佐景按　史君服此凡六剂，所下之物，渐由咖啡色转为绿色。而绿色之中更杂有如蚕砂之黑粒。少腹痛处较瘥，惟上行之筋反觉微微牵引不舒。六剂之后，停药二天，乃行四诊。

四诊　肠痈近已就全，惟每日晨起大便，患处尚觉胀满，恐系夙根未除。然下经多次，血分大亏，时时头晕，脉大，虚象也。当以补正主治，佐以利下焦水道。

大川芎一两　　全当归五钱　　大熟地四钱　　春砂仁一钱

赤白芍各三钱　猪　苓三钱　　明天麻四钱　　陈　皮三钱

泽　泻二钱　　生白术五钱　　冬葵子五钱

佐景按　史君服此补正分利之剂后，前之大便时痛者，今已不痛矣。且其前色绿者，今亦转黄矣。惟七分黄之中，仍有三分绿耳。史君前有遗精宿恙，此时又发。或系本方分利药太重之故欤？惟遗后绝不疲劳，则亦无妨焉。

瘥后，史君踵予道谢。曰：承先生等诊视，吾之恶疾已全愈矣。溯我未遇先生之前，历访中外名医，祈祷远迩神祇，二年于兹，所费时间金钱，不可数计。顾又以此辞业，未获小效。苟早知先生，则二年之劫运岂非可免乎？虽然，今日若是，亦不幸中之大幸矣。

史君又曰：我以老师之方，示我亲友，亲友无不咋舌。以剧药而用剧量，彼辈未之前睹也。余曰：剧药所以治剧病，方今举世滔滔，病家之讼医家者，日有所闻，故时流习为轻剂，驯至剧药无敢尝试，剧病无由以起，悲夫！

佐景又按　惠甫曾大病三次，皆属于肠，本案所载乃第一次也。其后二次，亦由吾师生共愈之，悉详第二集中。嗣是惠甫识医药之保身，乃毅然弃业，从师习医。寒暑尚未三易，而惠甫已成医界通人矣。故我称惠甫或曰先生，或曰君，或曰师兄者，先后关系不同故也，兹姑悉仍其旧。

第七八案　肠痈 其二　颖师医案

陆左

初诊　痛在脐右斜下一寸，西医所谓盲肠炎也。脉大而实，当下之，用仲景法。

生　军五钱　　芒　硝三钱　　桃　仁五钱　　冬瓜仁一两
丹　皮一两

二诊　痛已略缓，右足拘急，不得屈伸，伸则牵腹中痛，宜芍药甘草汤。

赤白芍各五钱　　生甘草三钱　　炙乳没各三钱

佐景按　俗所谓缩脚肠痈者，此也。吾师移伤寒之方，治要略之病，神乎技矣！

三诊　右足已伸，腹中剧痛如故。仍宜大黄牡丹汤以下之。

生川军一两　　芒硝七钱（冲）　　桃仁五钱　　冬瓜仁一两
丹皮一两

拙巢注 愈。

佐景按 本案陆左患足拘急，因获治而伸；有一杇者足本得伸，因误治而致拘急，两者相映成趣，令人捧腹。杇者邹姓，性情滑稽，常喜据丹方小册，以自治己病。一日发热，体痛无汗，意求汗出。闻友人言，糯稻根、瘪桃干可以治汗出不止，竟误会其意，取而服之，于是右足遂挛。其妻扶之，叩师门请诊，师睹其突梯之神情，不禁大笑。

肠痈病证，变化多端。上述各案尚不足以尽其情。吾友蒋冠周君偶抱孩上下阶沿不慎，稍一惊跌，顷之心中剧痛不可耐。次日痛处移于少腹右旁盲肠处。医以定痛丸止之，而不能治其病。其令正来嘱余诊。余适以感暑卧床，荐就吾师治。吾师予以大黄牡丹汤加减，二剂将愈。不知何故，忽又发剧痛如前，改就西医诊，用药外敷，约十余日，徐徐向愈。自后盲肠部分有一硬块如银元大，隐隐作痛，按之更显。蒋君以为病根犹在，虑其再发，意欲开刀，作一劳永逸之计。余力止之，用阳和膏、硇砂膏加桂麝散等香窜之品，交换贴之，一月而消，此一例也。

盛熙君尝患腹中隐痛，时差时剧者三年，余以四逆散愈之，竟不复发。一年后，某夕贲临，坦然曰：吾腹中不舒，请疏方。持脉未毕，腹痛大增，甚至呼号伛偻。列方未毕，痛竟不能耐，急呼汽车，由他友伴送之归。药为理中加味，疑其中寒也。药后，即大呕吐，继之以血，终夜反复，不获一寐。次日往诊，自谓腹中痛差，盲肠处转痛。余知其病情与上案蒋君仿佛，乃以轻剂大黄牡丹汤微下之。三日，踵余道谢，能久坐戏剧院，观赏电影矣，此又一例也。

曹颖甫曰 肠痈一证舍大黄牡丹汤以外，别无良法。《千金》肠痈汤虽与此方大略相似，而配合犹未尽善。但有时药虽对病，而治愈正未可必。尝治庄翔生次妻张氏，屡用本汤攻下，而腰间忽起流火，以至于死。考其原因，实由平日有鸦片瘾，戒烟后，不复吸烟，常用烧酒浸鸦片灰吞之，以至肠燥成痈。下后，鸦片灰毒内发，遂发流火，以至由肿而烂，终于不救，要不得归咎于方治之猛峻也。欧阳文忠述其先德曰："求其生而不得，则死者与我皆无憾也。"吾愿同学诸君奉此言为圭臬。

第七九案 肠痈 其三 颖师医案

周小姐 住小西门

复发初诊 大便不甚畅行，自以他药下之，痛而不行，仲师所谓非其治也。今拟用承气汤加桃仁主之。

生川军三钱（后入） 枳 实四钱 川 朴二钱 桃 仁四钱
芒 硝二钱（冲）

佐景按 周小姐先于本年五月间病肠痈，经吾师暨俞哲生师兄后先治愈，体健回校肄业。至十二月间，因运动过度，饮食不节，前之盲肠患处又见隐痛，大便不行。乃市某西药房所制之丸药服之，冀其缓下。孰知仅服二丸，便不得下，痛反增剧，不能耐，自悔孟浪。无已，仍请吾师赐方，即本案复发初诊方也。服后，便畅下，痛大除，惟有时按之还作小痛耳。越日，乃来二诊。

二诊 昨经下后，旧时患处按之尚痛。脉弦而数，用《千金》肠痈汤以和之。

粉丹皮三钱 丹 参三钱 白 芍三钱 生地黄五钱
生甘草一钱 败酱草三钱 茯 苓三钱 生苡仁八钱
大麦冬五钱 桔 梗一钱 柏子仁一两 佛 手二钱
生 姜三片

佐景按 周女士来二诊时，余方恭侍师侧。师令余按脉，得弦细而数。察其面色，似未甚荣润。惟据述痛已大减，无任私慰。师令余拟方。余曰：《千金》肠痈汤差足以和之。承赐诺，即用焉。以其下经多次，故不加大黄；以其夜寐不安而性易躁怒，故加柏子仁；以其偶或气郁不舒，故加佛手；以其经欠调，故仍用丹参。药味既多，竟不似吾师之方矣，相与一笑。

周女士服此二剂，大觉舒适，夜寐竟安。闻师将返江阴度岁，重来乞调理长方，余乃知之稔。

本案似无多大特色，不足录，惟以其可以示复发及调理之一格，故附焉。虽然周女士初病之经过，极曲折侥幸之奇观，容续述之，以博一粲。

先是五月间，周女士病腹痛偏右，就诊于中医孙先生。孙先生与以理气定痛之剂，续治二月有余，不见效。改请西医王先生诊察究系何病，断谓盲肠炎。欲求根治，当用手术。病家不敢从命，乞施别法。西医乃用冰罩其患处，痛止，周女士得仍回校中攻读。未逾十日，病又作，倍剧于前。至是西医坚决主张用手术，且谓时不可失，后将无及。相与议定手术费银若干两，但须家长签字，即可实行。此时也适周女士之父因事在杭，接家报如此云云，急覆电谓待我返再议。而女士之痛已不可忍，且拒按，右足不能伸，证情岌岌，不可终日。周母无主，惶急异常。会有戚祝先生至，曰：何不请中医治？周母曰：中医之方积叠成簿，惟其不能治，乃请教西医耳！曰：我有友人或能治此，盍请一试？于是俞哲生师兄应运而出。晚七时许诊之，洒淅恶寒，口渴，脉弦滑而数，苔抽心而绛，边反白腻，急疏大黄牡丹汤加味，内用生大黄三钱。周母急令购药煎服，待其服已，俞师兄乃返寓。夜十一时，周先生忽作不速客访俞兄，惊问曰：生大黄竟可服至三钱耶？我昔延请之孙先生用药数十剂，仅末剂有蜜炙大黄五分。俞兄问服后病情，曰：腹加痛矣，将奈何？俞兄慰之。周先生曰：姑待我返舍看变化如何。倘不幸转剧，我必以电话相告。未越一小时，俞家之电话铃声果响。诸君试思之，俞君为一执业未久之医士，当时闻此丁丁之铃声，将生若何之心理？然而事出望外，但闻周父曰：病者得下，而足已伸矣。续诊三次，颇告顺手。并知服第一剂后，下如血筋等污物；服第二剂后，下瘀血；服第三剂后，下血水；服第四剂后，竟得黄色粪。其日适值病者经来，病情未免夹杂，当延老师诊治。视已，师曰，病根未除也！依然用下剂。晚六时服药，其夜病者竟作瞑眩。四肢厥逆，冷汗出，下经六七次。至天亮，痛休。自是方真入坦途，了却无限风波。至于瞑眩之夜，周父额汗奔波，叩师门以问计者，又当在智者意料之中也。

　　本集编按既竟，余又诊得一盲肠炎病，即肠痈也。病者为友人陈君子良弟，名国桢，年十五，肄业城内一粟街尚文小学六年级，住大南门电话局后宝隆里六号。国桢攻读至勤，因家离校稍远，每饭已，辄匆匆赴校，日以为常。二月一日子良邀余诊视，据述已经西医陈天枢先生详细诊察，指为盲肠炎。并曾注射退热剂之药，及用安福消肿膏，因病势急，似尚未见速效。大便四日未行，小便短赤，绝不欲食，常屈足而卧。每痛作，辄不耐云云。余以手按其患处，适在所谓马克孛内氏之压痛点，即自脐至右腹角高骨引一直线，此线与右直腹肌边线相交之点是，亦即近前线之中点。自起病至今，已四日矣。家人见病不退，且知按诸西医法，当用手术，方得根治，但恐发生危险，故未敢冒昧尝试。当时余初诊方，用生川军二钱、粉丹皮二钱、桃仁泥四钱、元明粉钱半分冲、京赤芍三钱、败酱草钱半、生苡仁一两、香谷芽三钱。二日复诊，知一日服药之后，得下三次，悉属秽浊不堪之物。腹痛随减，按之亦不甚痛，又能进粥，大佳。方用生川军钱半、粉丹皮三钱、桃仁泥二钱、冬瓜子四钱、元明粉一钱、柏子仁四钱、赤茯苓三钱、生苡仁一两、光杏仁三钱、生甘草钱半。三日三诊，知二日夜中亦下，腹中甚适，言语渐有力，舌苔渐清净，小便之色渐淡。予粉丹皮四钱、败酱草二钱、桃仁泥二钱、冬瓜仁四钱、生苡仁一两、柏子仁五钱、火麻仁四钱、光杏仁三钱、赤茯苓三钱、紫丹参二钱、香谷芽三钱、生甘草二钱。四日四诊，知三日夜中，大便较难而痛，苔腻脉弦。料其内热未除，急予制川军钱半、粉丹皮二钱、桃仁泥钱半、冬瓜子四钱、元明粉一钱二分、生苡仁一两、京赤芍三钱、藿香钱半，佩兰钱半、生甘草钱半、灯心三札。五日五诊，量得体温三十八度一，脉搏八十二至，舌苔前部较清，后部仍腻，盲肠部得按依然作痛，每夜必自痛剧，甚至呼喊。药用生大黄二钱、牡丹皮三钱、桃仁三钱、芒硝二钱、枳实钱半、厚朴三分、当归尾钱半、京赤芍三钱、生苡仁一两、炙乳没各一钱。六日六诊，病家疑惧。子良谓大便日日得下，痛苦依然未除，如何堪长用攻药，得毋坏其肠？伯母尤焦虑，因所育子女凡十人，以小恙而折者凡五，皆得病辄延医，延医辄不治。此番愁眉，自在意中。独老伯庆斋先生供职于枫林桥市政府地政局，是日特告假商诊，拜聆之下，知为识者。老伯意加重攻下之品，一面请西医施止痛针，余难加可否。量其身热升作三十八度七（时当下午三时），计其脉搏得九十至，精神较昨困顿，脉亦无力，舌苔又呈腻象，并见咳嗽不爽，不思纳谷。虽痛之次数较稀，综察全证，殊难乐观。欲向吾师请教，而吾师适已返江阴，度旧岁欲荐他医以自代，病家又慰留勿许。默思责任之重大，证情之棘手，无异孤军苦战，草木皆兵。阅者试设身处地为余着想，居此险境，将何所施其技？殊不知当此进退维谷、疑难莫决之际，正医者炼胆煨心之时。炼何胆，炼大胆也；煨何心，煨细心也。余乃整襟危坐，凝神沉思。夫病为盲肠炎的证，药属盲肠炎主方，投之未得捷效者，以其蚓突中当有污物未出，即吾师所谓病根未拔也。每作阵痛者，即蚓突力拔病根时也。精神反疲，体温反高（下午三四时许本较高），脉搏反数者，以病既延久，正气随虚也。然则急起直追，何容踟蹰？因将原方去枳实，加生黄芪钱半、生甘草钱半、杏仁三钱、藿香二钱，改厚朴作五分。七日七诊：病情竟急转直下，身热退至三十七度六，脉搏减至七十六至。苔大化，纳突佳。余惊问其故，据述六日晚服药后，上半夜呼痛特甚，倍于畴昔。惟子夜后即泰然睡去，绝不呼痛。天亮醒来，其粪色作淡黄色，异于前此之污色，黑色，老黄色。且其粪能沉器底，不似前之但浮矣。小便亦较清长。因予生大黄一钱、牡丹皮三钱、生苡仁八钱、冬瓜子五钱、柏子仁三钱、光杏仁二钱、生黄芪二钱、当归尾钱半、炙乳没各八分、赤茯苓三钱、生甘草钱半。八日八诊，体温退作三十七度四，脉搏减作六十七至，此乃病后应有之现象。盲肠部分已完全不痛，且软如左侧，能自由起立，如平人，又食而知味。当予生大黄八分、牡丹皮二钱、生苡仁四钱、大生地三钱、生黄芪二钱、潞党参一钱、当归尾钱半、炙乳没各八分、杏仁三钱、生甘草钱半。九日九诊，国桢能到前房，坐案旁畅谈，不须余就床沿问切矣。当从十全大补汤加减，嘱服二剂。次日适值废历岁尾，病魔乃随年神俱去。

余于本病素加注意，前年参观同济大学人体解剖展览会时，曾检阅盲肠及蚓突之种种异状至详。余并有一臆想，即大黄牡丹汤可代西医之刀与钳，且本汤能驱除蚓突中之污物，有刀与钳之利，而无刀与钳之弊。人初闻吾此言，鲜不以为炫技欺世，故我宁甘自藏拙。自得国桢之诊，益信吾言不谬。实告世人，所谓盲肠炎者，初起每非盲肠本身之发炎，乃盲肠后部之附属器官称"蚓突"状如小管者发炎耳。肠中污物之所以得入蚓突中者，因盲肠部分肠内容物拥挤不堪，不能上行，以致从旁溢入蚓突耳。服大黄牡丹汤即得泻出污物者，因肠壁受药力之刺激，故能推送内容物上行，平行，下行，以达肛门。盲肠之处既空，蚓突又得药力之刺激，乃返挤污物于盲肠，由是蚓突之炎以消而病以已。故云本汤可代刀与钳者，乃言其药力能刺激肠壁及蚓突，使自起力量，排出污物耳。执是以言，宁不可信？

肠痈初起，每有恶寒之状。国桢初得病时亦然。故《金匮·疮痈肠痈浸淫病脉证并治篇》第一条即曰："诸浮数脉，应当发热，而反洒淅恶寒，若有痛处，当发其痈。"内"而反洒淅恶寒"大堪着目。世人竟有误认为疟疾之初起者。又"发"字，诸家多凿解，窃意内痈生于体内，无从目睹，当其初起之时，甚不自知病所何在，故曰"若有痛处，"则"当发其痈"者，犹曰"当觅其痈"，盖"发"，犹"发现"之谓也。

《金匮》曰："肠痈者，少腹肿痞，按之即痛如淋，小便自调，时时发热，自汗出，复恶寒，其脉迟紧者，脓未成，可下之，当有血，脉洪数者，脓已成，不可下也，大黄牡丹汤主之。"历来注家对于"脓已成，不可下也"一语，殆无异辞，甚且以此为大黄牡丹汤与薏苡附子败酱散主治之分野，此殆不思之过也。

《金匮》所谓未成已成之脓所包至广，一切炎性渗出物、腐化之白血球、腐烂之肠壁皮肉等均是，要在当去之例一也。夫肠痈当未成脓之前，曰可下之，试问欲下者何物？依余之说，下其肠中一切污积，使蚓突得挤出病根是矣。当已成脓之后，反曰不可下之，试问其脓作何处置？将使脓复返为血乎，此乃绝无之事。将任脓突脐而出乎，此乃速死之图。《方伎·杂志略》云："一商家女（中略）自腹以至面部四肢悉肿，少腹右方之底有酿脓。因思取脓则可保十日，以此告病家。病家相惊吐舌，谓前医皆不知有脓，但云补药以助元气，则水气自治耳。遂乞施针。余曰：针则至多延命一月。取脓则十日。但识病在医，而死生任诸天数，姑针之可也。遂用铍针刺入寸许，脓汁迸射，上及承尘，臭气扑鼻，病家人人惊愕，乃与薏苡附子败酱散，疮口纳细棉条以出瘀脓。然其人元气渐脱，十一日而毙。"可谓一证。犹曰薏苡附子败酱散主之。试问服散之后，散能与脓起化学作用，齐化为乌有乎？吾惧其未能也。若曰散将与脓结而俱下，则依然是下法，乌得曰不可下？或曰：不可下者犹言不胜下，下之终危也。余则谓果下之，犹不失背城借一之计，不下即是束手待毙之策。孰得孰失，明眼者自能辨之。况脓去正虚，大可用补，活法在人，宁难善后。故窃于"不可下"三字大起疑惑，即使的系仲圣遗文，犹当据事实以改正之。如何改正，曰：当作"当急下"也（又经文称本病"小便自调"，按之事实，不尔，改正之责，委之贤者）。

《金匮》大黄牡丹汤方后曰："顿服之，有脓当下，如无脓当下血。"本已昭示后人无脓当下，有脓当急下，悉主以本汤之意，人自不察耳。以病例言，本集肠痈案其一史君之大下河泥状污物，其三国桢之下秽浊不堪物，皆有脓当下之列。吾师金匮发微本汤条下师母之下血半净桶，及本集肠痈案其三周女士之下血筋瘀血血水等物，皆无脓当下血之例。是故下血云者，此乃当下之恶血，血去则病除，绝非失血之谓也。

客曰：审如君言，薏苡附子败酱散将无用武之地矣。答曰：非也，特其用武之时不同耳。余有本汤治验一案颇富趣味，容详本录第二集中。但二方不同之点，当稍述一二，以快客之先睹。依《金匮》法，肠痈实分为二种。一种为热性者，为大黄牡丹汤所主；一种为寒性者，为薏苡附子败酱散所主。热性者多急性，寒性者多慢性。热性者痛如淋，寒性者痛缓。热性者时时发热，寒性者身无热。热性者常右足屈，患起于瞬时；寒性者则身甲错，恙生于平日。热性者属阳明，故大黄牡丹汤即诸承气之改方；寒性者属太阴，故薏苡附子败酱乃附子理中之变局，且散与丸为近。热性者病灶多在盲肠，寒性者病灶不限于盲肠。能知乎此，则二汤之分明矣。客憬然若悟，鞠躬而退。

西医治盲肠炎初起，用冰罩其患处，可以暂遏病根，略退炎灶。不久以后，炎灶复生，病势反剧。于是注射退热剂而热不退，注射止痛剂而痛不止。盖皆治标之法，无裨实际故也。其惟一治本之法，厥为动手术。诸君请阅"断肠续命记"（载本集附录中），即知动手术之危险为何如？陈庆斋老伯见告云：近者一人患盲肠炎，受割治，割口缝成后，依然作痛，查知有一小块药棉留腹中，忘未取出，再开刀，卒不救云云，此又动手术之意外枝节也。然则西医何不用下法？意者最初西医之治本病，原用下法。但多致肠穿孔出血而死，后遂医医相诫，故至今无复有敢议下者。然则中西医同用下法，而死生之分又何径庭？盖下其所谓下，非吾之所谓下也。实言之，大黄牡丹汤之下，下中带消炎之意。本经谓大黄荡涤肠胃，推陈致新，牡丹皮除瘀血，疗痈疮，即是此意。而彼之下药或仍系金石热品，以热攻热。无怪肠壁穿孔。得此一说，吾惑庶解。今有西医于此，采取吾说，选用能消炎之下剂以治盲肠炎，使其得效，余乐闻其言，使其偾事，余恕不负责。欲策万全之道，请用大黄牡丹汤！

曹颖甫曰 无锡华宗海，丁甘仁之门人也。曾于十年前患肠痈，往医院治疗。同时患肠痈者三人，二人先行破腹，皆命随刀尽。宗海闻之惧，无如已经签字，无从反悔。最后，某西人以学徒手术不精，自行奏刀，将盲肠之阑尾割去缝好，幸得生全，是殆有命存焉。虽然，令前解剖之二人或不入医院，用大黄牡丹汤治之，吾知其未必致死。于此而不归咎于人事之失，不可得也。

第八〇案　肺痈其一　颍师医案

师曰　辛未七月中旬，余治一陈姓疾。初发时，咳嗽，胸中隐隐作痛，痛连缺盆。其所吐者，浊痰腥臭，与悬饮内痛之吐涎沫，固自不同，决为肺痈之始萌。遂以桔梗汤乘其未集而先排之。进五剂，痛稍止，诸证依然，脉滑实。因思是证确为肺痈之正病，必其肺脏壅阻不通而腐，腐久乃吐脓，所谓久久吐脓如米粥者，治以桔梗汤。今当壅塞之时，不去其壅，反排其腐，何怪其不效也。《淮南子》云：葶苈愈胀，胀者，壅极不通之谓。《金匮》曰：肺痈，喘而不得眠，即胀也。《千金》重申其义曰：肺痈胸满胀，故知葶苈泻肺汤非泻肺也，泻肺中壅胀。今有此证，必用此方，乃以

葶苈子五钱　　大黑枣十二枚

凡五进，痛渐止，咳亦爽。其腥臭挟有米粥状之痰，即腐脓也。后乃以千金苇茎汤，并以大小蓟、海藻、桔梗、甘草、杜赤豆出入加减成方。至八月朔日，先后凡十五日有奇，用药凡十余剂，始告全瘥。九月底，其人偶受寒凉，宿恙又发，乃嘱兼服犀黄醒消丸，以一两五钱分作五服。服后，腥臭全去。但尚有绿色之痰，复制一料服之，乃愈，而不复来诊矣。

佐景按　本案并略见金匮发微。后历检吾师医案，乃得本案之先后全方，两相对照，更易昭然。特再附诸方于下，谅阅者当不嫌重复也。

陈左　住浦东陆家渡

初诊七月十二日　肺痈，咳嗽，胸中痛，上连缺盆，而所吐绝非涎沫，此与悬饮内痛者固自不同，宜桔梗甘草汤。

桔梗五钱　　甘草五钱

二诊七月十八日　五进桔梗汤，胸中痛止，而左缺盆痛。此肺脏壅阻不通也，宜葶苈大枣泻肺汤。

葶苈子五钱　　黑大枣十二枚（先煎）

三诊七月二十四日　五进泻肺汤，左缺盆痛止。痰黄厚，时见腥臭，及如米粥者。此湿邪去，而燥气胜也。宜《千金》苇茎汤。

鲜芦根四两　生薏仁一两　桃仁五十粒　冬瓜子五钱

四诊七月二十九日　服《千金》苇茎汤五剂后，咯出之痰腥臭止，而如米粒者亦除。惟痰尚黄厚，肺痈消，而胃热尚盛也。右三部脉浮滑，不复见沉弦之象，可以无后患矣。

粉前胡三钱　　生苡仁一两　　桔　梗三钱　　生　草三钱

冬瓜子八十粒　桃　仁三钱　　杜赤豆六钱　　大小蓟各三钱

海　藻二钱　　芦　根五两

拙巢注　服此二三日，全愈。

续发初诊九月二日　肺痈愈后复发。咯痰腥臭，见血，心下痛，咳时气从中脘上冲。宜清胆胃之火，防其乘肺。

柴　胡三钱　　生石膏二两　　生甘草三钱　　淡　芩三钱

肥知母五钱　　生苡仁一两　　芦　根四两　　冬瓜仁一两

桃　仁三钱　　杜赤豆一两　　全当归四钱

二诊九月十日　肺痈未能断根，咯痰腥臭如昔，但不似米粥耳。痰不黄而色绿，味酸，咳不甚，脉细数，仍宜桔梗甘草汤，不当攻伐，佐以消毒，以清病原。

桔梗一两　　生甘草五钱　　冬瓜仁一两　　昆布一钱五分

海藻二钱　　大小蓟各一钱五分　　前　胡三钱　　犀黄醒消丸三钱（另服）

拙巢注　后不复服药，专服犀黄醒消丸，愈。醒消丸系王鸿绪法，马培之颇非议之。然用之而效，则马说不足信也。

佐景按　夫肺痈，重病也。仲圣云：脓成则死。今本案病者脓成而腥臭，吾师乃能愈之，岂吾师之术迈于仲圣乎？非也。所谓则死者，极言其危，而教人药量之不可轻也！夫桔梗，今人仅用数分至一钱，葶苈今人少用之，用之亦不出数分，苇茎今人通常用一尺，今吾师用此三者乃至五钱，五钱，五两，不其骇人乎？虽然此皆仲圣之教也。余仍恐脓成亦可愈之难以信人也，姑引他医之医案一则如下，以为佐证。

新建熊廷诏老医作《内痈治疗记》曰："肺痈一症，《金匮》谓脓成则死，但病者别脏器官尚强，而单单肺脏局部溃烂，尚可救治。民国十九年，国民革命军陆军第三十四旅驻节施南，有罗连长树成者，黔之松涛人，年约三十，于夏月初出防建始县，患热症，被医者误认伤寒，用大辛大温之药，以致攻烂肺之左叶。每咳嗽，则左胁前后皆痛，吐出臭脓败血，五六尺外即闻其秽气。遂转施南，初求西医诊治，听诊，触诊，检温，检尿，精详殆遍。未及三日，即云万无生理，为之宣告死刑。病者绝望。其同事李秘书劝就中医诊治，遂延一同道诊之。其人无经验，慑于胆，邀余会诊。初会面，病者即求决生死。余见其皮肤尚润泽，声音如常，询知饮食尚佳，二便尚和，即答之曰：'肺痈一症，医圣张仲景断为脓成则死，今阁下吐出皆脓血，余何人斯，敢云能活？但详观外貌润泽，肺部似未全枯，耐烦服药调治，或能挽回，但不居功、不任过耳。'罗曰：'先生能治，好歹决无怨言。'余遂详诊其脉，滑数且实，右手更洪，即认定为肺痈。参用《金匮》葶苈大枣泻肺汤、桔梗汤、大黄牡丹汤、千金牡丹皮散，出入加减。总不使其大便秘结，则肺热有下行之路。前后服药八十余剂，另用西洋参代茶，亦服至半斤。时至百日之久，脓血方净，一切如常。但每咳则左胁前后隐隐尚痛，即以白及为末，用米饮冲服，每日四钱，共服八九两，其病始告全愈。次年回黔，来函道谢。二十二年来函，竟升团长矣。可见治病要在医者统察全局，胸有把握，若拘拘于脓成则死，误矣。当其初求余诊之际，一般西医皆谓此病由中医治，决死无疑。如不死，愿断头。余潜心精究，毫不为动。及余治全愈，罗旅长谓诸西医曰：'尔等拿头来！'若辈噤若寒蝉。此病终算战胜西医一次，爱公开告吾同道，以供讨论，固非炫己之长耳。"

又曰："今年五六月间，余在施恩救济院施医，所诊一漆匠名黄玉林，年四十，贫苦无依，患肺痈，吐出臭痰脓血，气达六尺以外，其痰落地，须臾发酵，高至六七分，成花泡。咳嗽则胸中隐隐作痛，饮食衣服皆不适体。淳于公所谓六不治已居其半。余令自采芦笋茅根煎水常服，仍依治罗树成法出入为方。经余赠药九剂，幸告愈。可见苦同胞饮茅芦水亦有洋参之力，堪作医林经验之一助。又余每遇贫人肺热，嘱食豆浆、豆芽汤，亦往往作焦头烂额之客。圣方平易，不尚珍奇。当兹经济破产时代，凡吾同道，在可能范围内，当为民众省节金钱，莫谓非本责而不顾也。"（录《光华医药杂志》三卷二期）熊老医士大胆细心，诚是吾辈后学者之导师。

《要略》曰："风伤皮毛，热伤血脉，风舍于肺，其人则咳，口干喘满，咽燥不渴，多唾浊沫，时时振寒，热之所过，血为之凝滞，蓄结痈脓，吐如米粥，始萌可救，脓成则死。"由此可知肺痈之病源为热，其病状为先唾浊沫，后吐脓血。浊沫者，肺津为热熏灼所成也；脓血者，津尽甚至肺体腐化也。又曰："咳而胸满，振寒，脉数，咽干，不渴，时出浊唾腥臭，久久吐脓如米粥者，为肺痈，桔梗汤主之。"由此可知桔梗汤之所主者，为肺痈之初成，时出浊唾腥臭，必久而久之，方吐脓如米粥，非初时吐脓如米粥也。又曰："肺痈喘不得卧，葶苈大枣泻肺汤主之。"又曰："肺痈。胸满胀一身面目浮肿，鼻塞，清涕出，不闻香臭酸辛，咳逆上气，喘鸣迫塞者，葶苈大枣泻肺汤主之。"后人见此二条无脓血字状，竟以本方专为逐水之剂，非有脓血也，乃失仲圣原旨矣。夫曰胸满胀，试问其所胀者何物，非肺津肺体化为脓血而何？曰喘鸣迫塞，曰不得卧，试问其故安在，非肺体腐化不能营其呼吸之工作而何？况仲圣之笔法多有详于彼而略于此者。故桔梗汤条既曰久久吐脓如米粥者为肺痈，葶苈大枣汤二条即但言肺痈，而隐含吐脓血于其中矣。又曰："《千金》苇茎汤治咳有微热，烦满，胸中甲错，是为肺痈。"按烦满，读如烦懑。烦懑者，肺中微热之初生，似尚未灼烁肺津为腥臭之浊唾也。故苇茎汤所主之候，还在桔梗汤之前。由是观之，以上三汤，殊有轻重层次之分。苇茎汤最先而轻，桔梗汤为中，葶苈大枣泻肺汤最后而重。姑以方譬方，则苇茎汤犹如白虎汤，桔梗汤犹如调胃承气汤，葶苈大枣泻肺汤犹如大承气汤。今有阳明肠胃病者于此，大便不行，医试以调胃承气，小瘥而未愈，于是与以大承气，遂大下而病瘥。顾胃热未楚，乃以白虎奏全功，此事实所许可者也。故吾师本案先用桔梗，次用葶苈大枣，末用苇茎，其义殆亦犹是。未知吾师之意云何？

凡酒客烟徒大便久秘者，最易生肺热。《内经》以肺与大肠相表里，殆千古不刊之论。本案所引熊老医士之言曰："总不使其大便秘结，则肺热有下行之路。"实经验有得之谈。余尝治前上海晨报馆编辑曹陶成先生夫人，患恙已久，其证每当清晨睡未醒即盗汗，汗后周身觉冷，踡卧被中，略似桂枝加龙骨牡蛎汤证，然而非是，此乃肺痈条之所谓振寒也。盖详察之，大便燥结，三日一行，小溲觉热，脉弦数，咳吐脓痰，胸中隐隐作痛，经事先期而至，作紫色，日晡必发潮热，五中烦热。夫人自分肺病，疾不可为，愁眉紧锁者多日矣。余曰：毋虑，可治也。用苇茎汤为主方，以治其肺热，加青蒿、白薇、地骨皮，以退其潮热；加丹参、丹皮、益母子，以调其经期。二诊四剂，诸恙均瘳。此即后人之所谓阴虚虚劳，实则要略所云肺痈初起之证也。

更有桔梗白散，合桔梗，贝母，巴豆而成，其力更峻。经文虽曰桔梗汤，疑其有误。本散非但可以治重证之肺痈，且可以荡涤一切顽痰壅塞，在膈上者，能使之吐，在膈下者，能使之泻。东人多有用之者，吾不愿国内之大医反弃而勿道之。

曹颖甫曰 肺痈一证，咳吐时，胸中必隐隐作痛，所吐浓厚之痰，杂以如米粥者，至地甚有力，渐乃发酵成气泡，不复平塌地上。盖胸中热如沸汤，蒸烂肺之本体，然后吐出如脓之痰，则所吐之物其中实有蒸气热力，故吐出而发酵也。此熊医士所见者，予亦亲见之。若夫脉之滑大沉实，与夫大便之燥结，则本证均有之。吾他日得遇熊医，愿为之香花顶礼，为其能为吾医界中放大光明也。

肺与大肠为表里，在今日医林中已成口头禅。而肺痈用肠痈方治，实为破天荒作用，要不失为仲景遗意。即如痰饮，肺病也，而悬饮内痛，支饮不得息，则用十枣汤以下之。结胸，肺病也，则用甘遂大黄芒硝以下之。要之燥气在下，则肺脏必受熏灼，非用釜底抽薪之法，不足以清上炎也。

第八一案　肺痈其二　颖师医案

吴冠明小姐 住上海法租界华成路六号

佐景按 吴君大镛，余友也。其第二女公子，名冠明，年十岁，肄业小学校中。本年（二十五年）七月三日，忽感不适，自言胸中痛，约于十日左右，就诊于上海广慈医院。医与内服药，兼用药水揩胸部。续诊一星期许，胸中痛少止，而身热咳嗽仍甚。十七日起，在家自服种种养肺成药，至二十日无效。是日夜间发热更甚，竟夜不能睡，甚且号哭。二十一日上午，重返广慈医院，请检验，医嘱住院疗治。但卒未果，即回家。二十二日就诊中医张君，断为小伤寒。其方案曰："时邪感肺，痰湿交阻，咳呛不爽，肌热颇甚，脉滑数，法拟疏解豁邪，候正。香豉三钱、嫩前胡钱半、蝉衣八分、木蝴蝶四分、浙贝母（去心）三钱五分、橘络一钱、生苡米四钱、款冬花一钱八分、鲜佩兰一钱、桑叶钱半、丝瓜络钱半、竹茹钱半。"二十三日二诊，方案曰："热势夜甚，咳呛胁痛，夜难安睡，脉数舌绛，时温挟痰湿交阻，再以宣解为治，恐剧，候政。炒香豉三钱、白夕莉二钱[1]、浙贝母（去心）三钱、蝉衣八分、光杏仁三钱、路路通五个、生苡米四钱、通草一钱、嫩前胡钱半、鸡苏散三钱（包）、荷梗尺许、竹二青钱半。"服后，痰出渐呈臭味。二十四日三诊，方案曰："热势较昨已淡，咳呛颇甚，脉滑数，苔腻，温邪挟痰湿遏肺，再进昨法加减，候正。香豉三钱、鲜佩梗钱半、蝉衣八分、鸡苏散三钱（包）、浙贝母（去心）三钱五分、紫（菀）钱半、光杏仁三钱、白夕莉二钱、木蝴蝶五分、前胡钱半、荷梗尺许、炒竹茹钱半。"二十五日四诊，方案散佚，共四诊。至是，热加甚，抚之烙手，咳亦甚，每作则痛剧，彻夜不安，甚至昏厥，乃由伊母手抱竟夜。二十六日，延西医胡先生诊，断为肺炎。用安福消肿膏外涂胸部，又注射药水二种，一以退热度，一以滋营养。如是三日，热略退，顾退后热又高，痛咳未减，不能平卧，但坐，喘鸣迫急，肩动以助呼吸，是为肩息。胡先生恐变急性肺炎，嘱另请高明。八日上午，急送红十字会医院。陈医师诊为肺脓疡，应用手术。当夜住院，九日照 X 光一次，审知左肺无恙，右肺因肋膜太厚，不能成影。十一日早，又照 X 光一次，下午又照一次，所以在上下午分行者，因清早脓未出，下午脓已吐，冀比较其不同之情形故也。不料所得底片二纸，毫无异状。尔时所吐脓痰之属，积之，每日可得三五小罐。医与鱼肝油等补剂，冀其体力略佳，以为施手术之张本。并经验血二次，似未有结果。小儿科主任陈医师主张用人工气胸术，使肺部压小，以便抽脓。但可否实行，还须先照 X 光，决定病灶后再议。乃由肺科主任刘医师重照 X 光，所得结果，仍为左肋骨明晰异常，右肋骨部分，底片上全部发白，断为肺与肋膜相接过紧，不可施人工气

---

〔1〕　白夕莉：究竟何药？无可查考。按文义及读音，估计是白蒺藜。

胸术，终非开刀不可，且须去肋骨一条，以便出脓。但究应取去何条肋骨，仍赖 X 光之照取。法用一种颜色油从气管打入肺部，如是再照 X 光时，即易显出肺烂之处，乃可就肺烂最近之处，取去肋骨。据云此种颜色油以后自能吐出，不妨病体。惟动手术前，例须病者家长签字，吴君夫妇筹思再三，终签字与之，时八月十三日下午二时也。六时许，冠明得知次日将受手术，并须吃颜色油，心滋不悦，忧形于面，婉恳勿尔。吴君夫妇不忍拂其意，乃向医师婉请撤回签字，但仍住院以求别法诊治，医师勉允之。十五日，值星期六夜，吴君忽闻友人言，肺痈一病，中医亦有办法，但须服药已足，不必动手术，较为安全。十六日为星期日，吴君急早起，奔至医院，婉恳领女回家调治。医院中人惊骇曰："君何突然变策耶？余等为令嫒之恙，集会研究者多日，已不知费却几许心血（佐景注，此言绝非虚语，我实深信，是以该院历来信誉卓著，非幸致也）。所为者何，无非求令嫒之速愈耳。今者出院，余等固无从施其技，而令嫒亦安得获其救耶？"吴君语塞，辞以经济困难问题。医曰：本院原属慈善性质，此节可以通融办理，请勿虑。终以吴君有外交折冲才能，医许之。即于午刻出院。回家时，胸部右方已略觉高肿。下午，急请拙巢师出诊，案曰：

初诊夏历六月三十日　肺痈已经匝月，咳嗽，咯痰腥臭，夜中热度甚高，内已成脓，当以排泄为主。宜桔梗合《千金》苇茎二汤主治。

苦桔梗五钱　　生甘草三钱　　生苡仁一两　　冬瓜子一两
桃　仁六钱　　炙乳没各二钱　鲜芦根半斤（打汁冲服，渣入煎）
犀黄醒消丸每服三钱，开水送下

佐景按　吴小姐服此一剂，咳即减。次早，大便即通，向在医院，大便常闭，医用肥皂水灌洗，方得粪水，不能自下也。本方连服三日，每早大便均畅行，师本嘱连服四剂，八月十九日（佐景注：拙按内悉用国历），又请师二诊。

二诊夏历七月初三日　原方去桔梗　加葶苈子三钱（炒研），用黑枣去核包麻扎

入煎

佐景按 吴小姐于下午三时许服初煎药，三刻钟后，忽然剧痛作，大呼姆妈来抱吾。瞬间，气喘，目上视，四肢厥逆，冷汗出，神识不清，随即昏去。同时有一怪象生，即其右胸患处，约在乳部之上，突隆起如拳大。举家惊惶，不知所措。半小时后，神略清，如醒回。至六时，又剧痛昏厥如前。吴君于晚七时回家，睹状大骇。急请西医胡先生来诊，驾到约夜间十时，主动手术，谓服药无效也，未曾施治而辞。迫夜十二时，病者神志忽然清明，呼啜热粥，果能进一瓯。胸前隆起者依然，而痛却渐定，能安睡。直至次早天明方醒，热渐退，咳渐减。吴夫人曰："使非昨药之功，安得否极泰来耶？"即不畏其峻。清晨八时，复予二煎药。服后不复瞑眩。夫人告余曰："冠明自起病以迄服葶苈大枣前，无一夜得安睡。自服葶苈大枣后，虽病，无一夜不得安睡。"余为之惊异。八月二十日，守服原方，毫无恶化现象。二十一日，三诊。

三诊夏历七月初五日 累服桔梗泻肺二汤合《千金》苇茎，病势略轻，仍宜前法加减。

生甘草五钱	生白芍五钱	生苡仁一两	冬瓜子一两
桃 仁六钱	桔 梗五钱	香白芷一钱	炙乳没各二钱
轻马勃五分	败酱草三钱	葶苈子三钱（炒研，用枣包扎）	
犀黄醒消丸每服二钱			

佐景按 此方连服三日，二十四日，吴君以儿病渐减，拳肿处亦渐平，遂携方至师家，请予加减。师减去白芷、乳没、葶苈、败酱、马勃，余依旧。又连服三日。二十七日，吴君凝轩予药一剂，计生甘草五钱、生白芍五钱、生苡仁一两、冬瓜子八钱、败酱草三钱、桃仁泥三钱、桔梗二钱、川贝母三钱、忍冬藤三钱、炙乳没各钱半、白及钱半，觉药汁腻甚。八月二十八日，予自乡返申，吴君急邀诊视。案曰："肺痈延已二月，刻诊右肺外部依然隆起，但不如

向之如拳矣。咳嗽不爽，咯痰黄绿色，咽中痛，大便二日一行，脉象细数，拟排脓养阴合法，请正。生甘草三钱、苦桔梗二钱、大麦冬（去心）三钱、天花粉六钱、丝瓜络五钱、光杏仁三钱、象贝母三钱、冬瓜瓣二两、地枯萝三钱。"二十九日，承邀续诊。据谓昨方颇效。案曰："服药后，咳时加多，脓痰加多。按此种脓痰蕴积于内，非排去之不为功。刻诊脉象数，肩息未除，咽中痛，大便已行而坚。病情尚在险途，再拟前法加减。鲜芦根三根，西洋参一钱、生苡仁二两、苦桔梗二钱、冬瓜瓣二两、光杏仁四钱、丝瓜络六钱、地枯萝四钱、南沙参三钱、生甘草二钱。"三十日，吴君来谓身热又减，臭痰亦少，坚请三诊。余以其脉虽细数，一分钟一百四十余至，不足虑。独息时左肩尚动，思仲圣云："上气，面浮肿，肩息，其脉浮大，不治。"此虽非上气病，终不禁踌躇。又以杂务纷集，无暇抽身，仍主请师续诊。九月一日，吴君到师家商议，问吉凶，师慰之。案曰："肺痈业经出险，但咯痰尚浓，兼有微热，仍宜前方加减。生甘草五钱、桔梗五钱、桃仁泥二钱、生白芍五钱、瓜蒌皮仁各三钱、生山栀钱半，另服醒消丸每服二钱。"此方服后，又有进步。九月二日，夜中，不知何故，忽云心中剧痛，随呕出鲜红之血，约半小杯，随续吐出数次，吐后，神疲纳呆，又不能安寐。三日，吴君急到师家乞诊。值师玉体不豫，乃口报药味，由湘人师兄录之。方曰："嫩射干三钱、白前三钱、桃仁泥二钱、生甘草三钱、生白芍五钱、枳壳一钱、全瓜蒌六钱（切）、桔梗一钱、制香附三钱、生山栀三钱，另服醒消丸每服一钱。"下午二时，进初煎，六时进二煎，夜十一时，痛即定。次早起，痛全除。众惊药之速效，竟至于此也。五日，师健步，命驾出诊，案曰：

四诊夏历七月廿日　肺痈无腥臭之痰，病已出险，但时吐浊痰，胶黏黄厚，当从《千金》皂荚丸法，改汤以治之。盖浊痰不除，咳必不能止也。

牙皂末五分　用黑枣去核包煎

佐景按　此方之药值贱甚，仅需铜元三枚而已。药铺中先生微笑曰，此能愈疾乎？吴君得药，仍取大黑枣，先去其中核，却纳入牙皂末，用线扎枣两端，使勿漏出，计需枣七枚，已将牙皂末装毕，即煎与服。服后，竟又峰回路转，别见柳暗花明。陡有多许白腻之痰浊，悉从大便出，口中吐痰反少，一如师预告。非第此也，前数日饮食常带呕意。予曰，呕者，胃不和也。凡大病久病，有胃则生，胃不和则危，此定例也。今则非第不呕，而且胃纳转佳，又能自起坐大便，或为其他动作矣。又前此卧不得左胁着席者，今则能之。所以然者，前此右肺蓄脓方盛，使用左胁着席，则脓将压诸其他脏器上，因而不舒乎？胸前隆起处，前服三诊方后，即开始降落，今乃悉平。咳嗽时，胸部不再牵痛。又安福消肿膏自经西医敷用，即时常更换，至此乃免除。此方连服三日，功效甚著。自八日起又服前之悬拟方，但去生山栀。其中之醒消丸计守服迄今，自三钱减为一钱，犹未间也。自是顿入坦途，能食饭，怕吃药，嬉戏如常矣。二十九日，吴君又叩调理之方，师曰：

五诊夏历八月十四日 肺痈已经出险，而阴气大伤，宜千金黄昏汤，昨日姜佐景亦云。

合欢皮如手掌大一块，用水三碗，煎至一碗半，作两次服

佐景按 服此甚佳，食量增，而肌肉丰，虽不时尚有微咳，并带薄痰，是为病后余波，不足虑也。

本病有一特性，即但恶热，不恶寒。夫不恶寒，但恶热者为阳明病。故吾曰：肺痈者，阳明病之一格也。夫阳明病以清吐下为三大正治，故肺痈之用苇茎，清法也；用桔梗，吐法也；用葶苈、牙皂，下法也。《经》曰："肺与大肠相表里。"故大肠能移热于肺，夫知此方可以言治肺痈。

余更忆某日侍诊师侧，一童子年可十二三矣，随其母来视。童子解衣袒胸，见其左肋骨处有疮痕未敛。其母曰：此儿患肺病，数载于兹。先由外国医生开刀，去肋骨，涌出脓痰不少，自后即不能收口。曾经西医多人察视，率无功。后幸得收口结疤矣，而胸部反痛剧。不得已，又将结口刺破，导入药线，任脓流出，则痛方止。缠绵经年，家资将罄，如之何？余视之惨然。后未来二诊，不知究竟。其母为吴产，齿音明朗，故印象殊深云。

阅者将以为西医不能治病乎，非也。医者不分中西，倘得愈病，常不惜任何牺牲以赴之，遑论椎心呕血而已哉？故彼不为医者，决不解医者之苦。彼惯用轻剂，或一遇重证，即日另请高明之医，亦决不解肯负责治重证之医者之苦。先岳西垣童公于今岁八月归道山。先是客岁十二月间，患大渴引饮，日进大量果汁，雪夜不识寒，犹自开窗睡。生平抱不药为中医之旨，不信医，亦不自以为病。至二三月间，消渴更甚。及至四五月，转为中消，一日能进食七八次，无饱意。虽病根已深，犹未能善自服药。寻而热在上焦，因咳为肺痿。而后知肺痿之病，从何得之，师曰：或从消渴、小便利数一语，确由实验得之（由此，并知或从汗出，或从呕吐，或从便难，又被快药下利，重亡津液诸语，悉由实验得之。我故曰：《伤寒卒病论》者，一部医学实验录也）。寻而胸中隐隐痛，热之所过，血为之凝滞，蓄结痈脓，吐如米粥，知此为肺痈矣。迫余返里省视，则已大肉尽削，恶闻食臭。诸医束手无策。余亦勿能例外。况其时因神疲纳呆，不得已，稍进福寿膏以图振作。夫病本由亡津液而生，安堪以膏火续烁之？余见证状已危，乃用大剂苇茎合桔梗甘草加味，咳爽脓出，目得泪，足能行，初似略有进步。继乃又转萎靡。临危前数日，脉象怪状迭出，多非二十八脉所备者。然后知仲圣谓始萌可救，脓成则死者，盖排脓非难，而脓排后生肌复原之实难也，又何况期此于七十二龄之老翁哉？呜呼，先岳硕德鸿儒，诗书遗泽，足启来兹，堂构相承，克家绳武，泉路有知，似可含笑。然而余在医言医，则常耿耿有余恨焉。余恨者何？曰：不能如吾师之善用葶苈牙皂也！为特详志吾过，以告世之治医者（又黄芪于本病有特效，医者不可不知）。

曹颖甫曰 凡治此证，痈脓结聚肺部，当开泄肺气，清其郁热，为第一步。及肺脏气疏，咯痰不畅，则以决去痈脓为第二步。及腥臭之痰出尽，而胶痰之未成脓者，尚吐之不已，则以破除痰结为第三步。及胶痰渐少，肺之破碎处当用补救，则以扶养肺阴为第四步。惟补救之方推《千金》黄昏汤为最。黄昏为合欢皮，张璐玉称其两干相著，即黏合不解，取其黏性实足以补肺脏之罅漏，而收其全功，较世传白及尤为稳当。敢布腹心，以告同仁。按合欢为马缨花，花红如马缨，五六月始开，枝干多连理，予亲见之。

盖肺主皮毛，此树之皮彼此易为黏合，故能补肺之绽裂也。

又按佐景谓肺痈病原实出阳明，此说甚精确。盖肠胃燥实，郁热上熏于肺，则肺燥而胶痰生。一日之燥气不除，则一日之胶痰不去。久久热伤肺脏，因变痈脓。故治之之法，第一当开壅清热，其次则当破顽痰，皆所以抉其壅也。至如中消之证，尤当破其壅结，而清其胃热，重则承气，轻则人参白虎，皆当用之。否则，肺液一伤，甚则为痈，轻即为痿（佐景注：肺痿又有属于寒性者，多为虚证，治法迥异，详第二集）。童公之病，实由于此，竟致不起者，未尝不由此也，可以为前鉴矣。

佐景又按 余记本案既竟，携示吴君大镛。吴君阅毕，乃书证明词如下。"小女刻已全愈，曹公再造之恩，不敢忘也！本案记载翔实无误，世有同病者，知所抉择矣。特此附笔证明，并表谢忱。民国二十五年十一月吴大镛拜志"

第八二案　悬饮其一　颖师医案

张任夫先生 劳神父路仁兴里六号

初诊二十四年四月四日　水气凌心则悸，积于胁下则胁下痛，冒于上膈则胸中胀，脉来双弦，证属饮家，兼之干呕短气，其为十枣汤证无疑。

炙芫花五分　　制甘遂五分　　大戟五分

上研细末，分作两服。

先用黑枣十枚煎烂，去渣，入药末，略煎和服。

佐景按 张君任夫，余至友也。先患左颊部漫肿而痛，痛牵耳际，牙内外缝出脓甚多。余曰，此骨槽风也。余尝以阳和汤治愈骨槽风病多人，惟张君之状稍异，大便闭而舌尖起刺，当先投以生石膏，凉膈散各五钱，后予提托而愈。越日，张君又来告曰，请恕烦扰，我尚有宿恙乞诊。曰，请详陈之。曰，恙起于半载之前，平日喜运动蹴球，恒至汗出浃背，率不易衣。嗣觉两胁作胀，按之痛。有时心悸而善畏，入夜，室中无灯炬，则惴惴勿敢入，头亦晕，搭车时尤甚。嗳气则胸膈稍舒。夜间不能平卧，平卧则气促，辗转不宁。当夜深人静之时，每觉两胁之里有水声漉漉然，振荡于其间。……余曰，请止辞，我知之矣。是证非十枣汤不治，药值甚廉，而药力则甚剧。君欲服者，尚须商诸吾师也。君曰，然则先试以轻剂可乎？曰，诺。当疏厚朴、柴胡、藿佩、半夏、广皮、车前子、茯苓、清水豆卷、白术等燥湿行气之药与之。计药一剂，值银八角余。服之，其效渺然。张君曰，然则惟有遵命偕谒尊师矣。

翌日，余径叩师门，则师诊视张君甫毕，并在立案矣。走笔疾书，方至"脉来双弦"之句。余问曰：先生，是何证也？曰：小柴胡也。予曰：不然，柴胡之力不胜，恐非十枣不效。先生搁笔沉思，急检《伤寒论》十枣汤条曰："太阳中风，下利呕逆，表解者，乃可攻之。其人漐漐汗出，发作有时，头痛，心下痞鞕满，引胁下痛，干呕，短气，汗出，不恶寒者，此表解里未和也，十枣汤主之。"因问张君曰，君气短而干呕乎？曰：良然。师乃顾谓余曰：尔识证确，所言良是也。师乃续其案而书其方，即如上载者是。

又按《金匮》曰："脉沉而弦者，悬饮内痛。"又曰："病悬饮者，十枣汤主之，"余尝细按张君之脉，觉其滑之成分较多，弦则次之，沉则又次之。以三部言，则寸脉为尤显，与寸脉主上焦之说适合。以左右言，则左脉为较显，盖张君自言左胁之积水较右胁为剧也。

今当报告张君服汤后之情形。张君先购药，价仅八分，惊其值廉。乃煮大枣拾枚，得汤去滓，分之为二。入药末一半，略煎，成浆状物。其夜七时许，未进夜饭，先服药浆，随觉喉中辛辣，甚于胡椒。张君素能食椒，犹尚畏之，则药性之剧可知。并觉口干，心中烦，若发热然。九时起，喉哑不能作声，急欲大便，不能顷刻停留，所下非便，直水耳。其臭颇甚。于是略停，稍进夜饭，竟得安眠，非复平日之转侧不宁矣。夜二时起，又欲大便，所下臭水更多，又安眠。六时，又大便，所下臭水益增多。又睡至十时起床，昨夜之喉哑者，今乃愈矣。且不料干呕、嗳气、心悸、头晕诸恙均减，精神反佳。张君自知肋膜炎为难愈之疾，今竟得速效如此，乃不禁叹古方之神奇！

次日中午，喉间完全复原。下午七时，夜膳如常。九时半，进药，枣汤即前日所留下者。药后，胃脘甚觉难堪，胃壁似有翻转之状，颇欲吐，一面心烦、觉热、喉哑，悉如昨日，但略差可。至深夜一时，即泄水，较第一夜尤多。翌晨，呕出饭食少许，并带痰水，又泄臭水，但不多矣。至午，喉又复原，能进中膳如常，嗳气大除，两胁之胀大减。惟两胁之上（乳偏下）反觉比平日为胀。张君自曰：此胁上之胀，必平日已有，只因胁下剧胀，故反勿觉。今胁下之胀除，故胁上反彰明耳。而胆量仍小，眼目模糊反有增无减，但绝无痛苦而已。

吾人既知服后经验，试更细阅十枣汤之煎服法，两相参研，乃知煎服法虽仅寥寥二三行，而其中所蕴蓄之精义甚多。煎服法曰："右三味，捣筛，以水一升五合，先煮肥大枣十枚，取八合，去滓，内药末，强人服一钱匕，羸人服半钱，平旦温服之，不下者，明日更加半钱，得快下后，糜粥自养。"观张君之第一日先药后饭而不呕，第二日之先饭后药而呕，可知也。先药后饭，较先饭后药为愈；亦安知平旦服之云者，不饭而服之也，较先药后饭为更愈乎。又云："快下后，糜粥自养。"则其未下以前，不能进食可知。实则下后糜粥自养，较先后俱不饭者为尤佳，此其第一义也。

曰："不下者，明日更加半钱。"而不言："不下，更作服。"可知"明日"二字，大有深义，即明日平旦之省文。盖平旦之时，胃府在一夜休养之后，机能较为亢盛，故借其天时之利，以与此剧药周旋耳。且一日一服，不似其他汤药之可以多服，盖一以见药有大毒，不宜累进，一以为胃府休养地步，此其第二义也。

强人一钱匕，羸人则改半钱，斤斤较其药量，倍显慎重之意。何者？其义与上述者正同，此其第三义也。

十枣汤以十枣为君，亦安知十枣之功用为何如乎？东人曰：大枣、甘草等药，功用大同而小异，要为治挛急而已。说殊混统不可从。吾友吴君凝轩尝历考经方中大枣之功用，称其能保胃中之津液。今观十枣汤之下咽即起燥痛，则甘遂大戟芫花三者吸收水分之力巨可知，入胃之后，虽能逐水驱邪，然克伤津液，在所不免，故投十枣以卫之，方可正邪兼顾。又吴君谓十枣汤之服法，应每日用十枣煎汤，不可十枣分作两服，以弱保正之功，其说颇有见地。况旧说以枣为健脾之品，又曰，脾能为胃行其津液。由此可知枣与胃液实有密切之关系。惟其语隐约，在可解不可解之间，今得吾友之说，乃益彰耳，此其第四义也。

甘遂、芫花、大戟为何作药末以加入，而不与大枣同煎，盖有深意。以余研究所得，凡药之欲其直接入肠胃起作用者，大都用散。薏苡附子败酱散，世人用之而不效，不知其所用者非散，乃药之汤耳。五苓散，世人用之又不效，谓其功不及车前子通草远甚，不知其所用者非散，亦药之汤耳。至于承气亦直接在肠中起作用，所以不用散而用汤者，盖肠胃不能吸收硝黄，用汤无异散也。其他诸方，用散效用汤而不效者甚伙。容当作"经方散药之研究"一文，细推论之。虽然，甘遂等三药为末，入胃逐水，有此说在。又何能逐两胁间之积水乎？曰，水饮先既有道以入胁间，今自可循其道，追之使出。事实如此，理论当循事实行也，此其第五义也。

呜呼！仲圣之一方，寥寥二三行字，而其所蕴蓄之精义，竟至不可思议。凡此吾人所殚精竭虑，思议而后得之者，尚不知其是耶非耶？安得起仲圣而问之耶？

二诊四月六日　两进十枣汤，胁下水气减去大半，惟胸中尚觉胀懑，背酸，行步则两胁尚痛，脉沉弦，水象也。下后，不宜再下，当从温化。

姜半夏五钱　　北细辛二钱　　干　姜三钱　　熟附块三钱

炙甘草五钱　　菟丝子四钱　　杜　仲五钱　　椒　目三钱

防　己四钱

佐景按 师谓十枣汤每用一剂已足，未可多进。所谓大毒治病，十去其四五是也。又谓甘遂大戟皆性寒之品，故二诊例以温药和之。此方系从诸成方加减而得，不外从温化二字着想。惟据张君自言，服此方后，不甚适意。觉胁上反胀，背亦不舒，目中若受刺，大便亦闭结。按此或因张君本属热体，而药之温性太过欤？

三诊四月八日 前因腰酸胁痛，用温化法，会天时阳气张发，腰胁虽定，而胸中胀潵，左胁微觉不舒。但脉之沉弦者渐转浮弦。病根渐除，惟大便颇艰，兼之热犯脑部，目脉为赤，当于胸胁着想，用大柴胡汤加厚朴芒硝。

软柴胡三钱　　淡黄芩三钱　　制半夏三钱　　生川军三钱，后下

枳　实三钱　　厚　朴二钱　　芒　硝钱半，冲

佐景按 张君言：服药后，夜间畅下四五次，次日觉胁背均松，胸中转适，精神爽利。诸恙霍然。观此方，知师转笔之处，锐利无比。前后不过三剂，药费不过三元，而竟能治愈半载宿恙之肋膜炎病。呜呼，其亦神矣！

曹颖甫曰 凡胸胁之病多系柴胡证，伤寒太阳篇中累出，盖胸中属上焦，胁下则由中焦而达下焦，为下焦水道所从出，故胁下水道淤塞即病悬饮内痛，而为十枣汤证。胸中水痰阻滞，上湿而下燥不和，则为大陷胸汤证。若胸中但有微薄水气，则宜小柴胡汤以汗之。胁下水气既除，转生燥热，则宜大柴胡汤以下之，可以观其通矣。

第八三案　悬饮 其二　颖师亲撰

师曰 宋子载之妻年已望五，素病胸膈胀痛，或五六日不得大解，夜睡初

醒，则咽燥舌干。医家或以为浮火，或指为肝气，花粉、连翘、玉竹、麦冬、山栀之属，多至三十余剂；沉香、青皮、木香、白芍之属，亦不下十余方。二年以来，迄无小效。去年四月，延余诊治。余诊其脉双弦，曰：此痰饮也。因用细辛干姜等，以副仲师温药和之之义。宋见方甚为迟疑。曰：前医用清润之品，尚不免咽中干燥，况于温药？余曰：服此当反不渴。宋口应而心疑之。其妻毅然购药，一剂而渴止。惟胸膈胀痛如故，余因《金匮》悬饮内痛者用十枣汤下之，遂书：

　　　　　制甘遂一钱　　　大戟一钱　　　炙芫花一钱

用十枣浓煎为汤，去滓令服，如《金匮》法，并开明每服一钱。医家郑仰山与之同居，见方力阻，不听，令减半服之，不下，明日延余复诊。知其未下，因令再进一钱，日晡始下。胸膈稍宽，然大便干燥，蓄痰未下。因令加芒硝三钱，使于明早如法服之。三日后，复延余复诊，知其下甚畅，粪中多痰涎。遂令暂行停药，日饮糜粥以养之。此时病者眠食安适，步履轻捷，不复如从前之蹒跚矣。后一月，宋又延余诊治，且曰：大便常五六日不行，头面、手足、乳房俱肿。余曰：痰浊既行，空隙之处，卫气不充，而水饮聚之。《金匮》原有发汗利小便之法以通阳气。今因其上膈壅阻特甚，且两乳胀痛，不得更用缓攻之剂，方用：

　　　　　制甘遂一钱　　　大戟末一钱　　　王不留行二钱　　　生大黄三钱
　　　　　芒　硝三钱

一泻而胀痛俱止。宋因询善后之法，余因书：

苍　术一两　　白术一两　　炙甘草五钱　　生麻黄一钱

杏仁三钱

令煎汤代茶，汗及小便俱畅。即去麻杏，一剂之后，永不复发云。余按十枣汤一方，医家多畏其猛峻，然余用之屡效，今存此案，非惟表经方之功，亦以启世俗之蔽也。

佐景按　此吾师十年前之治案也。是时，余有志于医，顾未尝学焉。师另有本汤验案多则，悉详《金匮发微》。然则人犹是也，病犹是也，方犹是也，效亦犹是也。所谓古人不见今时月，今月曾经照古人，其间同具妙理。若曰古方不可治今病，犹曰古月不可照今人，得毋痴不可及？

南宗景先生曰：舍妹曾患胀病，初起之时，面目两足皆微肿，继则腹大如鼓，漉漉有声，渴喜热饮，小溲不利，呼吸迫促，夜不成寐。愚本《内经》"开鬼门"（"玄府"也，亦即汗腺）、"洁净府"（膀胱也）之旨，投以麻附细辛合胃苓散加减。服后，虽得微汗，而未见何效。妹倩金君笃信西医，似以西医治法胜于中医，于是就诊于某医院，断为肾脏炎症，与以他药及朴硝等下剂。便泻数次，腹胀依然。盖以朴硝仅能下积，不能下水也。翌日，忽头痛如劈，号泣之声达于四邻，呕出痰水，则痛稍缓。愚曰，此乃水毒上攻之头痛，即西医所谓自家中毒。仲景书中曾载此症（见赵刻本《伤寒论》第一百六十条），非十枣汤不为功。乘此体力未衰之时，可以一下而愈，迟则不耐重剂也。乃拟方用甘遂三分（此药须煨透，服后始不致作呕，否则吐泻并作，颇足惊人，曾经屡次试验而知）。大戟、芫花（炒）各钱半，因体质素不壮盛，改用枣膏和丸欲其缓下。并令侍役先煮红米粥，以备不时之需。服药后四五小时，腹中雷鸣，连泻粪水十余次，腹皮弛缓，头痛亦除。惟神昏似厥，呼之不应。其家人咸谓用药过猛。愚曰：勿惊。《尚书》所云"若药不瞑眩，厥疾勿瘳"，此之谓也。如虑其体力不支，可进已冷之红米粥一杯，以养胃气而止便泻。如言啜下，果即泻止神清。次日腹中仍微有水气，因复投十枣丸钱半，下其余水，亦去疾务尽之意。嗣以六君子汤补助脾元，且方内白术一味能恢复其吸收机能。故调理旬日，即获全愈。"（录《中医内科全书》）。此亦古方治今病之一好例也。

第八四案　奔豚 其一　颖师医案

刘右

初诊九月十六日　始病中脘痛而吐水，自今年六月，每日晨泄，有时气从少腹上冲，似有瘕块，气还则绝然不觉。此但肝郁不调，则中气凝滞耳。治宜吴茱萸汤合理中。

　　　　淡吴萸四钱　　生潞党五钱　　干姜三钱　　炙草三钱
　　　　生白术五钱　　生　姜三片　红枣十二枚

二诊九月十八日　两服吴茱萸合理中汤，酸味减而冲气亦低，且晨泄已全愈。惟每值黄昏，吐清水一二口，气从少腹挟瘕上冲者，或见或否。治宜从欲作奔豚例，用桂枝加桂汤，更纳半夏以去水。

　　　　川桂枝三钱　　白芍三钱　　生草钱半　　桂心钱半
　　　　制半夏五钱　　生姜五片　红枣七枚

拙巢注　服后全愈。

佐景按　本案初诊所谓吐水，二诊所谓吐清水，颇可疑，或即是"白津"，其说详下案。

第八五案　奔豚_{其二}　佐景医案

周右　住浦东

初诊　气从少腹上冲心，一日四五度发，发则白津出，此作奔豚论。

肉桂心一钱　　川桂枝三钱　　大白芍三钱　　炙甘草二钱

生　姜三片　　大红枣八枚

佐景按　本案为余在广益中医院所诊得者，余视此颇感兴趣，若自珍其敝帚者然，请从"白津"说起。

《金匮要略》曰："寒疝绕脐痛，苦发则白津出，手足厥冷，其脉沉弦，大乌头煎主之。"本条中"苦发"二字，《千金》《外台》作"若发"，此不足论。"白津"二字，《千金》《外台》作"白汗"，"白汗"二字在仲圣书中为少见，或以为即《素问》之"魄汗"，或以为即《脉经》之"白汗"，似未得为的解。若仍作"白津"，亦未能确指为何物。若释"白津"为"白带"，尤误。因"带"则称"下"，而不称"出"，称"白物"而不称"白津"故也。独本案病者周右告我以一病状，我无成句以形容之，欲得而形容之，除非"发则白津出"五字，庶足以当之。盖周右每当寒气上冲之时，口中津液即泉涌而出，欲止之不得，其色透明而白。待冲气下降，此种白津方止。其来也不知何自，其止也不知何往。但决非痰浊之属，盖痰浊出于肺胃，此则出于口中，痰浊较浓而厚，此则较淡而清。痰浊之吐出须费气力，此则自然流溢，故二者绝然为二物。夫奔豚为寒性病，既有出白津之例，则寒疝亦为同类之寒性病，其出白津复何疑？师兄吴凝轩谓尝亲见冻毙之人将死之时，口出白津无算，汩汩而来，绝非出于其人之自主，与此正可互相印证，事实之不可诬有如是者！

叶案曰："高年少腹气冲，脘下心肋时痛，舌底流涎，得甜味，或静卧，少瘥，知饥不食，大小便日窒。此皆阴液内枯，阳气结闭。喻西昌有滋液救焚之议。然衰老关格病，苟延岁月而已，医药仅堪图幸。"药用"大麻仁、柏子仁、枸杞子、肉苁蓉、紫石英、炒牛膝"。细按本病实是奔豚，所谓"舌底流涎"，即是"白津"。其用药虽非正道，而足以互证病情者乃至审也。

按依西医解剖学言，唾腺亦名涎腺，涎腺计有三对，曰耳下腺，曰颔下腺，曰舌下腺，其末端各有球囊如葡萄状。耳下腺为最大，在外耳之直下，别有管开口于上颚白齿之近旁，以输送唾液；颔下腺在下颚之内前部，舌下腺在舌底黏膜之下，其输送管皆开口于舌尖下部之两侧。若唾腺神经起反射兴奋，以致唾液分泌亢盛者，谓之反射性流涎症云云。窃意奔豚病者心腹部分之神经剧受刺激，因反射及于唾腺神经，故分泌唾液特多。此唾液也，实即本案所谓白津。

二诊　投桂枝加桂汤后，气上冲减为日二三度发，白津之出亦渐稀。下得矢气，此为邪之去路，佳。

肉桂心一钱半　　川桂枝三钱　　大白芍三钱　　炙甘草三钱

生　姜三片　　红　枣十枚　　厚　朴钱半　　半　夏三钱

佐景按　初诊时有为我录方之同学曰，此肝气也。余曰：肝气之名太泛，毋宁遵经旨称为奔豚，同学疑焉。次日病者欣相告，曰：冲气减矣，胃纳亦增。同学愕然焉。余又琐琐重问白津之状及关于白津之一切，所言悉合，无可疑焉。又曾细按其脉，颇见弦紧之象，与仲圣所言寒疝之脉相似，益见疝与奔豚，确属类似之病。

服桂枝加桂汤而得矢气者，因桂性芳香兼能逐秽故也。然而逐秽气之专功，却不及厚朴，此为余屡次实验而得之者。又以半夏善降，故并用之。

三诊　气上冲，白津出，悉渐除，盖矢气得畅行故也。今图其本，宜厚朴生姜甘草半夏人参汤加桂。

厚朴三钱　　生姜四钱　　半夏四钱　　甘草三钱
党参三钱　　桂心一钱　　桂枝二钱

佐景按　余每遇可研究之病，恒喜病者多来受诊几次，俾可详志服药后之经过。但以用经方之故，病者向愈至速，每一二诊后，即不复来。予乃无从详讯，每致大失所望。本案当初诊时，妇鉴于前此就地医治之无效，频频问："先生，这个毛病阿会好？"意犹言"未知尚有愈望否"也。予期以十日，妇笑颔之。至二诊来时，予鉴于前此查询病情之无从，当即详询妇之沪寓住址。第三诊后，妇果不复来。又越数日，余乃按址趋至城内肇嘉路关帝庙对过木器号内其戚家访之。得其外甥女出见，曰：家舅母因病已将全愈，又以家务纷繁，早欣然回浦东去矣。以余意默忖，此妇病根必然未拔，不久行当重发。夫当其病剧之时，则以身体为重，家事为轻；及其病减之后，又以家事为重，身体为轻；此乃人之常情，安足怪欤？

有善怀疑之读者必将问佐景曰：何谓"今图其本"？为答此问题起见，余乃不能不发表其未成熟之说。缘余于奔豚一病曾下小小研究工夫，只以学殖过浅，资质过钝，迄无一得。即稍稍获新意，亦殊不敢自信，故曰未成熟之说也。倘邀高明教正，幸也何如。

余曰：奔豚病之本源乃肠中之矢气，即肠胃中残余未曾消化之物，因发酵分解所生之瓦斯是也。厚朴生姜甘草半夏人参汤治此最佳。方中人参生姜半夏能健胃降逆，使立建瓴之势；厚朴甘草能逐秽安正，大有剿抚之功。病者服此后，其矢气将更多，源源而出，臭不可闻。俗语谓屁之响者不臭，臭者不响，故此种矢气并无多大响声，旁人当慎防之。矢气既去，腹之胀满者乃渐平。本案周右腹本胀满，两服药后，遂渐平，今特补述于此。病人之腹渐平，奔豚乃免复发，所谓图其本者此也。

我今当补述周妇气上冲之情形。据述其气确发源于小腹，惟并非仅中道一线直上，仿佛腹之两旁皆有小线向上中方向升腾，直冲至心脏部分而杳。方其冲也，颇觉难堪；及其杳也，不知何去。而白津之忽涌忽止，又皆出于不能自主。如是前后数分钟，方复原状。然而神为之疲，食为之减。

吾人当注意此妇之逆气冲至心而杳一语，与经文"气从少腹上冲心者""气从少腹上至心"二语，悉合符节。经文之"至"字，有以心为止境，至此而止之意。经文之"冲"字，有以心为正鹄，冲此即中之义。经文冲心至心大同小异之二条，悉主桂枝加桂汤，故我治本案冲心至心之奔豚，亦用桂枝加桂汤。

此妇服药得矢气后，则上冲之气顿减，可见冲心之逆气无非肠中之矢气，肠中之矢气即是冲心之逆气。意者肠中发酵之瓦斯既不能泄于下，势必膨于中，故腹胀满。而腹之胀满程度又殊有限制，故此时瓦斯乃随时有上溢之可能。适肠系于肠间膜，膜中有无数静脉管吸液上行，平时因血管有关约之作用，瓦斯不能溢入血管。适其人暴受惊恐，关约失其效能（吾人手方握物，受惊则物堕地。书载难产之妇，因骤闻响器掷地，胎儿安下。是皆关约筋因惊失效之明证），于是瓦斯乘机溢入血管。此溢入之量必甚微渺，然其害已烈。观西医之注射液剂，必避免空气之随入，慎之又慎，可见一斑。设瓦斯溢入静脉管，病人之感痛楚尚不甚剧，因瓦斯与静脉血液同向上行故也。设其所溢入者为动脉管，则二者逆向而行，痛楚斯甚。以我臆测，此种瓦斯甚且逆大动脉而上薄心脏，但心脏瓣膜开合喷压之力殊强，故瓦斯终为击溃，或下退原处而杳。药以桂枝加桂汤者，因桂枝能助动脉血运畅行之故，更加桂心以为君，则其喷压之力更强，而瓦斯乃不能上溢，但能下返（我前释桂枝汤中桂枝之用与此处相合，尚不致有两歧之误）。如此解释，似觉圆满。但依生理书言，肠中毒素每能侵入血管，至肠中之瓦斯殊不能溢入血管之中。然今日之生理尚不足以尽释实际之病理，观肋膜炎病者进十枣汤后，其肋膜间之水竟从肛门而出，即是一例。故我敢依此种病例作奔豚病理之"假说"如上。"假说"云者，即假定之学说，并非绝对之真理，姑留此说，以待他人之改正谬误或补充证明者也。故阅者有以吾说为非是起而驳难者，我当谨敬受教。但望另著新说，以餍众望，若夫徒事破坏，莫能建设者，则非吾所期也。

依鄙意，病者肠中先有瓦斯之蕴积，偶受惊恐，则关约失效，致瓦斯溢入血管之中。故仲圣曰"皆从惊发得之。""发"，犹言"始"也，此言大有深意。仲圣又曰："烧针令其汗，针处被寒，核起而赤者，必发奔豚。"试问烧针令汗，何故多发奔豚？历来注家少有善解。不知仲圣早经自作注释，曰"加温针，必惊也"，曰"医以火迫劫之，亡阳必惊狂"，曰"奔豚，……皆从惊发得之"。合而观之，则烧针所以发奔豚之理宁非至明？故以经解经，反胜赘说多多。惟其人肠中本有宿气，待时而动，此乃可断言者也。

虽然，余之假说尚不止于此，设阅者能稍耐烦，容当续陈其义。余曰：此上所述之奔豚病为第一种奔豚，更有第二种奔豚与此稍异，即奔豚汤所主之奔豚病是也。

此二种奔豚乃同源而异流者。同源者何？盖同种因于腹中之瓦斯是也。异流者何？盖一则逆大动脉而犯心脏，一则溢入淋巴管，逆胸导管亦犯心脏，甚且犯胸与咽喉。师曰："奔豚病，从少腹起上冲咽喉，发作欲死。"又曰："奔豚气上冲胸，腹痛，往来寒热，奔豚汤主之。"即是此一种犯淋巴系之奔豚。

试更详为之证，胸导管之上端适当胸部，其位高于心脏，故曰"上冲胸"，而不仅曰"上至心"，此可证者一也。咽中如有炙脔者，属半夏厚朴汤证，其病在咽喉部分之淋巴系，属少阳，与此处所谓上冲咽喉极相类，此可证者二也。淋巴系病即中医所谓少阳病，义详本书第二集。少阳病以"寒热往来"为主证，故曰"往来寒热，奔豚汤主之"，此可证者三也。试察奔豚汤方内有半芩姜草，酷如少阳之主方小柴胡汤，此可证者四也。吾师曾用奔豚汤原方治愈此种奔豚病，其案情详《金匮发微》。读者欲知其详，请自检之，此可证者五也。有此五证，此第二种奔豚病乃告成立。

是故姑以六经言，二种奔豚病同生于太阴，一则发于太阳，一则发于少阳。以生理言，二种奔豚病同生于肠中瓦斯，一则发于循环系，一则发于淋巴系。考之实例，发于循环系者多，发于淋巴系者少，故桂枝加桂汤之用常较奔豚汤为广。东哲有言曰："奔豚主剂虽多，特加桂汤为最可也。"即缘此故耳。至奔豚病之剧者，其逆气同犯循环、淋巴二系，亦属可能之事，故用方亦不妨并合。

笔述至此，奔豚病似可告一段落，倘有读者更欲追问肠中瓦斯之所由来，太阴病之所由成，我又安得无言？曰，以生理言，肠中瓦斯之成，实由于胃乏消化力，即西医所谓消化不良症是也。故欲治肠，当先健胃。犹欲求流之长，必先浚其源。虽然，是乃粗浅之言，不值一笑，今当进一步从心理方面言，曰，肠胃机能之所以不良者，乃忧思伤感有以造成之耳。试观吾人偶逢忧伤，则食不下，即下亦不能化，可作明证。故中医谓忧能伤脾，又谓脾主运化，犹言忧令人消化不良也。本此，用敢不揣冒昧。续伸仲圣之说曰："奔豚病，皆从惊恐发之，而从忧伤积之。"盖发于骤，而积于渐也。

读者试将前案吾师治验例及本案拙案例合而考之，可知吾所言者，皆实验之论，非玄想之谈。又吾师之案与拙案较，在治法上言，有一不同之点在。读者明眼，谅早已烛之。如其未也，不妨略予思考，得之，然后接阅下文，与吾所言者对勘。此乃治学之一法，添趣之一术也。

吾师前案先用吴茱萸合理中汤，继用桂枝加桂汤纳半夏；拙案则由桂枝加桂汤渐移作厚朴生姜甘草半夏人参汤加桂，一往一来，彼顺此逆。易言之，吾师先治其本，后图其标，余则先治其标，后图其本，与上卷葛根芩连汤证，师用退一步法，余用进一步法者，遥遥对映，正可相得益彰。学者当知一病之来，每非一方可奏全功，见其实则进，虑其虚则退；惟其急则顾标，因其缓则保本。必也进退合度，标本无误，病乃速已。抑进退之外，尚有旁敲侧击之法，标本之间，更有中气逆从之调。一隅三反，又岂待焦唇之喋喋乎？

《史记·扁鹊仓公列传》曰："扁鹊过齐，齐桓侯客之，入朝，见曰：君有疾，在腠理，不治将深。桓侯曰：寡人无疾。扁鹊出。桓侯谓左右曰：医之好利也，欲以不疾者为功。后五日，扁鹊复见，曰：君有疾，在血脉，不治恐深。桓侯曰：寡人无疾。扁鹊出，桓侯不悦。后五日，扁鹊复见，曰：君有疾，在肠胃间，不治将深，桓侯不应。扁鹊出，桓侯不悦。后五日，扁鹊复见，望见桓侯而退走。桓侯使人问其故，扁鹊曰：疾之居腠理也，汤熨之所及也；在血脉，针石之所及也；其在肠胃，酒醪之所及也；其在骨髓，虽司命无奈之何。今在骨髓，臣是以无请也。后五日，桓侯体病，使人召扁鹊，扁鹊已逃去，桓侯遂死。"吾人读此，得毋惊扁鹊之神乎？独恽铁樵先生本《内经》以为说，曰："扁鹊所以知齐侯之病，初无其他巧妙，全是今《内经》所有者。……且扁鹊必有左证，凡治一艺而名家者，其心思必灵活。当时之气候，齐国之土宜，齐侯之嗜好之意志之环境，必曾一一注意。常人用意不能如此，扁鹊之言遂神。"恽先生此言，可谓发前人所未发，实深得吾心者矣。后世医人多自视过卑，以为古人能治未病，每油然生景仰之心，今人不及古人，辄废然无抗衡之志，窃意以为过矣！

今设有一病妇，叩君之门而求诊焉。君一见之下，即当望闻。见其愁眉紧锁，闻其叹声频发，可以想知其心志之抑郁；见其腹部胀满，闻其呕逆时作，可以想见其肠胃之不运；见其叉手冒心，闻其自语慰藉，可以想知其惊恐之易乘。更察其苔，白而腻，切其脉，沉而弦。问之，幸未有逆气之上冲。但君于此时，当逆料奔豚上冲之期匪遥，发作欲死之候将届。君乃出慰藉之言，以宽其心志。用芳香之药，以鼓其胃气。遣逐秽之剂，以扫其肠积。借安神之品，以扶其心君。无何，妇转健硕，安病奔豚？夫若是，君已能治未病，君即是上工。彼扁鹊虽神，安得专美于前哉？学者当知古之上工，人也，吾亦人也，吾独不得为上工乎？用特添一笔于此，以自勉勉人。

兹姑舍吾国古人而论欧美洋人。洋风，女不必轻于男，周旋进退之际，女先而男后；运动游艺之场，并肩而齐观。加以家庭之组织綦小，姒娣之纷争绝无。故吾国妇女常病奔豚，彼邦医籍乃无此名。至国人西医每仅述洋医之成法，无能创新术以鸣世，故若叩以奔豚之病理，彼将瞠目不知所答。嗟乎！以言西医，我不如人，以言中医，今不如古，此今日同胞之厄运，而佐景之所叹息者也，用特赘一笔于此，以为本案余波。

曹颖甫曰 治病不经实地考验，往往失之悬断。孟子有言：为高必自邱陵，为下必因川泽。今佐景乃因仲师所言之病情，进而求其所以然，则见证用药，随在有得心应手之妙，要不惟奔豚为然也。又按奔豚向称肾积，而方治实为肝病。陈修园谓奔豚汤畅肝气而逐客邪，黄坤载发明桂枝解达肝郁，佐景所述某同学所言肝气亦自有理。但以奔豚证属肝病则可，泛称肝病，并不知为奔豚证则不可。今人动称弦脉为肝病，并疟疾痰饮而不识，予尝非笑之，又安知举世皆然，正有无从纠正者哉？

第八六案　历节 其一　颖师医案

耿右

初诊八月二十七日　一身肢节疼痛，脚痛，足胫冷，日晡所发热，脉沉而滑，此为历节，宜桂枝芍药知母汤。瘰疬，从缓治。

川桂枝五钱　　赤白芍各三钱　　生甘草三钱　　生麻黄三钱

熟附块五钱　　生白术五钱　　肥知母五钱　　青防风五钱

生　姜一块（打）

二诊九月一日　服桂枝芍药知母汤，腰痛略减，日晡所热度较低，惟手足酸痛如故，仍宜前法。

川桂枝五钱　　赤白芍各五钱　　生甘草三钱　　净麻黄四钱

苍白术各五钱　　肥知母五钱　　青防风四钱　　生　姜一块（打）

咸附子三钱（生用勿泡）

佐景按　我见历节案，乃联想及一笑话焉。有贫夫妇二人，伉俪甚笃，夫病历节，呻吟未已，妇随夫唱，亦病历节。既病，不能外出营生。语谓坐吃山空，夫妇积欠房金重重，安得医药之资。一日闻师常施诊贫病，二人趑步伛偻，觍然求诊。师同饮以桂枝芍药知母汤，先后二诊五剂，收效颇捷。后此夫妇之二房东来告曰："二人病已大减，能行动矣，更不料其乘夜但携什物，不问房金走也。"呵呵。

吾师又曾治一戴姓妇人，病情离奇曲折，蔚为大观。先，妇人妊娠八月，为其夫病求医，抱夫乘车，胎儿竟为夫身压毙，遂作腹痛。一医药而堕之，腐矣。妇本属血虚体质，死胎既下，因贫不能善后，即病历节。手足拘挛，节骱剧痛，旦日较缓。拖延二年，方求师诊。师用一方，二剂不应。二诊改用某药，汗乃大出。两剂，肢节便可诎信，足肿亦小，独手发出大泡，有浓有水，将成溃烂。乃采丁甘仁先贤法，用某某等药，清其血热，二剂而痂成，四剂而痂脱。遂与未病时无异。以为可无恙矣，妇忽阴痒难忍，盖湿毒未尽，而下注也。师因令其用某药煎汤薰洗，良瘥。未几，入市购物，卒然晕倒，诸恙退而血虚之真象见。师乃用某某诸药大剂，凡二十余日全愈，后竟抱子云云。读者试猜想，吾师究用何方何药，谅多兴趣。欲求两相对勘，请阅《金匮发微》。

曹颖甫曰　肢节疼痛，病名历节。此证起于风邪外感，汗出不畅，久久湿流关节，脉迟而滑，属寒湿。其微者用桂枝芍药知母汤，其剧者宜乌头汤。尝治一吴姓男病，予用净麻黄三钱，生白芍三钱，生绵芪三钱，炙甘草三钱，乌头二枚切片，用蜜糖一碗另煎，煎至半碗，盖悉本《金匮》法也。

第八七案　历节其二　佐景医案

张先生　住静安寺路润康村一六八号

天时与疾病有密切之关系，尤以宿恙为然。刻诊脉苔均和，惟右腿按之尚觉微痛，再拟桂枝芍药知母汤主之。

川桂枝三钱　　净麻黄一钱　　青防风一钱　　大白芍三钱（酒炒）

生白术三钱　　熟附片一钱　　知　母二钱　　生甘草二钱

生　姜一片

佐景按　张聿修先生病右腿膝盖关节处酸楚，不堪长日行走，曾历三四年矣，屡治未愈。今年请治于西医，服药注射达五月之久，亦未见功。而心悸、头眩、纳呆、便结、遗精、溲混，诸恙迭作。不得已问治及下工。以情不可却勉治之。余先用芳香之剂开其胃纳，缓下之剂（制川军不可省）通其大便，继用炙甘草汤安其心脏，仿十全大补意补其脑力，又以桂枝加龙骨牡蛎止其遗精，五苓散利其小便，如是诸恙愈而神振矣。乃以桂枝芍药知母汤治其腿部酸楚，我以为是即历节之类也。投之，酸楚果减，有时且觉全除。张君喜不自胜，不知何以谢吾。

适时值节气届临，天雨潮湿，张君之患处又觉微发，故本案脉案中"天时与疾病有密切之关系"云者，即指此而言也。余初与张君言此，君似不信，因有西医之言为先入之见故也。后注意考察，果于天雨之先一日即发微微酸楚，而旧历大节气之前后尤显，张君乃信服。夫宿恙与天时关系之密切，乃铁一般之事实，诚以天时变则空气之组织成分亦变，人生空气之中，无异鱼居水中，息息相关，无时或休故也。此义至关重要，特借本案表之。

张君之宿恙虽随天时之转变时愈时微发，但我则秉不折不挠之精神，为君立方，君亦出再接再厉之毅力，依我服药。现方日向全愈程中，总冀人定以胜天也！

第八八案　发背脑疽 颖师亲撰

师曰　人体外证之属寒者，除流注外，发背脑疽最为重大。惟世传阳和汤一方，与仲师当发其痈之旨最合，若误投寒凉败毒之品，十不活一。所以然者，为血络凝于寒湿，非疔毒流火之属于阳证者比也。附阳和汤方如下：

麻　黄三钱（去根节）　炮　姜三钱　熟地黄一两　鹿角胶三钱

肉桂一钱（寒重加附子）

佐景按　友人周慕莲君患脑疽，初起，察其属阴性，法当与阳和汤，顾大便五日未行，疑其有热结，为之踌躇者再。谁知服汤后，次早项背转动便易，大便畅下，乃悟其大便之闭，亦属寒性故也。其外用膏药，为阳和膏。

又有友人周焕根君患脑疽，发于项后偏右，皮色不变而结块，脉微细，大便亦不行。采邻居之言，购番泻叶值铜元十枚服之，大下而自止，疽反日剧。予仍以阳和汤投之，二日不应。易医，又投阳和汤加减，二日，又不应。易名医，投和荣通络轻剂，不更衣，则无暇问也。如是二日，疽依然，而大便之不行也如故。无已，予乃嘱用甘油锭以润之，因用之不得法，无效。次日详告以术，乃下燥矢四五颗，随以溏薄矢液，自是得安寐竟日。醒来知饥索粥，精神大振。便下皆溏者，湿既有去处，疽乃以渐告愈。事后，余乃悟此为先鞭后溏症，原不可攻，其所以有燥矢结于肠中者，必是番泻叶之流弊，盖大下亡阴，液去而矢在，故结而致燥也。病家之药误，医者可不留意哉？

叶劲秋先生曰："民九秋，随业师诊海上某翁疾，翁病发热神糊，师诊视良久，莫名其故。细细问之，该病家微吐，曾病发背，经某德医诊，将瘥，再毋顾虑矣。师请探视，病家坚勿许，其意若谓西医善外科，中医优内科。发背初时，溃如碗许，逐渐收口，仅如豆大，即日可全。今所病者，发热神昏系内证，故求中医。师曰：不观疮疡部分，不足以明病理。旋即解扣探视之，新肉色黯淡不红，臭味深重。师曰：邪毒攻心，予无能为矣。敬谢不敏。病者果于翌晨殁。"然则内科、外科可分而不可分者也，世之执迷不悟如某翁家人者，可以醒矣！

又闻有人患发背，受治于西医，痛化为腐肉，则剪而去之，孰意其外围之好肉又腐，又腐又剪，又剪又腐，竟至不可收拾。后转请某中医外科专家救治，用胡椒粉散其上，兼内服药，乃腐去新生，渐得收功云。以事未目睹，当待证于高明。

脑疽发背亦有皮色鲜红，化脓甚速，由于湿热蕴蒸，未必尽属寒证者，惟居少数耳，亦不可不知。

曹颖甫曰 阳和汤一方，不惟脑疽发背为宜，即膝盖忽然酸疼，为鹤膝风初步，用之亦多效。若华母于去冬今春两次患此，临睡时服药，醒即不痛。施之骨槽风病，亦能一服定痛，真神方也。

第八九案　汗后致虚 颖师医案

师母 案缺

生半夏三钱	炙 草五钱	当 归三钱	陈 皮三钱
白 术三钱	生黄芪三钱	熟附块五钱	党 参四钱
熟 地二两	干 姜三钱	川 芎三钱	炙乳没各三钱
生米仁一两			

佐景按 师母体素瘦削，而微有痰饮之疾。数日前，偶感风寒，恶寒，头痛，发热，师疏表剂予之，稍瘥而未了了。再予之，如是者屡。余曾检得其一方，为桂枝三钱、白芍三钱、生草二钱、浮萍三钱、姜三片，盖桂枝汤去大枣加浮萍也。服后，汗出甚多，微恶寒，神疲心痛，又手自冒，徐按稍瘥，筋肉不舒，有如针刺，皮肤干燥，血脉色转褐，心时悸，头时眩，坐立不稳，但觉摇摇然，脉细小而弱。师母固知医者，因谓师曰：我今虚，法当补。互商之下，乃得上方。师母且曰：倘熟附而不效者，我明日当易生附也。其时方暮，心痛甚剧，筋肉牵制亦良苦。进初煎，旋得安睡。夜半醒来，痛随大减。次早进次煎，精神大振。皮色较润，而行动渐渐如常矣。

事后，余推测本案之病理药效，其有可得而言者，师母似系血液衰少、痰浊凝据之体，虽有表证，本不宜发汗过多。论曰："脉浮紧者，法当身疼痛，宜以汗解之。假令尺中迟者，不可发汗。何以知然，以荣气不足，血少故也。"可以见之。况桂枝汤去大枣加浮萍，其发汗之力较桂枝原汤为尤猛。因大枣本为保存津液者，今反易以伤津液之浮萍故也。以不宜发汗之人，令大发其汗，自有变证。大论曰："发汗过多，其人叉手自冒心，心下悸，欲得按者，桂枝甘草汤主之。"此盖为无痰饮者言之耳。又曰："太阳病，发汗，汗出不解，其人仍发热，心下悸，头眩，身瞤动，振振欲擗地者，真武汤主之。"此盖为有痰饮者言之。又曰："发汗，病不解，反恶寒者，虚故也，芍药甘草附子汤主之。"此盖为虚者言之。今师母所服之方，虽非桂枝甘草汤，亦非真武汤，又非芍药甘草附子汤，然相去匪远，而周详或且过之，故能效也。由是观之，仲圣教人用麻桂以表邪，固又教人有不宜用麻桂之证，而又教人误用后补救之法。其意也善，其法也备，观本案而益信。读《伤寒论》者，又安可执其一而舍其二哉？

曹颖甫曰 虚人发汗，是谓重虚。重虚之人，必生里寒。血不养筋，故筋脉牵制。血不充于脉道，故微细。不补气血则筋脉不调，不温水脏则表阳不达。又因其有水气也，加干姜半夏。因其体痛也，加乳香没药；因其心悸也，重用炙甘草。因其夹湿也，而加生苡仁。大要随证酌加，初无成方之可据。而初意却在并用术附，使水气得行于皮中。盖救逆之方治，原必视病体为进退也。

第九〇案　太阳转阳明其一　颖师医案

姚左

发热，头痛，有汗，恶风，脉浮缓，名曰中风，桂枝汤加浮萍主之。

川桂枝三钱　　生白芍三钱　　生　草钱半　　浮　萍三钱
生　姜三片　　大　枣三枚

服药后进热粥一碗，汗出后，诸恙可愈。

汗出热不除，服后方，热除不必服。

生川军三钱　　　枳　实三钱　　厚　朴钱半　　芒　硝二钱（冲）
生甘草钱半

佐景按 上列二方乃师初诊时一次疏予者也。他医似无此例，然师则常为之。师曰："我今日疏二方，病者明日可以省往返之劳，节诊金之费，不亦善哉?"虽然,苟我师无先见之明,能预知明日之变证者,其亦安肯若是耶?

浮萍为我师暑天常用之药,多加于桂枝汤中。师每赞其功于徒辈之前。

病者姚君持方去后,竟不敢服。质疑于恽铁樵先生之门人某君。某君曰:先解其表,后攻其里,是乃仲圣之大法也,安用疑?为卒从其言。服后汗出,果如方案所记,诸恙悉愈。不意半日许,复热,病者固不知此热却非彼热,姑壮胆服后方,竟便行而热除。三日,悉如常人。惊吾师之神,踵门道谢,曰:仆行囊已备,即将出门经商去矣。

余问曰:桂枝汤之后,有宜继以承气者,有无须继以承气者,其间岂无辨认之点耶?师曰:病者初诊,吾见其苔作黄色而且厚,吾以是用承气也。余曰:诺,举一反三,又岂惟苔黄厚而已?则凡便之不畅或不行者,口渴者,阙上痛者,或素体热盛者,莫非皆承气之预见证乎?予自是亦能效吾师之法,一诊而疏二方矣。

以余临床实验所得,凡服桂枝汤后,桂枝证除而转为阳明轻证,又服承气而病愈不传者,甚多。状此事实,则"一日太阳,二日阳明",八字恰甚相切。虽然,此仅就太阳病服药者言,若不服药,恐又非如是矣。余固不谓《内经》之一日至六日相传一说,尽合于事实者也。

曹颖甫曰 予治伤寒学,早于仲师大论中证明七日为一候,一候为一经,二候为再经,六经传遍当在四十二日。然亦有不作再经者,由其肠胃中本不燥实也。若太阳之病初起,阳明先见燥实,则先解其表,后攻其里,即为正治。予昔治赵庭槐之妻,常以一方笺书二方,治愈者不止一二次。又尝治缪桂堂,亦用二方并书一笺,缪不识字,误以二方之药并煎,汗出便通而愈。或告余曰:此所谓盲人骑瞎马也。予为之大笑不止。

第九一案　太阳转阳明其二　颖师医案

徐柏生

初诊　微觉恶寒，头痛，腰脚酸，左脉甚平，右脉独见浮缓，饮暖水，微有汗，而表热不去，此风邪留于肌腠也。宜桂枝汤加浮萍。

川桂枝三钱　　生白芍三钱　　生　草一钱　　浮　萍三钱

生　姜三片　　枣七枚

二诊　汗出身凉，大便不行，宜麻仁丸。

脾约麻仁丸三钱

芒硝泡汤送下。

拙巢注　药后大便行，愈矣。

第九二案　太阳转阳明其三　颖师医案

俞哲生

初诊　微觉恶寒，头痛，发热，脉浮小紧，宜麻黄汤。

净麻黄三钱　　桂　枝三钱　　生　草一钱　　光杏仁三钱

二诊　汗出，热除，头痛恶寒止，惟大便三日不行，胸闷恶热，脉浮大，宜承气汤，所谓先解其表后攻其里也。

　　　　生川军三钱（后入）　　枳实四钱　　川朴二钱　　芒硝二钱（冲）

拙巢注　服药后，下四次，病全愈。

第九三案　太阳转阳明其四　颖师医案

王左

初诊　二十四年三月五日　起病于浴后当风，恶寒而咳，一身尽痛，当背尤甚，脉弦，法当先解其表。得汗后，再行攻里。大便七日不行，从缓治。

　　　　生麻黄三钱　　川桂枝三钱　　光杏仁三钱　　北细辛二钱
　　　　干　姜三钱　　五味子二钱　　生甘草一钱　　制半夏三钱
　　　　白　前四钱

佐景按　本案病者王君平素有疾必就师诊，每诊一二次，疾必良已。者番又来，自谓病重甚，不知能如前速愈否？师笑谓无妨，汗出续诊一次可矣。君欣然告辞。

二诊三月六日　发汗已，而大便未行，食入口甜，咽肿脘胀，右脉滑大，下之可愈。

　　　　生川军三钱　　枳　实四钱　　厚　朴一钱　　芒　硝三钱（冲）

佐景按 诊后病者问明日尚须复诊否，察其神情，盖已非昨日病象矣。师笑曰：无须再劳驾矣。后如师言。

学者当知疾病之传变，绝无一定之成规。若我前所谓桂枝汤证一变而为白虎汤证，麻黄汤证一变而为麻杏甘石汤证，葛根汤证一变而为葛根芩连汤证，此皆言其至常者也。若以上太阳转阳明诸案，或由桂枝证传为承气证或麻子仁丸证，或由麻黄汤证或由小青龙汤证传为承气证，又皆不失其常者也。若其他种种传变，或由葛根汤证传为承气证，或由大青龙汤证传为承气证，又悉在可能之中，何必一一赘列？是故医者但求能辨证用方，初不必虑其病变多端；但求能大胆细心，初不必泥于温热伤寒。下工之所得贡献于上宾者，若是而已。

"邪之着人，如饮酒然。凡人醉酒，脉必洪而数，气高身热，面目俱赤，乃其常也。及言其变，各有不同。有醉后妄言妄动，醒后全然不知者；有虽沉醉，而神思终不乱者；醉后应面赤而反刮白者；应委顿而反刚强者；应壮热而反恶寒战栗者；有易醉而易醒者；有难醉而难醒者；有发呼欠及喷嚏者；有头眩眼花及头痛者。因其气血虚实之不同，脏腑禀赋之各异，更兼过饮少饮之别。考其情状，各自不同。至论醉酒一也，及醒，一时诸态如失。"此吴氏又可借饮酒以喻邪之传变无定者也。因其言通俗易晓，故借录之。

第九四案　暑天阳明病 颖师亲撰

师曰 血热壮盛之人，遇天时酷蒸，往往以多汗而胃中化燥。始则大便不行，继则口燥饮冷。夏令伏阴之体，饮冷太暴，或且转为下利。究之利者自利，胃中燥实依然不去，故仍宜用大承气汤以下之。予子湘人，辛未六月在红十字会治一山东人，亲见之。一剂后，不再来诊，盖已瘥矣。壬申六月，复见此人来诊。诊其脉，洪大而滑疾，已疏大承气汤方治矣。其人曰：去岁之病，承先生用大黄而愈，湘人告以亦用大黄，其人欣然持方去，不复来，盖又瘥矣。又江阴街烟纸店主严姓男子，每年七月上旬，大便闭而腹痛，予每用调胃承气汤，无不应手奏效。

佐景按 此又天时之关系于疾病者也。吾人但知其理足矣，至疏方用药，仍当一以脉证为依归。设在盛夏遇真寒之霍乱证，脉伏肢冷，吾知四逆又为必用之方矣。

曹颖甫曰 以上所列二证，不过欲证明至其年月日时复发之理由，而病之变化，要必视其人之本体为断。其人血热过重，则易于化燥；水分过多，则易于化湿。燥热当泻，寒湿当温，诚当如佐景所云矣。

第九五案　产后阳明病 颖师讲授　佐景笔记

师曰 同乡姻亲高长顺之女，嫁王鹿萍长子，住西门路，产后六七日，体健能食，无病，忽觉胃纳反佳，食肉甚多。数日后，日晡所，觉身热烦躁，中夜略瘥，次日又如是。延恽医诊，断为阴亏阳越，投药五六剂，不效。改请同乡朱医，谓此乃桂枝汤证，如何可用养阴药？即予轻剂桂枝汤，内有桂枝五分，白芍一钱。二十日许，病益剧。长顺之弟长利与余善，乃延余诊。知其产后恶露不多，腹胀，予桃核承气汤，次日稍愈。但仍发热，脉大，乃疑《金匮》有产后大承气汤条，得毋指此证乎？即予之，方用：

生大黄五钱　枳实三钱　芒硝三钱　厚朴二钱

方成，病家不敢服，请示于恽医。恽曰：不可服。病家迟疑，取决于长顺。长顺主与服，并愿负责。服后当夜不下，次早方下一次，干燥而黑。午时又来请诊，谓热已退，但觉腹中胀，脉仍洪大，嘱仍服原方。实则依余意，当加重大黄，以病家胆小，姑从轻。次日大下五六次，得溏薄之黑粪，粪后得水，能起坐，调理而愈。独怪近世医家遇虚羸之体，虽大实之证，不敢竟用攻剂。不知胃实不去，热势日增，及其危笃，而始议攻下，惜其见机不早耳！

佐景按 王季寅先生作《产后之宜承气汤者》篇曰："产后虚证固多，实证间亦有之，独怪世医动引丹溪之说，谓产后气血双虚，惟宜大补，虽有他证，均从末治，执此以诊，鲜不贻误。余友王百安君于月前治一郭姓妇人。该妇于双产后，发狂见鬼，多言骂詈，不认亲疏。其嫂曾被其揎颈，几至惊毙。家人因使强有力者罗守之。遂延王君往诊，车至中途，病家喘急汗流奔告曰：病者角弓反张，口吐涎沫，现已垂危，后事均已备妥，特询还可医否？如不可医，毋徒劳先生往返也。王君答以果系实证，不妨背城借一，或可挽回，然未敢必也。及至病所，见病人反张抽搐，痰涎如涌，诊其脉数而疾，因病者躁动，未得细诊。询以恶露所见多寡，腹中曾否胀痛，二便若何？该家惊吓之余，视病者如虎狼，此等细事全无人知。王君以无确凿左证，力辞欲去。病家苦求立方，坚不放行。王君默念重阳则狂，经有明文，加以脉象疾数无伦，遍体灼热，神昏流涎，在在均露热征。其角弓反张，当系热极成痉。综合以上各点，勉拟下方：生石膏四钱、知母三钱、寸冬三钱、川连三钱、条芩三钱、阿胶三钱、白薇三钱、生地三钱、半夏三钱、木通三钱、枳壳三钱、生军三钱、粉草一钱、竹叶三钱。一剂痉愈，躁动略安。复延往诊，病者固拒不令诊脉，询以大便情形，据云水泄挟有燥粪，遂为立大承气汤加桃仁丹皮，嘱其分三次灌之。如初次服后矢气，便为对证，可将余药服下。次日，病家来云：躁动若失，已能进食，惟仍狂言不寐。遂处下方：川连、炒栀子、条芩、杭芍、阿胶、云苓、茯神、远志、柏子仁、琥珀、丹皮、当归、生地、鸡子黄。据称服后熟睡竟夜，此后可以无虑。其母因其灌药艰难，拟令静养，不复服药矣。似此病症，若仍以产后多虚，妄用十全、八珍或生化汤加减，岂不促其命期邪？"（录《医界春秋》）按本证初起，似属桃核承气汤证，或竟抵当汤证。仲圣曰："其人如狂，但少腹急结者，乃可攻之。"又曰："其人发狂者，以热在下焦，少腹当鞭满"是也。此二条，如狂与发狂异，急结与鞭满异，是其辨也。迨后角弓反张，当为大承气汤证。仲圣曰："卧不着席，脚挛急，必齘齿，可与大承气汤"是也。最后，狂言不寐，亦如仲圣所谓"心中烦，不得卧，黄连阿胶汤主之"之证。故用药近似，即可以起死回生。呜呼，此仲圣之所以为万世法也！此证甚剧，亦属产后，引之可知吾师原案云云尚属平淡。免世人见之，而惊骇也。

曹颖甫曰 产后宜温之说，举世相传，牢不可破。而生化汤一方，几视为金科玉律，何怪遇大实大热之证而束手无策也。大凡治一病，必有一病之主药，要当随时酌定，不可有先入之见。甚有同一病证，而壮实虚羸之体不当同治者，此尤不可不慎也。

第九六案　阳明大实 颖师医案

陈左　住马浪路　十四岁

初诊八月十七日　发热有汗，阙上痛，右髀牵制，膝外廉痛，时欲呕，大便不行，渴饮，舌苔黄燥，腹满，脉滑，阳明证备，于法当下，宜大承气汤加黄连。

生绵纹军四钱（后入）　枳实四钱　中朴钱半　芒硝三钱（冲服）
淡吴萸五分　　　　细川连二分

二诊八月二十日拟方　下后，但见燥矢，阙上仍痛，时欲吐，痰多，是阳明燥气未尽，上膈津液化为痰涎也，宜小半夏加硝黄。

制半夏四钱　　生川军三钱(后入)　　芒硝钱半(冲)　　生姜五片

佐景按　若仍用大承气汤加重厚朴，似亦甚佳，因厚朴并能去上湿也。

三诊八月二十二日　进小半夏合承气，下后热除、痛止、知饥。经食煮红枣六枚，顿觉烦闷，夜中谵语不休，甚至昏晕。此特下后肠中燥热上熏脑部，而又发于下后，要为无根毒热，不足为患。夜不能寐，当用酸枣仁汤加减。

酸枣仁五钱　　辰砂五分　　潞党参三钱　　知母三钱

天花粉一两　　生姜三片　　红　枣三枚

佐景按　本汤之用，似不得当。盖此时热势方稍稍受折，转瞬当复炽。观其仅服红枣六枚，即转为谵语昏晕，不可终日，可以知矣。酸枣仁汤功能安和神经，使人入睡，为病后调理之良方，而不宜于此热势嚣张之时，故服后少效，宜其然也。或者当时病家见两服硝黄，遂惧病者虚脱，故乃恩师用此似较平稳之方欤？

四诊八月二十三日拟方　阳明之热未清，故尚多谵语，阙上痛，渴饮，宜白虎汤加味。

生石膏八钱　　知母四钱　　生甘草二钱　　天花粉一两

洋参片五钱　　滑石六钱　　粳　米一撮　　牡　蛎二两(生打先煎)

五诊八月二十四日　服人参白虎汤加味，渴饮，阙上痛定，夜无谵语，今尚微渴，饮粥汤便止，仍宜前法。

生石膏一两　　知　母三钱　　生　草三钱　　天花粉一两

北沙参八钱　　潞党参五钱　　块滑石一两　　左牡蛎二两(先煎)

239

拙巢注 此证不大便二十余日，始来就诊，两次攻下，燥热依然未尽。予所治阳明证未有若此之重者，自十七日至今，前后凡八日，方凡五易，始得出险。此与三角街吴姓妇相似，盖郁热多日，胃中津液久已告竭也。

曹颖甫曰 此证下后，湿痰未去。二诊悬拟方，因病家来告贫苦，减去厚朴，以致湿热留于上膈。三诊，但治不寐，未尝顾及阳明实证。下后胃热未除，以致病根不拔，诚如佐景所言。盖胃不和，固寐不安也。附志于后，以志吾过，而警将来。曾记八年以前，同乡周钜臣介绍一汪姓病人，初诊用生大黄四钱，厚朴二钱，枳实四钱，芒硝三钱，其人病喘不得眠，壮热多汗，脉大而滑，下后稍稍安眠，而时吐黄浊之痰，予用承气汤去大黄加皂荚末一钱，二剂而愈，与此证相似，并附存之。

第九七案　阳明战汗 颖师医案

陆左

初诊三月二十二日　阳明病，十日不大便，恶气冲脑则巅上痛，脑气昏则夜中谵语，阳明燥气薰灼，则右髀牵制、膝屈而不伸、右手亦拘挛、夜不安寐。当急下之，宜大承气汤。

生川军四钱（后入）　枳实三钱　中朴一钱　芒硝三钱（冲服）

拙巢注 此证服药后，夜中大下二次，稍稍安睡。二诊三诊用白虎汤为主，以其右手足不伸而加芍药，以其渴饮而加天花粉。三诊后，闻延张衡山两次，又以无效中止。三十日后，闻其恶热甚，家人饮以雪水，颇安适，此即"病人欲饮水者，少少与之即愈"之证也。予为之拟方用生石膏二两、知母五钱、生甘草三钱、西洋参一钱，和米一撮。煎汤服后，病者甚觉清醒。四月一日服二煎，至午后，病者忽然寒战，闭目若死，既而壮热汗出，此当在《伤寒论》战而汗出之例，非恶候也。

续诊四月六日拟方　此证自三月二十二日用大承气汤下后，两服凉营清胃之剂不效。其家即延张衡山二次，不效中止。后于三十日闻其恶热渴饮，用白虎加人参汤，至一日战而汗出，意其愈矣。至四日，病家谓其右手足不伸而酸痛，为之拟方用芍药甘草汤加味（赤白芍各一两，炙甘草五钱，炙乳没各三钱，丝瓜络三钱），手足乃伸。今日病家来云：能食，但欲大便不得，小便赤。更为之拟方如下：

生川军一钱五分　　芒硝一钱（冲）　　生甘草二钱

拙巢注　下后诸恙悉愈，胃纳大畅。

佐景按　战而汗出，是为战汗。若本案之战汗，是阳明之战汗也。大论曰："凡柴胡汤病证，而柴胡证不罢者，复与柴胡汤，必蒸蒸而振，却复发热汗出而解。"是少阳之战汗也。又曰："太阳病未解，脉阴阳俱停，必先振栗，汗出而解。"是太阳之战汗也。粗观之，似三阳皆有战汗。试问病人何以欲汗？曰：假此以逐邪耳。设其人正气充实，受邪不重，又得药力以助之，则濈然汗出，了无烦苦。设不假药力之助，但凭正气与邪相搏，则其人略有烦苦矣。故大论曰："欲自解者，必当先烦，乃有汗而解。"设其人正气虚弱，邪气充实，即使得药力之助，亦必须战战兢兢，努力挣扎，方能得汗，而其外表不仅为烦，甚当为战矣。故大论又曰："问曰，病有战而汗出，因得解者，何也？答曰：脉浮而紧，按之反芤，此为本虚，故当战而汗出也。其人本虚，是以发战，以脉浮，故当汗出而解；若脉浮而数，按之不芤，此人本不虚，若欲自解，但汗出耳，不发战也。"本条词句重叠，不类仲圣口吻，然而说理至精，可以奉信。抑余尤有说焉，伸之如下：

凡汗出而愈，属于太阳病居多，属于少阳病次之，属于阳明病者鲜。夫太阳之战汗，原不足以为异。少阳病服柴胡汤已，其濈然或战而汗出解者，或亦有太阳之邪错杂于其间也。至本案阳明病之战汗，亦无非旧日太阳或少阳之宿邪寄于肌表三焦，医者不能善为汗解，及其病已转为阳明，则液灼不能化汗，医更无暇及之。及其后，阳明病愈，阴液少复，病者自己之正气欲除久伏之宿邪，故不得已出于一战耳。由是观之，谓本案曰阳明之战汗者，特就其近病而言之耳，犹非至通之论也。

战汗者，破釜沉舟、背城借一之谓也。战而胜则生，不胜则死。一战不决，则再三战，以求其果。盖久病之后，正气不堪病魔之缠扰，故宁与一决雌雄，以判胜负。是故战汗乃生死之枢机，阴阳所从分，医者病家，当共深晓，爰录三则，以为参考。

《伤寒证治明条》云："凡伤寒疫病战汗者，病人忽身寒鼓颔战栗，急与姜米汤热饮，以助其阳。须臾战定，当发热汗出而解。或有病人恶热，尽去衣被，逆闭其汗，不得出者，当以生姜、豆豉、紫苏等发之。有正气虚不能胜邪，作战而无汗者，此为艰治。若过半日或至夜而有汗，又为愈也。如仍无汗，而神昏脉渐脱者，急以人参、姜、枣煎汤以救之。又有老人虚人，发战而汗不行，随即昏闷，不知人事，此正气脱而不复苏矣。"又云："余见疫病有五六次战汗者，不为害也。盖为邪气深，不得发透故耳。又有二三次复举者，亦当二三次作战，汗出而愈。"

《医林绳墨》云："应汗而脉虚弱者，汗出必难。战不得汗，不可强助，无汗即死。当战不得用药，用药有祸无功，要助其汗，多用姜汤。"

《温疫论》云："应下失下，气消血耗，即下亦作战汗。但战而不汗者危，以中气亏微，但能降陷，不能升发也。次日，当期复战，厥回汗出者生，厥不回汗不出者死，以正气脱不胜其邪也。战而厥回无汗者，真阳尚在，表气枯涸也，可使渐愈。凡战而不复，忽痉者必死。痉者身如尸，牙关紧，目上视。凡战不可扰动，但可温覆，扰动则战而中止，次日当期复战。"又云："狂汗者伏邪中溃，欲作汗解，因其人禀赋充盛，阳气冲击，不能顿开，故忽然坐卧不安，且狂且躁，少顷大汗淋漓，狂躁顿止，脉静身凉，霍然而愈。"

《温疫论》又云："温疫得下证，日久失下，日逐下利纯臭水，昼夜十数行，乃致口燥唇干，舌裂如断。医者按仲景协热下利治法，与葛根黄连黄芩汤，服之转剧。余诊视，乃热结旁流，急与大承气汤一服，去宿粪甚多，色如败酱，状如黏胶，臭恶异常。是晚利止，次日服清燥汤一剂，脉尚沉，再下之，脉始浮。下证减去，肌表尚存微热。此应汗解，虽不得汗，然里邪先尽，中气和平，所以饮食渐进。半月后，忽作战汗，表邪方解。盖缘下利日久，表里枯燥之极，饮食半月，津液渐回，方能得汗，所谓积流而渠自通也。可见脉浮身热，非汗不解，血燥津枯，非液不汗。昔人以夺血无汗，今以夺液亦无汗，血液虽殊，枯燥则一，则知温疫非药可得汗者矣。"本节上半可作自利清水、大承气证之补注，下半可作余说战汗多属太阳病之别解。

曹颖甫曰 战汗多属太阳，为前人所未发。盖太阳有寒水，他经不当有寒水也。凡战汗而愈之病，皆由太阳失表所致。在少阳一经，犹曰手少阳三焦为寒水下行之经隧。而阳明已经化燥，则断断不应有此。而卒见此证者，或由其人水分太多，上膈水气犹在，肠胃已经化燥，水气被蒸，化为湿热，与燥矢相持而不动，燥矢一去，湿热不能独留，乃战汗而外出，数十年来偶然一见，要未可据为成例也。

佐景又按 以上吾师各案，皆为依法治之而得生者，所谓验案是也。然而验案之书多矣，掩不善而著善，何足贵者？吾今特选吾师治而不验之案，详尽述之，以存真迹，而昭大信。考其不治之由，或因病情之过重，或因证方之未合，或因药量之嫌轻，或因人事之未尽。拙按内悉旁征博引，细为推求，间有越仲圣之大范者，不计也。总冀阅者获此，庶了若观火，洞垣一方，以后即遇此种疑难险证，亦能治之而验。夫如是，则今兹不验之案，尤远胜于吾前此之验案也钦！

第九八案　阳明呕多 颖师医案

陆左　八月二十九日　住大兴街

伤寒八九日，哕而腹满，渴饮，小便多，不恶寒，脉急数，此即仲师所谓知其何部不利，利之而愈之证也。

生锦纹军三钱（后入）　　生甘草二钱　　枳实二钱　　芒硝二钱（冲服）

拙巢注　此证下后，呃不止，二日死。

佐景按　大论曰："伤寒呕多，虽有阳明证，不可攻之。"按呕多与呕异，凡呕多不止者，其胃机能必衰逆，更加硝黄甘寒以伤其气，是为误治。法当先治其呕为是。吾师《伤寒发微》注本条云："盖即《金匮》病人欲吐者，不可下之之说也。胃中郁热上泛，湿痰壅于上膈，便当用瓜蒂散以吐之。胃中虚气上逆，而胸满者，则吴茱萸汤以降之。否则，无论何药入咽即吐，虽欲攻之，乌得而攻之。故必先杀其上逆之势，然后可行攻下。予每遇此证，或先用一味吴萸汤。间亦有肝胆郁热，而用萸连汤者，呕吐即止，然后以大承气汤继之，阳明实热乃得一下而尽。须知'有阳明证'四字，即隐示人以可攻。若不于无字处求之，但狃于胃气之虚，视芒硝大黄如蛇蝎，真瞌睡汉耳。"薛生白先贤曰："湿热证，呕恶不止，昼夜不差欲死者，宜用川连三四分、苏叶二三分，两味煎汤呷下，即止。"可以互参。

曹颖甫曰　予昔治肉庄范阿良妇，十五日不大便，终日呕吐，渴而饮水，吐尤甚。予诊其脉洪大而实，用大承气汤：生军三钱、枳实三钱、川朴二钱，芒硝三钱。以其不能进药也，先用吴萸三钱，令其煎好先服，一剂愈。后治菜市街福兴祥衣庄男子，大热，脉实，大便七日不行，亦以其茶水入口即吐也，先用姜汁半夏三钱、吴萸一钱、川连三分，令其先行煎服，然后用大黄三钱、枳实四钱、厚朴一钱、芒硝三钱，亦以一剂愈。盖见呕吐者易治，见哕逆者艰治，世有能治此者，吾当北面事之。

第九九案　阳明津竭 <small>颖师医案</small>

甘右

初诊四月八日　阳明病，十四日不大便，阙上痛，谵语，手足溅然汗出，脉滑大，宜大承气汤。

生川军五钱(后入)　　枳实四钱　　川朴钱半　　芒硝三钱(冲服)

二诊四月九日　下经三次，黑而燥，谵语如故，脉大汗出，前方加石膏、知母。

石膏一两　　知母五钱　　加入前方中

佐景按　张氏锡纯曰："愚临证实验以来，知阳明病既当下，其脉迟者固可下，即其脉不迟而又不数者，亦可下。惟脉数及六至，则不可下，即强下之，病必不解，或病更加剧。而愚对于此等病，则有变通之下法，即用白虎加人参汤，将石膏不煎入汤中，而以所煎之汤将石膏送服者是也。愚因屡次用此方奏效，遂名之为白虎承气汤。方为生石膏八钱捣细，大潞党参三钱，知母八钱，甘草二钱，粳米二钱。药共五味，将后四味煎汤一盅半，分二次将生石膏细末用温药汤送下。服初次药后，迟两点钟，若腹中不见行动，再服第二次，若腹中已见行动，再迟点半钟，大便已下者，停服。若仍未下者，再将第二次药服下。至若其脉虽数而洪滑有力者，用此方时，亦可不加党参。愚从来遇寒温证之当下，而脉象数者，恒投以大剂白虎汤，或白虎加人参汤，其大便亦可通下。然生石膏必须用至四五两，煎一大碗，分数次温服，大便始可通下。间有服数剂后，大便仍不通下者，其人亦恒脉静身凉，少用玄明粉二三钱，和蜜冲服，大便即可通下。然终不若白虎承气用之较便也。按生石膏若服其研细之末，其退热之力一钱抵煎汤者半两，若以之通大便，一钱可抵煎汤者一两。是以方中止用生石膏八钱，而又慎重用之，必分二次服下也。寒温阳明病，其热甚盛者，投以大剂白虎汤，其热稍退。翌日，恒病仍如故。如此反复数次，病家终疑药不对证，而转延他医，因致病不起者多矣。愚复拟得此方，初次用大剂白虎汤不效，二次即将生石膏细末送服。其汤中用五六两者，送服其末不过两余，或至二两，其热即可全消矣。"张氏谓脉迟可下，脉数难下，吾师则谓下后脉和者安，脉转洪数者危，其理正有可通之处。要皆经验之谈，不可忽视者也。张氏谓生石膏研细末送服，一钱可抵煎汤者一两，信然。余则谓生石膏研细煎服，一钱亦可抵成块煎服者三钱。大论原文本谓打碎棉裹，可以知之。若夫熟石膏有凝固痰湿之弊，切不可用。张氏为此曾大声疾呼以告国人，诚仁者之言也。

三诊四月十日　两次大下，热势渐平，惟下后津液大伤，应用白虎加人参汤，无如病家贫苦，姑从生津著意。

生石膏五钱　　知母三钱　　生草二钱　　天花粉一两

北沙参一两　　元参三钱　　粳米一撮（先煎）

拙巢注　此证当两次下后，脉仍洪大，舌干不润，竟以津液枯竭而死，可悲也。

佐景按　张氏又曰："愚用白虎加人参汤，或以玄参代知母（产后寒温证用之），或以芍药代知母（寒温兼下利者用之），或以生地黄代知母（寒温兼阴虚者用之），或以生山药代粳米（产后寒温证用之，寒温热实下焦气化不固者用之），或于原方中加生地黄玄参花粉诸药，以滋阴生津，加鲜茅根、鲜芦根、生麦芽诸药，以宣通气化。凡人外感之热炽盛，真阴又复亏损，此乃极危险之症。此时若但用生地、玄参、沙参诸药以滋阴，不能奏效，即将此等药加于白虎汤中，亦不能奏效。惟石膏与人参并用，独能于邪热炽盛之时立复真阴，此仲师制方之妙，实有挽回造化之权也。"观本案以病家贫苦，无力用人参，卒致不起，可证张氏之言为不虚。

津竭而又当下之证，固不可贸然用大承气，除张氏之白虎承气汤法外，尚有麻子仁丸法，惟麻仁如不重用，依然无效。又有猪胆汁导法，取其苦寒软坚，自下及上，亦每有效。若节庵陶氏黄龙汤法，即大承气汤加人参、地黄、当归，正邪兼顾，屡建奇功。降至承气养营汤，即小承气汤加知母、当归、芍药、地黄，效相仿佛。又闻有名医仿白虎加人参之例，独加人参一味于大承气汤中，预防其下后之脱，亦是妙策。至吴鞠通之增液承气汤，其功原在承气，而不在增液。若其单独增液汤仅可作病后调理之方，决不可倚为病时主要之剂。故《温病条辨·中焦篇》十一条增液汤主之句下复曰："服增液汤已，周十二时观之，若大便不下者，合调胃承气汤微和之。盖彼亦知通幽荡积，非增液汤所能也。"沈仲圭先生论此甚详，非虚语也。倘有人尚执迷增液汤之足恃，请再检阅下引之一则：

李健颐先生作《增液汤杀人篇》曰："俞某与余素善，在船上为舵工，因洋中感冒温邪甚笃，适为狂风所阻，迨两星期，始抵潭港。邀余诊视，六脉沉实，口渴引饮，舌绛焦黑，肌肤大热，多汗，便秘。按照《温病条辨》中焦所列暑温蔓延三焦，与三石汤合增液汤，以救液清液之法治之。连服二剂，热退身凉，惟舌苔不退，大便未通。意欲用承气下之，缘以初权医职，一则心胆细小，再则太顾清议，况过信吴鞠通所云温病禁用汗下，所以未敢剧下。至午后，大热复作，再与前方。次日稍愈，愈而复作，绵延十余日，不惟大热不减，更加语乱神倦。乃改与调胃承气，迨夜半，连下二次，其病若失，知饥欲食，连食稀粥两碗，遂止后服。于此时也，仍不忘鞠通之言，大便既下，须止后服等语，改用增液白虎。隔二日，热势复发，再延某医，亦止用增液汤加犀角芩连而已，竟至不治。呜呼伤哉！时余以俞某之不起，亦命矣夫。不意续读《世补斋·伤寒阳明病释》，谓伤寒有五，传入阳明，遂成温病。斥鞠通用增液之误，凡温病皆宜以阳明治之。余方悟是病乃因于不敢用承气，而特增液误之之过也。盖阳明实病，里热已盛，肠胃燥结，燥气上熏，燥灼津液，正当用承气、白虎下其大便，则燥热可解，津液挽复，诸病可愈。然余只以《条辨》一书，奉之如圭臬，何敢稍越其用药之意，遂致临诊不决，便成误治，余过大矣。遂遇有是症，辄投承气白虎，而治愈者不少。可知医者当博览群书，切勿墨守一家言，以贻世害。余自此抚躬自警，益加虚心，精心研究，战战兢兢，惟恐再蹈覆辙矣！"（录《医界春秋》）由是观之，孰为温病，孰为阳明，直是不可分辨。若必欲一一凿分，即是自欺欺人！陆公谓伤寒传入阳明，遂成温病，我犹嫌其言之不彻底。何者？设使吾心目中依然有温病（广义的）二字之存在，即是我于伤寒大论未尽了解故也。或者陆公但求与人共喻，故亦不惜作此类通俗说法乎？呜呼！"肺腑而能语，医师面如土"，能毋慨然！

曹颖甫曰 医至今日难言矣，医者身负盛名，往往不敢用药，迁延日久，精气日败，然后嘱病家另请高明。后医见证之可下也，不暇考其精气存亡而下之，而死之罪乃归于后医矣。前医又稍稍语人曰，某家病，某医之所杀也。其术乃终身不破。昔有某富翁患温热病，累日不大便，延某名医诊治，日易一方，大要不外增液汤加减。积至三十余日，夜不成寐，昼尤烦躁。病者求死不得，名医乃用挖粪下策，稍稍挖出黑粪，而大便终不得行。延至四十日，以至于死。闻将死之前，某名医谓病家曰：此病若请曹颖甫医治，尚有一二分希望。友人裴君来告，津液已枯，不可往诊，乃止。后二日，病者果死，予心常耿耿焉。窃意用猪胆汁灌肠，或能侥幸于万一。死者不可复生，徒呼负负而已！

第一〇〇案 阳明鼻衄 颖师医案

陈右 住九亩地 年二十九岁

初诊四月十七日 十八日不大便，腹胀痛，脉洪大，右足屈而不伸，壮热，证属阳明，予调胃承气汤。

生川军三钱 生甘草钱半 芒 硝二钱

二诊四月十八日 昨进调胃承气汤，下经四次，阳明之热上冲脑部，遂出鼻衄，渴饮，脉仍洪数，法当清热。

鲜芦根一两 天花粉一两 地骨皮三钱 鲜生地六钱

生石膏五钱 肥知母三钱 玉 竹三钱 生 草二钱

元 参三钱

拙巢注 此证卒以不起，大约以下后脉大，阳气外张，与前所治之甘姓相似。盖阴从下竭，阳从上脱，未有不死者也。

佐景按 本证至于鼻衄，似宜犀角地黄汤，即小品芍药地黄汤。汤中犀角能降低血压，除血中之热；丹皮能调剂血运，去血中之瘀；生地内有铁质，足资生血之源；芍药中含酸素，善令静脉回流，四物皆为血药，诚治血热之良方也。本证未下之先，热结肠中一处；既下之后，热散周身血脉，亦有不经攻下而然者。血热既臻极点，乃从脆弱之处溢射，或从鼻出，或从口出，或从溺出，或从便出，其形虽异，其治则一。《千金》曰："犀角地黄汤治伤寒及温病，应发汗而不汗之，内蓄血者，及鼻衄吐血不尽，内余瘀血，面黄，大便黑，消瘀血。"可以证之。《温病条辨》曰："太阴温病，血从上溢者，犀角地黄汤合银翘散治之。"又曰："时欲漱口，不欲咽，大便黑而易者，有瘀血也，犀角地黄汤主之。"悉不出《千金》范围。细审本汤，或系仲圣之方，而《伤寒》《金匮》所遗落者。不然，则本方殊足以补二书之未备，弥足珍也！《千金》《外台》诸方以犀角为主药者甚多，悉可复按。后人以此加神灵之品，如羚羊、牛黄，增香窜之物，如安息、麝香，添重镇之药，如金银、朱砂，扩而充之，乃成紫雪、至宝之属，善自施用，原不失为良方。惜乎俗医信之过专，用之过滥，一遇神昏谵语，动谓邪迷心包，不问其是否承气之证，悉假之作孤注一掷。及其不效，则病家无怨词，以为劫数难挽；医家无悔意，以为吾心无愧。茫茫浩劫，方今未已，至足悯也！至犀角早用，亦多弊端，故太炎章氏有言曰："有以为温病药总宜凉，每令早服犀角，而反致神昏谵语者比比。观仲景方未有用犀角者，《本草》谓犀角解毒，《千金》《外台》方中多以犀角止血，故凡大吐衄，大崩下，或便血等，多以犀角治之，盖犀角有收缩血管之功用也。阳明病原自有汗，今反以犀角收之，于是将邪逼入肠胃，神昏谵语，自然起矣。人每不明此理，以为神昏谵语，终是邪入包络，因此犀角之误治，终不了然。惟陆九芝为能知之耳。由是以观，河间已逊仲景，叶吴辈更不如河间远矣。"盖亦有感而发。然而陆氏犀角膏黄辨最后之结论曰："病岂必无膏黄之不能愈，而待愈于犀角者哉？然必在用过膏黄之后，必不在未用膏黄之前，盖亦有可决者。"方是持平之论也。

至犀角与羚羊角之功用，大同小异之处，亦当求其几微之辨。吴兄凝轩与余共研此事，得结论曰："犀角能降低血压，其主在血液；羚羊角能凉和神经，其主在神经。依旧说，血液为心所主，故曰犀角为心经药；神经为肝所属，故曰羚羊角为肝经药。然而血热者神经每受灼，神经受灼者其血必更热，二者常互为因果，故二药常相须而用。同中之异，如此而已。"

曹颖甫曰 近世犀角、羚羊角二味，其价翔贵，非大贵钜富之家，罕有用入煎剂者，若遇贫寒之人，则有方与无方同，直坐待其死耳。吾愿同道诸君子分其诊金之余，俾贫病同胞于万死中求得一生路，吾中医前途庶有济乎。

佐景又按 以上各节，皆为医理之探讨。夫阳明无死证，在理论固是，然而阳明病之不起，又有属于人事之未尽者。试言一点，以为证明。余谓凡属险证，类皆变化多端，忽而神昏谵语，忽而撮空摸床，忽而寒战若死，忽而汗出几脱，忽而热化，忽而寒化。犹如夏令酷蒸，仰观则万里无云，俯视则流金烁石，忽而油云密布，沛然下雨，其变之倏也，乃间不容发。故治若此之病，理当医者不离病人，一医之不足恃，会数医而共图之，随脉证之传变，作迅捷之处置，以是赴之，庶或有济。然而通常病家力不能办此，一诊之后，须待来日，不知其间变化已多，即其获救之机会失去者亦多。举例以明之，有用大承气下后，即当用参芪归芍以救其虚者。然而病家不知，徒事惊惶，乱其所措，而病者撒手矣。呜呼！安得广厦千间，良医百人，集世之绝险大证，起其死而还之生，功德无量，当胜造浮屠万座。今闻吾国医馆长焦公易堂有鉴及此，方努力筹建首都国医院，以为全国倡。而上海国医分馆馆长沈公仲芳更节其花甲令诞之贺仪筵资，以助该院建筑经费。行见登高一呼，万方响应。众擎易举，集腋成裘。拯同胞之疾苦，扬中医之权威，阐学术于神明之境，臻世界于大同之域。馨香祈祝，企予望之！

附录

本书第一集的检阅和第二集的展望

姜佐景

好了，本书第一集将就此完成了。我很惭愧地费了读者们宝贵的光阴，我依然呈不出什么贡献。倘有读者原谅我的浅陋，而希望我续出第二集将功补过的话，那么我也是乐于遵命的。现在我们姑且把第一集检阅一下，同时把第二集的内容预告一下，就算是展望，谅来读者们也是乐闻的罢。

现在分作三点，大略说明如下：

（一）先依《伤寒论》六经来说。本集是讲太阳、阳明二经，第二集将讲其余的少阳、太阴、少阴、厥阴四经。至于太阳、阳明二经的余义，也想补充一点。这样就可完成了伤寒六经的大圈子。到那时候，六经的真价值怎样，总可以分晓罢。

（二）现代的医者都喜欢把外感病分作三大体系，就是伤寒、温病和湿温。假使这话是对的，那么本集就算是讲伤寒和温病，而第二集专讲湿温，就是西医的肠热病了。时医治湿温病，认为很是棘手，因此创作"如油入面"的俗说。西医治肠热病，竟由棘手进而为束手，不惜造出"期待疗法"的美名——我敢说这就是"守株待兔"的呆法。本书第二集对于这种种的俗说和呆法，将毫不客气地给以迎头的痛击，驳得他体无完肤，好让看官们鉴赏个痛快！

（三）本集对于儿科的病似乎多讲一点，第二集将对于妇科的病注意一些。本集曾论痰饮，第二集将进一步述水肿。本集似偏重于痢，第二集将轮到了疟。其他一切杂病，在第二集里将应有尽有。而其陆离光怪、骇人听闻之处，或要驾本集而上之呢。

有许多读者们来函，希望本书一集一集的出下去，虽出到十集，也不算多。但我却不这样想。试看今日的医书好像雨后的春笋，古本珍本之类源源地映入眼帘，我又何必多多献丑呢？所以我希望在第二集里，将把我骨鲠在喉的医话择要地说完了它。但因诸务纷忙，第二集的出版期并未有定。多劳读者们的殷望，只好请求原谅了，再会。

跋

我国古代医术，至后汉长沙而极，非以其理论之能动视听，盖由其用方之有实效也。奈自金元以来，诸家别树异帜，沽名钓誉，舍治绩而重玄说，引五运而申六气，时人不察其非，竟群起而附会之。近年科学之说自西欧来，学者又以国医不合科学，欲以毁运气者并古圣实学而弃之，宁非过乎？拙巢大师宗法南阳，诚当代医界之泰斗；而及门之士，大抵慕其文章诗句、书法丹青，反鲜注意于医，此何故欤？盖时俗用药，每喜轻淡，而师则不欲随俗同流，独标其学曰南阳学派焉。姜先生佐景，于医学先有深造，求益于拙师之门，窥其论治，与师若合符节。先生常心伤中医学之衰微，急欲奋起挽救，乃集师历验之医案，整理而编辑之，附以心得，发为按语，沥心血，绞脑汁，数易寒暑，方告厥成，不以培生为浅陋，嘱肩缮抄之任，故培生先得而捧读焉。书中经纬花纹，条举不紊，叙述有抑扬之妙，释理无矛盾之弊。其倡言葛根汤为太阳温病主方，罗列三化热方于三太阳方之后，足使气化医夺魄；其指举盲肠炎、肋膜炎、肺炎、心脏病之主方，足使科学医震撼。更揭示脉证治法应用之广泛，外感疾病传变之原则，太阳阳明两经之骨干，伤寒温病二说之归纳。又出之以沉著之笔，伸之以透快之辞，无一非吾医界之创举，洵可称破天荒之盛业。逆知读者快诵之际，恍似置身云梦之中，秉烛以游，骤见山高水长、月皎风清，又喜峰回路转、柳暗花明，其间宇宙之大，品类之盛，有难以形容者在焉。然则斯书也，表彰师道，发扬圣学，导学者于康庄之路，脱斯民于疾苦之乡，厥功伟矣。用涂数语于简末，以志钦佩云。丁丑元宵节

拙师门下晚学生唐培生谨跋

附：中药计量新旧对照换算

1. 十六进位旧制单位与法定计量单位（克）换算

1 厘＝0.03125	3.5 钱＝10.9375
5 厘＝0.15625	4 钱＝12.5
1 分＝0.3125	4.5 钱＝14.0625
5 分＝1.5625	5 钱＝15.625
1 钱＝3.125	6 钱＝18.75
1.5 钱＝4.6875	7 钱＝21.875
2 钱＝6.25	8 钱＝25
2.5 钱＝7.8125	9 钱＝28.125
3 钱＝9.375	1 两＝31.25

2. 东汉容量单位与法定计量单位换算

　　　　1 升（东汉）＝0.1981 升（法定计量单位）

3. 东汉重量单位与法定计量单位换算

　　　　1 斤＝99.25 克

　　　　1 两＝6.264 克